# 高齢者の食と栄養管理

日本栄養・食糧学会 監修
渡邊 孟・武田 英二・奥田 拓道 責任編集

建帛社
KENPAKUSHA

# Diet and Nutrition in the Elderly

Superviesed by

JAPANESE SOCIETY OF

NUTRITION AND FOOD SCIENCE

Edited by

Tsutomu Watanabe

Eiji Takeda

Hiromichi Okuda

© Tsutomu Watanabe et al. 2001, Printed in Japan.

Published by

**KENPAKUSHA Co., Ltd.**

2-15 Sengoku 4-chome Bunkyou-ku Tokyo Japan

# 序　文

　本書は平成12（2000）年5月13日（土），奥田拓道愛媛大学医学部教授を会頭に開かれた第54回日本栄養・食糧学会大会のシンポジウムI「中高齢者の食と栄養管理」の内容を基本に，臨床医，栄養学・医学および周辺領域の研究者，栄養士・管理栄養士などを対象に考えて編集した．ちなみに本シンポジウムの目的・理念・構成などに関しては，次のように考えた．

　1）われわれはこれまで，老化・加齢と食・栄養について，多くのシンポジウムやパネルディスカッションなどを体験してきたが，それは主に栄養生化学・生理学的な特性と，その要素還元法的な疾病・障害との関連の把握についてであった．その間一方では総合科学的な視座に立った研究や国際的・文化的な検討も増えてきた．

　2）そこで今後は加齢と食・栄養との関連，とくに高齢者のエネルギーを基盤とした水分・微量栄養素を含む，個人的栄養素必要量の個別的・複合的把握とその改善などの対応とともに，遺伝的素因の把握と栄養による改善可能性，高齢者の食・栄養の社会経済的特性とその対応などを追究することの重要性が増すという広い視野に立つ必要がある．

　3）また今まさにスタートする21世紀は，高齢者・障害者・子ども・難病患者などすべての人の自立と支え合い，すなわち新しい行動科学に基づくセルフケア，セルフヘルプとソーシャルサポート・ネットワークの時代であり，さらに自己決定を基盤とし，自己責任により行動する人権と分権を尊重する時代とも言われている．

　4）それゆえに，少子・超高齢社会となる21世紀においては，われわれの健康と幸福の最大の部分を支え，一方世界的には飢餓と紛争がなお続く中で恒久的な世界平和を築くためにも，食糧と栄養への一層真剣で総合的な取り組みが，大変重要なことと考えられる．

　5）そこで本シンポジウムには，世界の人口動向や食糧の生産・流通・消費

に関連する（バイオテクノロジーを含む）科学・技術分野の専門家から見た，広い領域の諸問題が持つ中高齢者への影響などの論説も加えたかったが，割り当てられた時間の都合で，4人の演者による主要テーマだけで構成することになった。また食・栄養管理のあり方と表裏する"健康運動"と"リズムとストレス"に関しても，後出の「健康日本21」などでの引用や解説を生かしていくことにした。

6）しかしこのシンポジウムの特徴は，目的のテーマについて，立体的でダイナミックに解析し提言することである。たとえば，いわゆる機能性食品の意義を，高齢者や子どものようなハンディキャップのある立場から検討し，その関連性を明らかにしていく必要がある。またわが国の長寿の背景と食文化，高齢者の咀嚼・嚥下，免疫などの各種機能および孤立化などの社会的要因と食行動（選択・変容・生活）との関連を，時系列的に総合科学的に追究しなければならない。

7）一方，在来の栄養所要量は集団を対象とし，栄養素欠乏症の解消を指標として策定されてきたが，現在の食事摂取基準（DRIs）は個人を対象とし，欠乏症・過剰症を超克して，より健康を維持・増進するための，また慢性の非感染症誘発の危険要因を軽減・除去するための指標とされている。それは生活習慣を改善し，生活の質（QOL）を向上して，生活習慣病の一次予防に取り組むための規範ではあるが，今回策定の第六次改定日本人の栄養所要量は，専ら健康人を対象としている点，高齢者にとってもなお問題が残されている。

8）このように，食・栄養の科学を自己組織化と創発の局面へと転換すべきこの時，本書上梓の好機に際し，上記の理念と構成に則って，シンポジストに加え数人の専門家の参加をお願いして，より広く深い内容と活用とを実現することによって本書の目的に近づくことができたのではないかと思っている。

責任編集者　渡邊　孟

武田　英二

奥田　拓道

# 目　次

## 第1編　高齢化社会の食と栄養管理対策

### 第1章　高齢者のセルフケアとソーシャルサポート　　〔渡邊　孟〕
1．高齢者のセルフケア，ソーシャルサポートと食・栄養管理………… *3*
　（1）はじめに…………………………………………………………… *3*
　（2）高齢者のセルフケアとソーシャルサポート・ネットワーク…… *4*
2．高齢者と食・栄養の科学…………………………………………… *9*
　（1）問題の背景………………………………………………………… *9*
　（2）食・栄養の科学の方向…………………………………………… *10*
3．今後検討すべき諸課題 ……………………………………………… *12*
　（1）食とエイジング …………………………………………………… *12*
　（2）エネルギー代謝と肥満…………………………………………… *15*
　（3）食の行動と文化…………………………………………………… *17*
　（4）がん予防と食生活………………………………………………… *19*
4．まとめ ………………………………………………………………… *21*

### 第2章　人生の勝利者としての高齢者の食　　〔豊川　裕之〕
1．はじめに ……………………………………………………………… *25*
2．現代栄養学では高齢者の栄養管理は困難である ……………… *26*
　（1）近代科学の没価値性……………………………………………… *26*
　（2）分析的手法（要素還元主義・原子説）の限界 ………………… *27*
　（3）統合的手法（構造主義と包括主義）…………………………… *29*
3．高齢者の食事と栄養管理のねらい ………………………………… *29*
4．おわりに ……………………………………………………………… *31*

## 第3章 高齢者の食と栄養管理に関する対策と提言

〔武田　英二・加藤　秀夫〕

1．はじめに ……………………………………………………………… *33*
2．高齢者の特徴 ………………………………………………………… *34*
　（1）栄養状態 ………………………………………………………… *34*
　（2）栄養素代謝機能 ………………………………………………… *34*
　（3）精神的・心理的・社会的要因 ………………………………… *35*
3．高齢者の摂食・栄養状態 …………………………………………… *35*
　（1）日本人高齢者の食パタン ……………………………………… *35*
　（2）日本人高齢者の栄養状態 ……………………………………… *36*
　（3）諸外国高齢者の栄養状態 ……………………………………… *37*
4．要介護高齢者の摂食・栄養状態 …………………………………… *38*
　（1）施設高齢者の摂食・栄養状態 ………………………………… *38*
　（2）施設高齢者の栄養管理 ………………………………………… *39*
5．栄養不良の背景 ……………………………………………………… *40*
　（1）高齢者の栄養所要量と日常生活活動強度 …………………… *40*
　（2）食物摂取について ……………………………………………… *41*
　（3）身体機能の変化 ………………………………………………… *42*
　（4）社会・経済的要因 ……………………………………………… *43*
6．生活支援システム …………………………………………………… *44*
　（1）食生活支援システム …………………………………………… *44*
　（2）介護保険制度 …………………………………………………… *48*
7．健康保持と長寿のための対策と提言 ……………………………… *49*
　（1）ヘルスプロモーションの促進 ………………………………… *49*
　（2）生活支援の視点 ………………………………………………… *50*
　（3）生活習慣改善指導 ……………………………………………… *52*
　（4）生活習慣への介入 ……………………………………………… *53*
　（5）栄養摂取量に関する指針および注意点 ……………………… *54*

（6）栄養不良に対する対策と提言 ………………………………………… 55
　（7）まとめ ……………………………………………………………………… 57

## 第2編　高齢者のQOL改善をめざした食と栄養

### 第4章　サクセスフルエイジングへの食と栄養　　　〔柴田　博〕
　1．サクセスフルエイジングとは ……………………………………………… 63
　2．サクセスフルエイジングと達成した人々の食と栄養 …………………… 65
　3．長寿のための食と栄養 ……………………………………………………… 66
　（1）食と栄養のトレンド ……………………………………………………… 68
　（2）高齢者の余命に対する食と栄養 ………………………………………… 72
　4．QOLに対する食と栄養 …………………………………………………… 76
　5．Productivityに対する食と栄養 …………………………………………… 81

### 第5章　高齢者の食と栄養に関する介入研究とエビデンス　〔熊谷　修〕
　1．高齢者の健康水準を高めるための食生活 ………………………………… 85
　2．高齢者の食生活に関する介入研究の意義 ………………………………… 88
　3．自立高齢者の老化遅延をめざして―介入研究とエビデンス― …… 90
　（1）介入対象と介入プログラム ……………………………………………… 92
　（2）介入効果の評価方法 ……………………………………………………… 93
　（3）介入成果 …………………………………………………………………… 96

### 第6章「健康日本21」の意義と目標　　　　　　　〔吉池　信男〕
　1．はじめに ……………………………………………………………………… 103
　2．「健康日本21」の目的と基本方針 ………………………………………… 105
　3．ハイリスク・ストラテジーと
　　　　ポピュレーションストラテジー ……………………………………… 107
　4．健康課題選定と目標項目の設定 …………………………………………… 109

5．「健康日本21」の推進手段と地方計画 ……………………………… *111*
　（1）国の役割 ……………………………………………………………… *112*
　（2）都道府県の役割 …………………………………………………… *112*
　（3）市町村の役割 ……………………………………………………… *112*
6．「健康日本21」における栄養・食生活の基本的な考え方 ………… *113*
　（1）疾病・健康との関連―栄養状態,栄養素（食物）摂取レベル― *114*
　（2）適正な栄養素（食物）摂取のための「行動変容」……………… *119*
　（3）個人の行動変容を支援するための「環境づくり」……………… *123*
7．「健康日本21」と高齢者社会におけるこれからの食と栄養 ……… *124*

## 第7章　QOL改善および生活習慣病予防のための食と栄養

〔池本　真二〕

1．はじめに ………………………………………………………………… *129*
2．QOLの改善とは ……………………………………………………… *130*
3．生活習慣は変えられるか …………………………………………… *134*
4．疾患予防のための生活習慣改善 …………………………………… *136*
5．遺伝要因に対する生活習慣改善 …………………………………… *138*
6．老化制御・長寿のための食生活 …………………………………… *140*
　（1）寿命は遺伝情報によって支配されている ……………………… *141*
　（2）食事による遺伝子制御の証拠 …………………………………… *141*
　（3）加齢による遺伝子発現プロファイルの変化とカロリー制限
　　　による制御 ………………………………………………………… *143*
7．おわりに ………………………………………………………………… *147*

## 第3編　ハイリスク高齢者の食と栄養管理

### 第8章　高齢者でみられる栄養障害の背景　　〔藤田　美明〕

1．身体的要因と栄養障害 ……………………………………………… *152*

（1）生理的老化と老化のメカニズム ………………………… *155*
　（2）高齢期の身体的変化 ……………………………………… *157*
　2．社会的要因と栄養障害 ………………………………………… *167*
　（1）公的支援体制 ……………………………………………… *169*
　（2）家族形態の影響 …………………………………………… *170*
　（3）食生活・栄養管理上の課題 ……………………………… *172*
　（4）食生活改善のための指導 ………………………………… *174*
　（5）疾病予防のための指導 …………………………………… *177*
　3．食とQOLと栄養障害 ………………………………………… *182*
　（1）QOLを構成する要素と評価指導 ………………………… *183*
　（2）在宅食生活支援におけるQOL評価指導 ………………… *184*
　（3）食の視点から見たQOL …………………………………… *184*
　（4）食事の二つの機能とQOL ………………………………… *185*
　（5）QOLを高める食生活 ……………………………………… *186*
　4．おわりに ………………………………………………………… *189*

## 第9章　高齢者の栄養管理の実態　　　　　〔杉山　みち子〕

　1．ケア現場における高齢者の栄養問題 ………………………… *191*
　2．施設入居，在宅訪問対象高齢者の栄養状態の実態 ………… *193*
　（1）血清アルブミン値 ………………………………………… *194*
　（2）身体計測値 ………………………………………………… *196*
　（3）安静時エネルギー消費量（REE）………………………… *197*
　（4）身体状況・医薬品使用・生活習慣など ………………… *201*
　3．高齢者ケア現場での栄養管理の実施状況 …………………… *203*
　4．栄養管理サービスの構築の現状 ……………………………… *206*
　5．コミュニティー・ケアへの展開 ……………………………… *209*
　6．おわりに ………………………………………………………… *215*

## 第10章　高齢者に対する食と栄養管理の実践と方法　　〔小松　龍史〕

1．はじめに ……………………………………………………………… *219*
2．適正なエネルギーやタンパク質量の設定 ………………………… *221*
（1）エネルギー ……………………………………………………… *221*
（2）施設において適正なエネルギー量を供与するための給食管理
　　　システムの改善を …………………………………………… *222*
（3）タンパク質の適正摂取量 ……………………………………… *224*
3．摂食能力の改善 ……………………………………………………… *226*
（1）咀嚼・嚥下障害 ………………………………………………… *222*
（2）咀嚼・嚥下障害における栄養管理 …………………………… *227*

## 第11章　高齢者の栄養管理をめぐる政策展開の可能性　　〔小山　秀夫〕

1．はじめに ……………………………………………………………… *231*
2．米国における病院内栄養管理改革 ………………………………… *232*
（1）入院患者のPEMと平均在院日数との関係 ………………… *232*
（2）米国の病院内栄養管理改革 …………………………………… *234*
（3）米国の栄養管理改革の変遷 …………………………………… *236*
3．わが国の病院内栄養管理 …………………………………………… *237*
（1）病院給食の変遷 ………………………………………………… *237*
（2）現在の病院食の問題点 ………………………………………… *238*
（3）病院内栄養管理の課題 ………………………………………… *239*
4．高齢者栄養管理の政策展開 ………………………………………… *241*
（1）政策展開の前提条件 …………………………………………… *241*
（2）介護保険制度と栄養管理の展開 ……………………………… *242*

# 第1編
# 高齢化社会の食と栄養管理対策

第1章　高齢者のセルフケアとソーシャルサポート
　　　　　……………………………渡邊　孟

第2章　人生の勝利者としての高齢者の食
　　　　　……………………………豊川 裕之

第3章　高齢者の食と栄養管理に関する対策と提言
　　　　　………武田 英二／加藤 秀夫

# 第1章　高齢者のセルフケアとソーシャルサポート

渡邊　孟*

## 1．高齢者のセルフケア，ソーシャルサポートと食・栄養管理

### （1）はじめに

　1999年は国連の国際高齢者年。テーマは「すべての世代のための社会を目指して—自立，参加，ケア，自己実現，尊厳—」であり，その社会とは，「高齢者が患者や年金生活者として中傷されることなく，発展の主役かつ受益者として尊重されるような社会，多世代共存型の社会，人々が年をとっていく中で，健康な生活様式を可能にするための環境整備に尽力する社会」である。
　また高齢社会にふさわしい保健・医療・福祉とは，
① 　人としての尊厳を保ち，高齢者自身の立場からその特性を踏まえた全人的・包括的で，
② 　その人らしく人生を完結できるよう，個人の意志を尊重し，
③ 　自立と人生の価値の維持・向上とを図るもの—であり，さらに
④ 　単なる寿命の延長ではなく健康・幸福の寿命を重視し，
⑤ 　生活習慣病の予防，早期発見・早期対応，リハビリテーションを充実し，
⑥ 　とくに食と栄養管理を中心とした健康の管理増進などは，自己の判断と責任で行うことを基本とし，専門家と行政がそれを支援すべきだ。
と考えられるようになった[1,2]。

---

\*　愛媛大学名誉教授

ここにおいて，自立と支援のネットワーク社会への方向づけが極めて明確な中で，セルフケアとソーシャルサポート・ネットワークの研究と実行が，来るべき新時代では重大な意義をもつこととなったのである[3]。

## （2）高齢者のセルフケアとソーシャルサポート・ネットワーク

健康の保持増進（健康づくり）と，生活の転換充実（生きがいづくり）とによって「自己実現」に向かう"未来へのパラダイム・チェンジ"とは，要は住民一人ひとりがその主体である自立と支援の運動において，常に新しい社会システムを生み出し続けることを意味する[3]ようである。一方，サクセスフル・エイジング[4]として求められる高齢者像には，その目標が「疾病の予防による余命の延長から生活機能における自立へ」，つまり生命の量の延長からその質の拡充という"プロダクティビティの増進"や"健康寿命の延伸"が描かれている。

### 1）新しい行動科学とセルフケア

健康と幸福の総合科学を活性化する新しい行動科学では[5]，保健・医療・福祉・環境などの総合福祉にかかわる諸課題を包括した広い視点から，人々が生涯にわたり，それへの理解と対応の可能性を積み上げることを目標としている。一方疾病や障害に際しては，人権の基本である自己責任による決定・行動（コーピング）を進めるに当って，人生のすべての過程においてそれらと幅広くかかわりながら，より豊かな人生につなげていくべきである。そのような視座から，総合福祉上の問題状況に，どう対応するかについての研究も進んできた。例えば欧米でも東洋医学や民間療法を含んだAlternative Medicine（代替医学）が評価されており，そこでは精神的な癒しや，中でも食・運動の基本的なあり方も深く検討されている。

さてセルフケアとは，人々が自らの「健康問題」を，自らが利用しうる家族・専門家を含むケアの資源を活用しながら解決しようとする保健行動であって，それは自己の判断力や実行力に基づく行動（観察，評価，決意，実行，継続）をとることであるとされてきた。しかしこの理解は健康におけるセルフケア，

すなわち「ヘルス・ケア（保健）」の枠の中にとどまっており，生涯の生活や福祉の場における「生きがい，自己実現」に対するセルフケアに及んではいない。そこで筆者は「健康問題」に加え，「生活・福祉と環境の問題」にもセルフ・ケアの概念を明確に重層・拡張すべきだと考えているのである。

後出の"健やかで心豊かに生活できる活力ある社会"の実現をめざす「健康日本21」においても，自己責任によるセルフケアと，それを支える行政などの体制整備とが強調されている。

2） セルフヘルプ・グループ (SHG) とソーシャルサポート・ネットワーク

セルフヘルプ・グループ[6]とは現在難病やアルコール依存症など「同じ問題をかかえている個人（またはその家族）が，自分自身のために自主的に結成し，しかも専門職から独立した活動をしている持続的で多種多様な集団」とされており，セルフケアを核とした社会的なサポートの典型とも言え，21世紀の社会全体のあり方そのものを変革する資源の一つだと評価できる。この際，共助ではなくて自助（セルフヘルプ）と規定したのは，最終的に自分の問題に責任がとれるのは自分以外にはいないという主体性を強調し，専門家や行政はあくまで支援の立場での関与とし，それを理解した上でお互いに支え合うグループだとの認識からである。

しかも，人がもつ社会的関係網の中での，支援的な相互作用の研究は近年著しく進歩して，その内容と機能を，①手段的サポート，②情報的サポート，③評価的サポート，④情緒的サポート，に4分類したり，前2者を手段的サポート，後2者を情緒的サポートにまとめる[3]ようになっている。

3） 高齢者のセルフケア

さて Quality of Life (QOL) は一般に「生活の質」と訳されているが，筆者はこれを『生命・生存・生活・生涯つまり〈人生の価値〉』と考えており，また柴田ら[4]は，後出のように高齢者の QOL の枠組みには，

① 生活機能や行為・行動の健全性。
② 生活の質への認知。
③ 居住環境。

④ 主観的幸福感。

という内容を設定しながら，さらにわが国独特の表現である「生きがい」を，「QOL プラス他への貢献意識・達成感」だと定義して，QOL をプロダクティビティや生きがい論とも関連させた上で，「高齢者を社会的役割の担い手」という視座に据えて論じるべきだとしている。

またアメリカの元気な100歳老人の特徴として，星[7]は，
① 健康的な生活習慣を実行し，
② 人生に楽観的で多種類のものを食べ，
③ 生涯にわたって肉体的・精神的活動を保ち，
④ よく学び続けるポジティブな思考で社会との接触が多く，
⑤ エージレスの精神に富む。

としている。

さらに柴田ら[4]は，老化予防の内容として，
① 自立した生活，より高次の生活機能の維持・増進への取り組み。
② 生涯のライフサイクルの過程で，良いライフスタイルを形成しての健康の維持。
③ 慢性的な生活機能の障害を最小に抑える総合的能力の回復。

の3つをあげ，とくに食と栄養管理の重要性を強調している。

また一方自立高齢者においては，
① 社会参加の拡大・活性化。
② 健康学習の推進。
③ 障害の早期発見・早期対応。

が重要であるとしている。それゆえに一次予防的活動とセルフケア，友人やボランティアのソーシャル・サポート，さらに各健康水準にある高齢者相互の交流や，今後はとくに団塊シルバーを中心に同世代でも循環し支え合う社会の形成など，活力ある未来社会に向かうべきであると考えられる。

4）高齢者のソーシャルサポート・ネットワークと生きがい

次に中高年齢期におけるソーシャルサポートの授受には，サポート源の種別

が問題であって，その高齢者の幸福感，自尊感情や依存性など，人格特性との結び付きを明らかにする必要がある。例えば生活満足度には，その人の活動能力，同居既婚子と配偶者の存否，友人数などが関連し，社会関係の成立機序や機能には彼らの続柄が強く影響しているといわれている[3]。

そして重要な課題である社会参加によって得られる『生きがいづくり』には，高齢者の活動能力，技術・知識・資格や親しい友人・隣人の数が強く影響しており，また高齢者のボランティア活動への参加の意義を深めるためには，社会的貢献，余暇活動そして自己実現の3因子の得点が高くなるように努めるべきである。

また，就労や社会参加，さらに奉仕・学習・個人の各活動に対する市町村の支援事業などについては，高齢者の循環型社会を形成する努力が持つ健康的経済的意義をも評価しつつ促進すべきである。一方高齢期の人生危機を乗り越えるためにも，ボランティア活動は有効な手段であり，長くなった人生後期のwell-beingを保つ上での有用性を強調したい[3]。

ここでネットワークついて考えると，それは，
① 動的情報を発生させ，
② 相互作用の中での意味を形成し，
③ 自発性を基礎にする関係を形成し，
④ 関係変化を発現させる。

プロセスと言うことができるのであり，日々進化し普及する情報システムと如何に結合させていくかが，高齢者の生活・健康を今後大きく左右する大切な要素だと考えている。

### 5) 小規模ケアと食・栄養管理

わが国では，2000年4月の介護保険の総体的な出発とともに，年金や医療保険など持続可能で効率的な社会保障体系の抜本的改革を推進しようとしているが，新体制移行への道筋が極めて多様で流動的な様相を示している。しかしながら，新しい高齢者施策では，介護保険法でも言うように，全高齢者にとっては"なるべく在宅で，より自立した生活"が望ましく，各種施設とサービスの

整理・再構築や，多岐にわたる専門職のアイデンティティの確立なども含めて，そのための総合的な支援体制の整備を強力に推進する必要がある。

その原理としては，介護保険法が鮮明にした「自己決定権」，「自治体主義」，「民間委託主義」などの基本的な考え方を今後も生かすことであり，一方ＮＰＯが公的サービス提供側にまわれる時代ともなったわけである。

次に今後の総合福祉の全場面においては，個別化とシステム化が不可欠であり，施設内のユニットケア，地域での在宅ケアに相当するグループ・ホーム，グループ・リビング，宅老所，世代共生の集合住宅などの小規模ケアとそれらの交流のありようが，各種の保健事業とも一体となって，地域ケアの深化・効率化と発展の上で極めて重要な動因となるであろう。

その基本的な考え方は，利用者の，

① 居住選択権の拡大。
② 自立生活の普遍化。
③ 交流による人間発達や主体形成。

などで，さらにキーワードとしては，『自律生活，自主性，小規模，マッチング，プライバシー確保，心身状況と性，生活の見直しと評価，家族・職員・支援者の役割』などが挙げられ，とくに現在介護保険が適用されない"給配食サービスなど，食・栄養管理"が持つ総合的な重要性は頗る高いものと考えられる。

そのためには地域的・歴史的背景や，当事者などの特性と長所とを十分生かした，公的支援によるサービスの多様な立ち上げと，利用者主体の運営とが進展するために，ボランティアも含めた努力が傾注されねばならないのである。

### 6）ボランティアとエコマネー

そこでボランティアについて考察すると，その原理は，①自発性（自主性），②社会性（公益性），③無償性（無給性），であり，かかわり方で"個人系"と"社会系"に大別できる。そして社会系が総合福祉的事業を展開する場合，とくに継続性・組織性が求められ，かつこれらは社会的目標への接近性で評価が下されるため，その活動内容を質量ともに豊富にしていかねばならない。その

場合，具体的行動を進める中で，前記の本来持つ理念と宿命ゆえに，それは魅力と矛盾に満ちていることが分かってくる。

一方ボランティアと経済システムのはざまに，エコマネー，タイムダラー，時間貯蓄，地域通貨などと称される領域が存在している。これは「自立」した個人と「自立」した活動・組織を，非常な困難の中で地域主体に立ち上げていくもので，各地にその芽が育ちつつある。

さてボランティア活動は平和，環境，文化，「まちづくり」などの分野で見るべき成果を挙げ，今後もその使命はますます重大であるが，食・栄養に関しても大きく貢献してきた。例えば食生活の改善ボランティアとしての全国組織には，日本食生活協会などがあるが，愛媛県には主として主婦の会員約8,000名を擁する愛媛県保健栄養推進連絡協議会が30年近い活発な活動を続けている。また本県には食・栄養への取組みで独自の歴史があり，40余年続く地域別包括的な栄養摂取状況・健康調査，病態栄養コンサルタント事業や自治体の栄養士設置などが，前記の地域的ニーズを契機に早くから進められており，一定の成果を挙げている。

## 2．高齢者と食・栄養の科学

### （1） 問題の背景

21世紀の食（栄養）にかかわる諸課題については，ホリステック（総合的）な科学への取り組みと生命文化の進展という視座に立った検討が必要であるが，以下その論点と問題性について触れることにする。

#### 1） 人口の予測とその対応

最近の国立社会保障・人口問題研究所の推計（中位値）によると，高齢者（65歳以上）の人口比率が，2025年に27.4％，2050年には32.3％に上昇するが，2020年ころまでに急増するのは［米国ではOPAL(older people with active lifestyles)］と呼ばれる活発な65～74歳の前期高齢者なのである。一方，収入の

大部分を年金だけに頼り，介護がとくに必要な人が多くなり始める75歳以上の後期高齢者は，2022年には前期高齢者の数を追い抜くとされている。

そこで（超）高齢社会対策では，まず食・栄養管理を中心に前期高齢者の活力向上に意を注ぎ，その効果を生かしつつ増加する後期高齢者への介護の負担，マンパワー，サービス体制などの対応にも重点を移していくべきである。また一方，人口減少のマイナスを健康増進などによる生産年齢の拡大（15～64歳から15～74歳へ）や社会保障による生活の充実などで克服するべきだとも考えられている。

### 2) 食糧問題

1996年11月ローマの「世界食糧サミット」では，世界の食糧安全保障の達成などの「ローマ宣言」と「行動計画」とを採択した。

一方わが国社会では今後，低成長やマイナス成長が長期化する可能性が高いとされている。そのなかで，年金や失業手当などの価値を実質的に左右するものは食糧価格にほかならない。そこで各面での改革が果敢に遂行され，適切な食糧政策などによって，上記のように国民とくに中高年齢者の気力・体力に逞しさを加えるべきである[8]という主張の重みが痛感される。

## （2） 食・栄養の科学の方向

### 1) そのあり方

ワークショップ「健康科学における栄養学のあり方をめぐって—今，栄養学は何を目指すべきか—」[9]では，

① 健康増進・疾病予防における栄養科学の役割。
② 健康科学における栄養学のあり方。
③ 日本人の遺伝子と栄養学。
④ 実践活動の立場。
⑤ 高齢者の食生活，栄養問題とその対応。

などについての包括的で有意義な報告があったが，その要点を挙げると，

① 栄養状態の平均値より，個別的把握すなわち個々人の栄養的機能を計測

する必要性が大きい。
② 科学は複合化の傾向で，身体中の多機能諸元の濃度分布の非破壊的計測法は多岐になる。
③ ヘテロな学術・技術集団を導入する必要がある。
④ 食行動を，生活構造の中で解明し，健康だけでなく人間らしい生活の実現に役立つ栄養学を。
⑤ 栄養の営みを地球サイズで考えるとともに，比較人類学的アプローチも重要である。
⑥ ライフスタイルを総括的にみる。
⑦ 遺伝的素因を把握して，栄養による改善の可能性を追究する。
⑧ 栄養学者は自然科学的だけでなく，社会科学的かつヒューマニスティックな考え方を持つべきである。

ことなどが指摘されており，食・栄養の科学も他の分野同様激しい大変革の真っただ中にあることを痛感させられる。

### 2）方　向　性

一方健康増進と病気予防のための食・栄養に関する最新の研究例として，ローゼンバーグ[10] は，
① 体力・体の組成，骨量，転落，骨折：ビタミンD，カルシウム，適度な運動などの有用性。
② 白内障，退行性斑点などによる視力の喪失：抗酸化栄養素がリッチな食事による予防。
③ 抗酸化栄養素やビタミンBがリッチな食事の積極的なメッセージによる，心臓血管系疾患とダイエットーハート仮説の定義の変化：例えば，野菜や果物の摂取の増加を目的とする1日5品のキャンペーンやダイエットーゲノム関係のエマージングサイエンスの適用。
④ ビタミンB栄養素の摂取と心臓血管系疾患，加齢に伴う認識機能の低下。

を挙げ，公衆衛生的な介入前の基礎研究と人口調査および臨床試験の必要性を強調し，食事と栄養が退行性疾患のリスクを減らす科学的根拠であるという

諸点からの大きな投資メリットを主張している。

そこで糸川[10]は,高齢者の栄養特性として,
① 栄養要求量の個人差が大きい。
② ストレスや活動への抵抗力が弱いため,その時ある種の栄養素は消耗されるので,十分貯蔵する必要がある。
③ 高齢者の大部分が持っている病気に伴う特殊な栄養要求がある。
④ 味覚の低下が多く,それにより摂取状況が異なる。

との諸点を示し,高齢者の栄養状態と所要量とくにミネラルやビタミン$B_1$,$B_2$の特性に触れている。

このように,高齢者の食・栄養上の幾多の特性とそれへの対応については,なお今後の解明にまつところが大きく,しかも単なる要素的な追究にとどまらず,より自立した生活から緩和ケアやターミナルに至る,全人間的な対応の中での分析と総合を繰り返し,人々の一生の充実と価値の向上に資さなければならない。

## 3．今後検討すべき諸課題

食・栄養に関して今後科学的に検討すべき課題には,次のような事項が挙げられるが,ここでは概括的に触れることにする。

### (1) 食とエイジング

#### 1) 微量栄養素と機能性食品

　　a．微量栄養素　　和田[10]は,ここのところ高齢者の細胞内の微量元素の亜欠乏を示す報告が多いが,そのことは,①エイジングの一次的な原因,②エイジングを促進する,③二次的で意義の少ない変化である,との仮説を示し,それを検定するためには,
① エイジングの過程を微量元素の機能との関係で研究する。
② 細胞内の微量元素状態を的確に測定しうる方法の開発。

## 3. 今後検討すべき諸課題

③ 添加実験は，細胞内で利用されやすい形での微量元素キャリア体を用いて行う。

ことなどが重要だと指摘している。その他微量栄養素については幾多の研究と指摘[10,11,12]がある。

**b. 機能性食品（健康食品）** 機能性食品および関連商品の開発・普及は加速度的に拡大しているが，食品であるがゆえに，安全・安心および効果に関する多様な問題が続発し深刻化することが予想される。常に消費者，なかでも高齢者など体力的にもハンディキャップのある人の立場からの研究や，それへの行政などの対応が緊要である。

### 2）加齢と機能・疾病予防

わが国においても1950年代後半から，各地において血圧，循環器検診や基礎的な研究が広く行われるようになった。その中で家森ら[12]は，食事対策が心臓血管系疾患予防の1次予防でも2次予防でも有益であることを指摘し，さらにジョンストン[12]は，高齢期における低い骨量および骨折の可能性は，出産時や受胎時にすでに始まること，またヤング[12]は，エネルギーを中心に成人の主要栄養素の必要量には，研究すべき問題点が多数残されているので，明らかにしていかねばならないこと，そしてラッセル[12]は，高齢者におけるビタミンとミネラルの所要量は，生涯を通じて一定とは限らず，とくにビタミン$B_6$とD，$B_{12}$の所要量は高齢者において多くなっていることなどを示した。さらにダーントンヒル[12]は，低社会経済状態，例えば一人暮らしのなどの高齢者は，栄養不良や特定のビタミン欠乏状態の危険にさらされているので，環境と個人での予防措置が必要なことなどを明らかにしている。

他方井戸[10]は，加齢によって進行する神経伝達系の機能低下は，種々の要因の複合的な影響からなので，その進行速度を遅らせるためには，BBB（血液・脳関門）に損傷を起こす原因を作らず，嗜好性食品の過度の摂取，微量元素の欠乏・過剰摂取，アスコルビン酸やビタミンEなどの欠乏を防ぎ，長時間の精神的ストレスにさらされないようにすることだと，常識的に結論している。

これらの諸点に関しても，将来に向け多くの解明が必要でありかつ期待され

### 3）加齢と免疫

チャンドラ[12]によると，ワクチン投与時，高齢者に栄養的サポートが行われれば免疫応答は向上し，呼吸器疾患の罹患回数を減少させ，罹患期間も短くすることによって疾病の負担を軽減し得ることを推定している。

そこで栄養，加齢，免疫機能に関するシンポジウム[13]での今後の検討課題についての提案を列記すると，

① 健常高齢者におけるT細胞で仲介される機能のビタミンEによる増強とその作用機構。
② 老人に対する微量栄養素補給と免疫。
③ 成人期に開始した食事制限の免疫老年病学的結果。
④ カロリー制限とω-3系脂肪酸の自己免疫と加齢に及ぼす効果。
⑤ 老人における栄養と免疫の臨床上の意義。
⑥ 高齢者における免疫能低下の重要な要因としてのタンパク低下症。
⑦ 健常高齢者の栄養所要量を設定するための諸条件や，ビタミンCの低摂取とがんリスクの増加。

などが報告されている。

また Meydani ら[14]は，十分なビタミンEが正常な免疫機能に不可欠で，ビタミンEの補足は老人の免疫応答を亢進するが，その効果はフリーラジカル形成と脂質の過酸化が，加齢などによって増加するときに一層顕著であるとし，この免疫賦活効果を十分活用するため，その機序をさらに明らかにする必要があるとしている。

一方，生体防御機能維持のための人生の各ステージにおける適正な食事の構成については，坂元[10]も指摘しているように意見の分かれるところであるが，種々の研究を総括すれば，適正な栄養素の投与は人の免疫能を高め，QOLを維持し，罹患率や死亡率を低下させることに役立つと言うことができる。このように，加齢によって免疫能が低下していく高齢者において，いわゆる日和見感染などの各種感染症や「がん」の発生・進行などを抑制する防衛機能の維

持・強化に，食・栄養の占める役割はこれまでの理解以上に大きい。それらの諸課題に対応するための調査研究と対策が，強力に推進されなければならない。

### 4）加齢と食欲

高齢者の食欲に関してKarcivら[15]は，加齢による食欲調節機能の低下が生理的食欲不振を経て食物摂取の減少を招くが，それには嗅覚の減衰，味覚閾値の高値化によって，早い胃内膨満感に基づく満腹感を来すからであり，一方高齢者の脱水は身体機能の低下と深く関連し，精神錯乱，起立困難，卒倒，入院加療・死亡率などの増加を招来するとしている。このように加齢が水分の平衡調節能力を衰えさせて，高齢者が渇きを感じにくくし，飲み物への欲求が減少するのはミュー・オピオイド受容体の減少などによること，また高齢者のエネルギー総摂取量は低く，50歳以上の女性の骨質量減少症や骨粗鬆症は，カルシウムとビタミンD不足であること，並びにラッセルの食品ガイドピラミッドは，

① 高栄養食品，繊維質，水分の摂取を推奨し，
② カルシウム，ビタミンD，ビタミン$B_{12}$の補給を強調している。

ことを示している。

さらにシフマンら[10]は，高齢者にみられる味覚・嗅覚が低下する現象は，免疫不全や栄養不足の原因となっており，風味の強化された食事を与えることにより，T細胞とB細胞の数が増加した研究結果から，今後特定の食物の風味の増強によって免疫応答を修飾，調節するすべての機能の態様を決定していきたいとしている。

以上のように，食とエイジングについては，なお研究し検討すべき要因や課題は多く，栄養摂取における多様なメカニズムについての解明に，一層の努力を傾けねばならない。

### （2） エネルギー代謝と肥満

先年のわれわれの研究[16]において，現代の日本人中高年者の基礎代謝量は基準値に比べてやや高値で，体構成成分ごとに推算した場合，脂肪組織からの

基礎代謝産熱量は意外に大きく，それは肥満者の方が非肥満者よりも比が大きいという結果を得た．

このように，必ずしも暦年齢には対応しない高齢者の，エネルギーなど栄養必要量の個人差・状況差などが大きくなってきたかに見えるわが国民についての，総合科学的な状況把握が緊要で，一部根本的な見直しが進められ始めたものの，今回の改定ではなお十分とは言えないと思われる．そこでWesterterp[17]は，高齢者は身体的活動度と基礎代謝率が低く，エネルギー必要量が少ないので必須栄養素が低い摂取レベルになる可能性があること，神経ヒスタミンは食行動やエネルギー代謝調節のkey substanceであり，長寿には食行動のほどよい自己調節が必須で，agingがその個体の摂取エネルギー量を自動的に規定する仕組みだと考えている．

また vanStaveren ら[18]は，

① 体重減少，体組織変化，運動量減少がエネルギー要求量を下げ，
② 結果的にその栄養摂取量を下げて，ビタミンやミネラルの欠乏を引き起こすこと，
③ 食品や食事パターンは食文化と多面的に結び付いており，9つのSENECAセンターでの基本調査と追跡調査を分析し，食品の購入，調理，摂取にかかわるRobbinsの9つのD*などによって，物質的，物理的，心理的，社会的要因と，全エネルギー摂取量に占めるタンパク質，炭水化物，脂肪の比率とは相関関係を持つこと，

を示している．

［*：Robbinsの 9 D−Drug：薬，Depression：失意，Dysphasia：摂食障害，Dentition：歯列問題，Dementia：痴呆，Disease：病気，Diarrhea：下痢，Dysgeusia：味覚障害，Dysfunction：機能障害］

そこで井上[10]は，肥満の判定と病的肥満の定義にふれ，肥満と糖尿病，高血圧症，高脂血症，動脈硬化および「がん」との関連を総説し，肥満の基本的な問題の要点を示している．このように高齢者のエネルギーを中心とした栄養素出納とそれに関与する各種の生体反応をめぐっては，さらに社会経済的か

つ文化的側面を含めた十分な研究や，その具体的適用方策の構築・確立が必要である。

### （3）食の行動と文化

#### 1）食 行 動

後出の豊川[19]は，食行動の実相を探る目的でこれまでに行われてきた食習慣や食行動の研究では，あまりに多くの変量を考慮しなければならなかった理由もあって，医学研究としてあまり進歩しなかったと指摘した上で，食行動の分析的統計的手法による解明について概説し，とかく客観性が薄れて主観的な論述に陥りやすい食行動研究の現状に苦言を呈した。そして食行動研究には，まず構成要素の選択とパラダイムの尊重を確立することによって，包括的に前進させるべきことを提言したのである。

そして老年期と食行動の関連について，太田[20]は，高齢者世帯の増加と社会的孤立化など，高齢化社会の食生活の重要な課題について述べている。また奥田[21]は，食行動に変化を及ぼす現代の社会的要因として，

① テイクアウトなどのサービス化，
② 個食とコンビニエンス化，
③ やすらぎとファッション化，
④ ヘルシー化，
⑤ ネットワーク化。

の5つのコンセプトを挙げて，食の変容とその社会的要因を概観している。そして食物選択眼，正しい情報とネットワーキングの必要性を示しているが，これらはとくに高齢者についてさらに広く深く検討すべき事項だと思われる。

また筆者ら[22]は，

① 愛媛県下の2市4町での栄養調査成績から，因子分析法により「副食因子」，「主食因子」および「主菜因子」の3つを抽出したこと。
② 全体的食構造因子を用いた分析から，かなりの地域差，性・年齢差があること。

③　I町での30年間の時系列的分析から，主食の雑食型への変化，日本的な副菜としての野菜の相対的減少，所得弾性率の高い動物性食品を中心とする主菜の増加。
④　O市男子の食品選択行動だけが他の地域と異なること。
⑤　近年男女間の食構造の差が広がってきた。

ことなどが明らかとなったので，これらの諸点は今後の食物摂取パターンの解析や食・栄養指導に生かされねばならないと指摘したところである。

## 2）食文化

日本人の長寿の理由として，松崎[12]は，経済力を背景にした合理的食生活と，仏教文化にとらわれなかった食文化（沖縄）とに集約され，主食の米を手放さず，魚を多く摂り，肉に結び付けて，動物・植物性食品の見事なバランスの日本型食生活が成立したからであると強調している。後出の柴田もこれらの諸点について端的に立証し言及している。

そこで小林[23]は，集団の健康・栄養の改善においては，食パターンと伝統・習慣の知識・認識がないと有効な行動はできないので，食品に基礎をおいた食事指針の必要性と，食生活・エイジング・健康の相互作用の重要性を強調し，今後の研究や実践に生かすべきだとしている。

このことはこれまでの，すべてのかかわりを無視した，単なる栄養素別の栄養学と栄養指導の誤謬の歴史を再認識し，食生活の総合科学的・生活文化的な見直しが極めて重要であることを指摘したものと言えよう。

## 3）食の伝承

さて1988年刊行した『えひめの言い伝え～愛媛の医と食の伝承～』[26]のまえがきで，筆者が記したように，『もともと我々は永い歴史の間に，たとえば日本の愛媛という風土の中で，主にその土地の食物を頼りに生きて来た。その間に構築された「いのち」はいわば歴史と伝承から生み出された存在で，それがたとえ「現代の科学・医学」では律し切れなくても，伝承されて来た生活の知恵や方法は，無限に近い試行錯誤を経て選択されて来た蓄積であって，我々の生命と健康の源泉やそれらの成立のプロセスを探り，未来へと結び付ける貴重

### (4) がん予防と食生活

#### 1) 食とがん予防

栄養素摂取と発がんについて武藤[24]は,

① 高脂肪食,エネルギーの過剰摂取による乳がん,大腸がんの増加。
② カロテン・レチノイドによる発がんリスクの低下（肺がん,子宮がんなど）。
③ 食物繊維や運動は大腸がん発生を抑える。

など,「どう生きるか」という食と生活・行動科学との結合なくしては,未来の健康は開けない時代になったとしている。

このことは後記するように,心の安らぎを自立・創造や支援・ボランティアに求めながら,すべてのかかわりの中での健康と幸福を作り上げようとするすべての人々のための「科学と生活文化を構築」しなければならないとする理念と合致するものである。

また津金[25]は,食事因子によるがん予防の科学的基盤とその可能性,ヒトでのエビデンスを得るための研究方法を比較検討し,疫学研究における食習慣の把握方法や大規模対象者の長期追跡コホート研究の持つ有用性を示している。またがん発生における食事の寄与を,米国人のがん死亡で寄与率は30－35％だとし,がん予防効果のサイズ,経済コスト,トータルな疾病予防効果,食文化の楽しみなど社会的な要因も考慮する必要があるとしている。

さらに食事因子との関連研究からみて,胃がんにおける予防効果は大きく,その空間的・時系列的な特徴を示しつつ,世界的に胃がんが減少する中でも,日本型・東北地方型の食習慣が胃がんの発生・進行と密接に関与することを指摘している。そして観察型疫学研究からのエビデンスとして,果物・野菜,ビタミンC,カロテノイドなどの効果から,塩分の役割,冷蔵保存の貢献などを

示しているが，一方介入研究からの証明の困難さも述べている。

　次いで今後の研究には，日本人についての3つの10万人規模のコホート研究の遂行や高危険度群に対する化学予防開発の必要性などを強調し，しかも個人のがん予防には，化学物質の代謝酵素活性や遺伝子修復酵素活性などの個人差を，遺伝子レベルで検出可能なことを明らかにし，今後への対応を示唆しているのである。

　またビタミンのがん予防特性を，豊富な科学的データから推定・要約したポッペル[10]は，現在のデータからビタミン栄養補給剤の推奨には討議の余地があるが，果物や野菜の豊富な食事や抗酸化ビタミンや葉酸を含む食品のがん発症リスクの低減には肯定的だとしている。

　すなわち免疫能の項でも述べたごとく，未来に向けて，遺伝因子とともに食事因子とがん予防に関する調査研究や対応，とくに同様に経口的な因子の摂取でもある禁煙と肺がん予防などに関しても，数十年先を予測した広範で強力な取り組みが必要な重大なテーマである。

　2）食生活とがん予防

　米国国民のための食事指針やHealthy People 2000，さらにわが国の「健康日本21」などでは，これまでとは違って，「ある食品や栄養素をとる―あるいは減らす」という表現から，例えば「穀物製品や野菜・果物が十分含まれている食事を選択する」など食事や対応を選択することになっていて，栄養（素）から食品・食事という生活文化的，行動科学的な理念への総合的で強力なな転換がうかがわれる。

　そして細谷[27]は，健康強調表示（health claim）の見地から，『食事摂取基準』が栄養素の欠乏症・過剰症から脱却し，よりよい栄養状態を維持しながら，健康の増進と危険要因の低減・除去とを図るための「総合的社会的な指標」として，行動科学的見地からも推奨している。

（5）社会的対応

　以上のように考察してくると，今後われわれの社会が高齢者の食・栄養につ

いて，いかなる対応や政策を構築すべきかがほぼ明らかになってくる。すなわち，

① 高齢者が必要とする多様な社会的・栄養学的ニーズに的確に対応し，現在介護保険が適用されない給配食サービスをどのように全国規模で展開するべきか。
② 高齢者が特に必要とする栄養素を提供して，活動的な生活の期間すなわち健康寿命を延長するよう，強めの風味をつけた上で健康増進機能を持つ新しい食品を開発しその市場を開拓する。
③ その際，老化の兆候を防止しさらに遅らせるのに役立ち，高齢者の心理・行動・生きがいをよく理解し，自尊心を傷つけずかつ押し付けにならない対応，すなわち，健康的で使いやすくさらに触れ合いのある楽しい食生活を提供する。
④ 数多くの食品の中には，発酵乳・納豆など高齢者の健康維持に極めて有用な生理機能を持つ食品がまだまだ多いはずなので，その研究と普及に努めるべきである。

## 4．まとめ

わが国の未来に構築すべき総合福祉とは，サクセスフル・エイジングを全うすることでもあり，それには，セルフケアとソーシャルサポート・ネットワークが，法や倫理によっても保証される質の高い情報の開示と，ボランティアの強力な組織化によって，精力的に進められねばならない。

そして，21世紀には，人生の価値をこれまでの「財物の豊かさ」から，個々に選択する「自己実現の夢」へと転換し，高齢化と人口変動に耐えられる多世代共存かつ同世代循環型で，しかも持続可能で効率的な社会保障制度や環境・平和などの有効で包括的なセーフティネットを確立する必要がある。

そのためには，それらの基盤となる高齢者の健康と生活の中核である食と栄養管理に関して，次のような基本的な理念と行動とを強調しなければならない。

1．食・栄養管理を主軸とした，セルフケアとソーシャルサポートの概念を，福祉，保健，医療，環境の領域，すなわち人間の尊厳と人権の尊重に最高の基盤を置く総合福祉の科学に拡張する。
2．「健康づくり，生きがいづくり」のための，食・栄養を柱とする自立と支え合いの自己責任，自己開発とボランティアを含むそのネットワークの地域的構築を発展させる。その際，社会が拡大・分化・分散し，またその機能がより複雑となるに従って，より多くのボランティア活動の時間とエネルギーが市民の活動に与えられてこそ，社会が進化を遂げ得るとも言える。
3．ハンディキャップの有無にかかわらず，ノーマリゼーションの基盤を構築しつつ，高齢者に対する食・栄養の科学にも基づいた，小規模ケア体制など機能の多様な総合的支援システムへの取り組みを躍進させる。
4．トータルの社会システムとして，終末期ケアや生死，臓器提供での自己意思決定モデルの確立と，移動・交通や環境の情報システムを含む画期的な社会整備など，主体と環境の総体形成にわれわれ社会の総力を傾注する。

## 文　献

1) 渡辺　孟：21世紀の健康と幸福．聖カタリナ女子大学人間文化研究所紀要 1996；1；1-14.
2) 渡辺　孟・吉村　脩：食の科学と生命文化-21世紀に向かって-．聖カタリナ女子大学人間文化研究所紀要 1997；2；39-55.
3) 渡辺　孟・大野明良・下田　正ほか：セルフケア・ソーシャルサポート科学の構築に向けて．聖カタリナ女子大学人間文化研究所紀要 1999；4；1-73.
4) 東京都老人総合研究所編：サクセスフル・エイジング-老化を理解するために，ワールドプランニング，1998，p11-14，42-52.
5) 宗像恒次：セルフケアとソーシャルサポートネットワーク-理論概説-．日本保健医療行動科学会年報 1989；4；1-20.
6) 久保紘章：セルフヘルプグループの理解とセルフヘルプグループの現状．日本保健医療行動科学会年報 1997；12；1-10.
7) 星　猛：健康長寿および健康老死達成の基本的考え方．第3回栄養とエイジング国際会議：長寿と食生活（木村修一・小林修平監修），建帛社，2000，p10-13.

8) 唯是康彦：社会・経済的食料政策．栄養学レビュー 1995；4（1）；73-77．
9) 木村修一：国立健康・栄養研究所75周年記念ワークショップに参加して．栄養学レビュー 1996；4（2）；42-46．
10) 木村修一・小林修平監修，日本国際生命科学協会（ILSI）編：第2回「栄養とエイジング」国際会議：高齢化と栄養（アーウィン・ローゼンバーグ：栄養とエイジングーそのコンセプトの発展－：7-10，坂元元子：高齢者の免疫機能における栄養の役割，25-29，スーザン・シフマン，イレーネ・ウェドラル：味覚・嗅覚の加齢変化－栄養と免疫とのかかわりあいについて－，47-55，糸川嘉則：加齢に伴う栄養要求－日本の場合－，57-60，和田 攻：老化における微量元素の役割－微量元素の欠乏は老化の原因となり，また老化を促進させるか－，68-72，井戸達雄：中枢神経系における微量元素の動態，73-79，G.ファン・ポッペル：ビタミンとがん，80-88，井上修二：肥満と成人病，159-167），建帛社，1996．
11) 栄養学レビュー編集委員会編：ケロッグ栄養学シンポジウム：微量栄養素－現代生活における役割－，建帛社，1996，p1-53．
12) 木村修一・小林修平監修，日本国際生命科学協会（ILSI）編：栄養とエイジング（松崎俊久：免疫学的検討，12-19，家森幸男ほか：栄養摂取の心臓血管系疾患予防による長寿に及ぼす影響，96-101，ランジット・チャンドラ：高齢者における栄養と免疫，35-41，コンラッド・ジョンストンほか：エイジング過程における骨格組織の変化，67-69，ヴァーノン・ヤング：高齢者のマクロ栄養素の必要量，157-165，ロバート・ラッセル：高齢者の微量栄養素所要量，169-173，イアン・ダーントンヒル：栄養とエイジングの心理社会的側面，198-201．）建帛社，1993．
13) 栄養学レビュー編集委員会編：栄養推進財団シンポジウムー栄養，加齢，免疫機能．栄養学レビュー 1996；4（2）；50-73．
14) Meydani SN., Beharka AA.：ビタミンEと免疫応答に関する最近の研究成果．第3回栄養とエイジング国際会議：長寿と食生活（木村修一・小林修平監修），建帛社，2000，p27-41．
15) Karcic EA., Morley E.：高齢者の栄養の変化－米国における経験－．第3回栄養とエイジング国際会議：長寿と食生活（木村修一・小林修平監修），建帛社，2000，p77-84．
16) 広瀬昌博：現在の日本人中高年者における基礎代謝に関する研究．愛媛医学 1989；8（2）；192-210．
17) Westerterp KR.：高齢化と栄養代謝．第3回栄養とエイジング国際会議：長寿と食生活（木村修一・小林修平監修），建帛社，2000，p15-19．
18) vanStaveren WA., deGroot CPGM., Habeman-Nies A.：食生活の相違と老化プロセス－欧州の場合－．第3回栄養とエイジング国際会議：長寿と食生活（木村修一・

小林修平監修），建帛社，2000，p85-91.
19) 豊川裕之：食行動を探る視点．臨床栄養 1990；76(6)；567-571.
20) 太田貞司：加齢と食行動−老年期と食行動．臨床栄養 1990；76(6)；594-600.
21) 奥田和子：食行動に変化を及ぼす現代の社会的要因．臨床栄養 1990；76(6)；645-650.
22) 吉村 脩，新開省二，渡辺 孟：食の構成と行動における時間的地域的特性の比較総合解析（第1，2報）．聖カタリナ女子大学人間文化研究所紀要 1996；1；15-53.
23) 小林修平：食パターンの変遷とエイジング−オーバービュー．第3回栄養とエイジング国際会議：長寿と食生活（木村修一・小林修平監修），建帛社，2000，p43-46.
24) 武藤泰敏：食と健康の臨床．食と健康Ⅱ（武藤 泰敏編），学会センター関西，1996，p31−53.
25) 津金昌一郎：がん発生予防とフードファクター．第3回栄養とエイジング国際会議：長寿と食生活（木村修一・小林修平監修），建帛社，2000，p117-124.
26) 愛媛県保健栄養推進連絡協議会ほか：えひめの言い伝え〜愛媛の医と食の伝承〜まえがき，えひめの言い伝えを発行する会，1988，p1-2.
27) 細谷憲政：ヘルスクレームに対する各国の対応，1．オーバービュー．第3回栄養とエイジング国際会議：長寿と食生活（木村修一・小林修平監修），建帛社，2000，p125-126.

# 第2章　人生の勝利者としての高齢者の食

豊川　裕之*

## 1．はじめに

　高齢者は長い人生を生き抜いてきた人生の勝利者であることを認めなければならない。「七十にして，己の欲することを行いて則を越えず」という孔子の教えもあるように，たとえ聖人君子ではないにしても高齢者は，その食事や食生活上の習慣には近代科学では説明できないものを備えていると，敬意をもって考えるべきであろう。したがって，高齢者の食生活を改めさせることは，とりわけ超高齢者の食生活を改善したつもりでも，これまで習得してきた食生活のリズムや生理学的バランスを崩されるので，かえって悪い結果になりかねない，と謙虚に考えなければならない。しかし高齢になるに従って栄養生理学的な仕組みが変化し，新しい環境に適応する能力が低下するので，若い時の食生活を維持することはできない。そこで「高齢者の食と栄養管理」が問われるのであるが，長寿者は，努力によってか，それともごく自然にかは別にして，とにかく環境や体質・遺伝の面から，その人に良い食生活を選んでいると考えられる。運悪く悪い食生活を選んでしまって高齢者になれなかった人，あるいはもっと良い食生活を選べばさらに長生きすると思われる高齢者に，現代栄養学が保証する理想的な食生活を指導することは，上述のように必ずしも良い結果をだすとはかぎらない。このように考えると，高齢者の栄養管理はもっと長生きするためにではなく，QOL（Quality of Life）を維持する手だてを講ずること

---

*　東京栄養食糧専門学校

を優先して行われるべきであるということになる。

## 2．現代栄養学では高齢者の栄養管理は困難である

　高齢者では喜びと生きがいが健康より優先されることが望まれるが，現代の栄養学，医学や健康科学では「幸福」と「生きがい」については，その取扱いに苦慮している。すなわち栄養素等の所要量，理想体重や運動量などについては個別に検討して決めているが，「幸福」と「生きがい」については研究の対象になり難いからである。健康という概念には身体的，精神的及び社会的に良好であること（ＷＨＯ憲章前文，1946年）が含まれているが，「幸福」や「生きがい」にとっては「身体的，精神的，社会的に良好」は十分条件でも必要条件でもない。上記の条件が充たされなくても，高齢者は幸福や生きがいを感ずることもあれば，全部そろっても幸福や生きがいを失う人もいるからである。いや，これらが「完全に良好」ではないからだ，と言う抗弁も成り立つかもしれないが，逆にこれらが「完全に良好」である人はこの世には実在しないだろう。

### （1）　近代科学の没価値性

　そもそも近代科学は「幸せにする」ことも「生きがいを抱くようになる」ことも取り扱ってこなかった。その理由は近代科学の本質が「美や価値を否定する」（没価値性）にあり，「美や価値を創造する」こととは無関係である（表2-1）ことにある。例えば，化学反応式の「HCl + NaOH = NaCl + H₂O」という酸塩基の中和反応を示す式では，客観的に「塩酸と苛性ソーダを加えると，食塩

表2-1　人間の知的活動

| 抽象的概念 | 具体的事例 |
| --- | --- |
| 美や価値および健康を創造する | 芸術，医療，保健活動 |
| 美や価値および健康を評価する | 哲学，倫理，病理学 |
| 美や価値および健康を否定する | 科学，医科学 |
| 美や価値および健康を超越する | 宗教 |

と水ができる」ことを示しているのであり，「塩酸と苛性ソーダより価値のある食塩ができる」とも，またその逆を表現するものでもない。ただ現象のみを何の価値観も付与することなく表現するのが化学方程式である。化学だけではなく科学そのものが「病気を治す」とか「生活習慣病を予防する」などの健康や幸せを創ることを論ずるのではなく，没価値的に現象を表現する。それは客観性を確保するために主観の入り込むことを避けたためである。その偉大なる成果は「月に人を送り再び地球に連れもどした」ことが保証している。しかし，最近興隆してきた福祉学や健康科学などの領域では健康や福祉の問題を取り扱うだけに，どうしても没価値的になれない。そのために主観（うれしい，幸せ，生きがいなど）を取り扱う福祉学や健康科学は科学（とくに純粋科学）として認められず，「応用科学」の範疇に加えてもらえれば良い方で，「プラグマティズム（実用主義）」として科学の中では低く位置づけられる。「どうすれば美味しくなるか」「どうすれば高齢者が気持ちよく食べられるか」を取り扱っているようでは学術論文として栄養学の学会誌には採用されない。学会誌に採用されるためには栄養素の構成，ｐＨ，物性の変化，成分の移動と変化などを没価値的に論じなければならない。

### （2）分析的手法（要素還元主義・原子説）の限界

また，現代栄養学が高齢者の栄養管理を苦手とするもう一つの理由がある。それは理論体系を構成する要素の問題である。

まず近代科学の先端を行く領域は微小な構成要素（Structural Element）を持っているものが圧倒的に多いこと気付いてほしい。素手に取って見る物を扱うことより，光学顕微鏡で見る物を取り扱う方が進歩した科学領域であり，さらに電子顕微鏡でしか見えない物を取り扱う学問領域が先端領域の科学であるように，微小なものを取り扱う学問が進歩した学問領域である。このような仕組みになっているのは近代科学が分析的手法（要素還元主義）を主たる方法として進歩してきたことによる。例えば，栄養学では巨視的に人体を丸ごと外観から診て判断することより，心臓，肝臓などの臓器の症状に注目する方が科学的で

あり，さらにただ漠然と臓器を取り扱うのではなく組織・細胞レベルで検査診断するのがより科学的である。またさらに組織・細胞にとどまらず細胞内器官・酵素レベルで判断することが一層進歩した栄養学であると思われている。栄養学は進歩すればするほどますます微小な構成要素で構成される栄養学体系になっている（表2-2）。その結果はどうであろう。細分化され全体的把握が難しくなり，「葦の髄から天井覗く」ような状態になっている。つまり構成要素，またその構成要素を細分化していって最後に「原子」に到達したら，そこから統合的に元にもどってくればよいと考えていた。ちなみに「原子」は原語はATOMであり，a-tom（分解できないもの）という考えに立っていた。その原子が陽子，電子，中性子などに分解して今やエネルギーにつながってしまった。言い換えれば，要素還元主義は破産しているのである。

　歴史的には近代科学は人間から離れることによって成立したと言える。まず物理科学では近代科学の祖と言われるケプラーが木星の衛星の観察から法則性を見いだしたことに始まり，医科学は人体を細分していって細胞，細胞器官，DNAなどまで微小化したところで近代科学の体裁を整えることができた。まさに人間から見てマクロとミクロの方向から科学が育ってきたのである。それはとりもなおさず近代科学の真髄である「客観性」を保持するためであった。しかし，近代科学も実績を積むに従って徐々に「人間」そのものを研究対象にし始めたのである。フロイドの精神分析に始まり，サイバネティックス（cybernetics）にいたる人間へのアプローチは目を見張るものがある。しかし，「幸福」と「生きがい」までに手が届いていない。

　その理由は構成要素を微小にする過程で，注目した構成要素について数量化と法則性の発見には成功するが，注目しなかった構成要素の情報は完全に無視されているので，全体を十分に把握したことになっていないためである。注目

表2-2　分析的手法の構成要素（原子説）

---
個人（個体）→臓器→組織→細胞→細胞内器官→細胞内酵素→
DNA・RNA→・・・→原子
---

されなかった構成要素は数量化できないものであり，客観化するのが困難なものである。しかも，注目されなかった構成要素の方が圧倒的に多いのである。そして，それらは「幸福」や「生きがい」などの主観的要因である。

### （3）統合的手法（構造主義と包括主義）

このように近代科学は没価値性(価値の否定)と分析的手法(微小構成要素)の二つの理由から栄養学は高齢者の栄養管理をまともに取り扱えなくなっている。これらの短所を補うためには統合的手法（integration）を多用することも有効であろう。表2-2に示す矢印の右方向を左方向へ転換するのである。ある段階の構成要素をさらに微小な構成要素へと分解するのではなく，いくつかある構成要素の間の相互関係を調べていくことである。統合的手法には二通りあって，一つは構成要素に着目して多数の構成要素間の相互関係を統合する方法である。これを構造論または構造主義という。もう一つは構成要素に細分することなく総括的ないし鳥瞰的に全体を見ることである。せっかく近代科学が積み上げてきた分析的手法の成果を活かすためには構造論的に展開する方がよいだろう。それには筆者らがこれまで積み上げてきた「食物消費構造」[1,2,6]「親和性指数」[3,4,6]「偏差パタン類似率」[5]等があるが，これらは食品群を構成要素として構築してきたものであって，この他にも料理，栄養素，食糧を構成要素とする構造論が研究されなければ，高齢者の栄養管理はできないだろう。

## 3．高齢者の食事と栄養管理のねらい

しかし，高齢者の健康は身体的，精神的機能の低下を伴う。これに対する対策は高齢者が望むならば，生活指導や食事指導を行うべきだろう。その場合でも，高齢者では身体機能の増強よりも現状維持を意図すべきであり，筋力の鍛錬よりも心肺機能を調整する軽い運動が適切であり，栄養生理学的立場より食文化的立場で対応すべきである。また，情熱的な切磋琢磨よりも平穏な諦観（悟り）が似つかわしく，知能的には，博覧強記を誇るよりもボケ防止が必要で

ある。そして，社会的には，独立自尊も大切だが，協調・相互依存こそ賢い生き方として奨励すべきであろう。

　著名な日本画の大家・横山大観は，晩年，米飯をほとんど食べないで，エネルギー源の中心はアルコールだったという。このようなお手本にならない食生活をしていても許されるところに，高齢者の食生活の本質がある。長寿を全うしてもらうために，本人が希望していない場合でも，栄養学的に裏付けされた料理を食べてもらうように仕向けることが多いが，それはおそらく間違いだろう。

　現在では，とかく長寿を以て健康の指標となし，健康度を高めるためには長生きしてもらわなければならないと思われている。しかし健康とは本来「自己実現（self-actualization）」を成し遂げる生きざまである。そして長寿は，自己実現するための時間を確保する「手段」にすぎない。したがって長寿は健康の「手段」であって「目標」ではない。このように考えるならば，横山大観の創作活動を続ける生きざまを尊重することと，本人の意志に反しても食生活を改善することのどちらが正しいかは難しい選択になる。

　私達の周囲には，長寿あるいは長生きを目標にしている人が少なくない。栄養学もいかに長生きするかを支援する学問と考えられている。しかし，高齢者たちにとっての健康とは，WHOの憲章の定義とは異なり，もう一つの新しい健康定義がなくてはならない。それは，ヘレン・ケラー女史，星野富弘氏や乙武洋匡氏のような「五体不満足」であっても，「自己実現の努力をしている状態」が健康といえるのであって，病気を持たず，精神が健全で，他人との交際が上手に出来る，力が強い，速く走れる，容姿が美しい，知性に富んでいるといった能力や外観とは無関係であるべきである。もしこの定義が承認されるのであれば，「健康な高齢者」は当然のことながら「健康な高血圧患者」「健康な糖尿病患者」や「健康な身体障害者」などの人間像が成立し，「健康ながん末期患者」だって成立する。ここでは健康な状態とは，身体的，精神的および社会的に良好であるかどうかではなく，その人の生きざまが問われているのである。高齢者の多くは身体的，精神的，社会的に何らかのハンディキャップを負

っているから，この健康定義が高齢者にふさわしく，また，高齢者の食生活の基本にならなければならない。

## 4．おわりに

　高齢者は健康状態に不安があり，人生の残り時間が少なくなった人であるが，高齢者の誇りを傷つけずに，各個人の持つ自己実現を支援することこそが最も望まれる。そのための支援は栄養学や栄養生理学の範疇を越えるものでなければならないだろう。

**文　献**

1) 豊川裕之ほか：東京近郊農村婦人（36～69歳）の食物消費パターン．栄養と食糧 1981；34（6）；531-543.
2) 豊川裕之：食物消費パターンによる地域小集団の栄養評価法に関する研究〈学術奨励賞・受賞講演〉，第47回日本栄養・食糧学会総会・講演集，1993，p10.
3) 豊川裕之：食物消費に見られる地域格差に関する研究（第3報）食品嗜好を意味する地域特性値について．日本公衛誌 1970；17（11）；1081-1087.
4) 三宅由子：食品受容に関する研究．日本公衛誌 1975；22（10）；579-584.
5) 丸井英二：地域集団における食物摂取状況の数量的解析（第1報）偏差パターン類似率について．日本公衛誌 1975；22（7）；385-391.
6) 豊川裕之：食物摂取資料分析方法に関する実証的研究．日本栄養・食糧学会誌 1995；48（4）；253-270.

# 第3章　高齢者の食と栄養管理に関する対策と提言

武田　英二[*]
加藤　秀夫[**]

## 1. はじめに

　日本の社会は65歳以上の高齢者人口が，1955年は479万人で全人口の5.4%であったが，1998年は2007万人で全人口の15.9%と増加して高齢化が急速に進んでいる。高齢者の多くは，住み慣れた地域と家で，健康で心豊かな毎日を送りたいと願っている。しかし，身体機能の衰えや社会経済的自立能の低下，そして個人差の拡大によって高齢者の健康は大きな影響を受ける。

　高齢化社会において，老人の健康の維持と増進は社会的にも重要な課題であり，余命の延長に伴う長い老年期を健康で生き抜くには，適切な食生活が基本である。人にとって食事とは，ただ単に必要な栄養素をとり，生体の機能を維持するのみでなく，日常生活に楽しみを与え，家族との交流や他人との親睦を深める意味を持っている。しかし，とくに75歳以上の後期老年期においては，慢性疾患などのために機能障害を呈し，生活機能に支障を来して栄養摂取の確保が困難になり，栄養不良に陥りやすくなる。さらに，貧困，社会的孤立・孤独感なども適正な食事の摂取に悪影響を与える。とくに一人暮らしや在宅の寝たきり高齢者の食事内容と食事ケアの面で，社会的な援助体制を整えることは緊急の課題である。

　2000年3月に厚生省は21世紀における健康づくり運動のあり方を国民に対して提言する「健康日本21」を発表したが，この運動は健康寿命を延ばすことを

---

[*]　徳島大学医学部病態栄養　　[**]　県立広島女子大学生活科学部

最終目標としている[1]。その実現のためには，死亡原因の60％以上を占める生活習慣病の予防が中心的課題となっており，とりわけ「食生活・栄養」は重視されている。

## 2．高齢者の特徴

### （1）栄養状態

国民栄養調査によると，国民の平均栄養素摂取状態は良好であるが，詳細にみると栄養不良から過剰栄養まで幅広く分布し，すべての人が望ましい栄養状態にあるわけではない。とくに高齢者では，栄養素の過剰摂取とともに栄養不良の改善を必要とする人達も多く認められ，栄養状態の異なる2つのグループが存在する。この分極化は他の年齢層に比べるととくに顕著であり，高齢者の食・栄養管理において注意しなければならない点である。高齢者では，体力低下，骨粗鬆症の進行，視力低下などにより，運動能が非常に低下する。骨粗鬆症による大腿骨頚部や脊椎の骨折はきわめて普通にみられる。歯および視力の問題も健康問題に影響を与えるようになり，従来は問題のなかったことが突如として問題になってくる。

### （2）栄養素代謝機能

加齢に伴い栄養素の代謝や免疫系の変化が見られる。糖代謝では，インスリン初期分泌が軽度低下する。また，インスリン抵抗性が加齢とともにみられるようになり，そのため糖負荷後血糖値は高値となる[2]。肝臓での糖新生は加齢では亢進しないので，空腹時血糖値は高値とならない[3]。このようなインスリン抵抗性を代償するためにより多くのインスリン量が必要であるが，高齢者では十分量のインスリンが分泌されず，耐糖能が低下する。すなわち，加齢が糖尿病発症の重要な危険因子となる。また，栄養状態と免疫応答との関係をみると，高齢者の免疫機能の低下に栄養欠乏が深く関与していることが報告されて

いる[4-7]。

### （3）精神的・心理的・社会的要因

うつ病も加齢とともに増加し，死亡率の増加と関連している。睡眠障害，心配，不安感，疲労感などの精神的な健康問題は，高齢者の30％から50％に見られる。うつ病によって食欲は低下し，調理や食事の準備，さらには食べることに対する意欲が低下する。高齢者の心理的な安定は，経済的安定に深く結びついており，経済状態の不安定，健康不良，一人暮らしは，社会との一体感がなくなる要因であり，疎外感，孤立感，無気力感などにつながってくる。とくに男性高齢者は食事を準備する知識がないことが多く，一人暮らしの男性がこの危険に強くさらされる[8]。

高齢者の健康に影響を与える因子として，栄養や教育レベルとともに個人の経済状態がある。社会の経済状態も，栄養摂取，身体活動，住宅や衛生状態，健康や福祉サービスのレベルまでを含め，ライフスタイルを決定するといわれる。先進国社会は加齢に伴って肥満や，高脂血症，高血圧，糖尿病の発症が多くなっている。したがって，健康障害を有する高齢者が社会にたくさん含まれることになる。逆に発展途上国社会では，体重や血圧の低下傾向がみられる。

## 3．高齢者の摂食・栄養状態

### （1）日本人高齢者の食パタン

1985年に行われた65歳以上の摂取熱量とタンパク質，脂肪，およびカルシウム摂取量の調査から，前期高齢期（74歳以下）と後期高齢期（75歳以上）では熱量，タンパク質や脂肪，カルシウムの摂取量は，それぞれの地域，性別とも前期高齢期より後期高齢期の方が少なかった[9]。動物性の摂取エネルギー比率も高年齢で少ない傾向にあり，横断的研究による栄養素摂取量の加齢変化もまた，動物性食品の摂取量が低下する食パタンを示した。

一方，同一人を71～73歳時と81～83歳時に，動物性食品の摂取頻度を調査した成績では，加齢によって熱量と炭水化物は低下したが，タンパク質，脂肪の摂取量は横ばいもしくは増加傾向を示した[10, 11]。タンパク質および脂肪が占めるエネルギー比率は平均でみる限り，80歳を超える高齢になっても低下せず，寿命の長い高齢者は，加齢に伴って栄養素の摂取はあまり変化しなかった。これを反映して魚介類や牛乳を頻回に摂取している者の割合は，70歳と80歳の間では増加した。これは高齢となってもさまざまな食品を積極的に摂取していることを示しており，高齢者の動物性食品の摂取頻度は加齢の影響よりも，時代の影響を大きく受けると考えられる。このような時代の変化への適応が長寿をもたらす要因かも知れない。20歳代のエネルギーとタンパク質所要量をそれぞれ100としたとき，70～74歳のエネルギー所要量は73％で，タンパク質所要量は93％にあり，全エネルギーの所要量の中に占めるタンパク質の割合は，高齢になるほど高いと考えられる。

100歳以上の高齢者の身体検査や食生活について調査した結果では，総エネルギー摂取量は男女とも1,000キロカロリーくらいで少なかったが，全摂取エネルギーのタンパク質が占める割合は国民栄養調査で知ることができる全国平均より高く，低エネルギー高タンパク質を摂取していた[12]。さらに，健康・体力づくり財団の100歳に至る高齢者は若い世代より明らかにバランスの良い食生活をしており，動物性タンパク質の摂取が豊かであった[13]。このように，生命力の強い高齢者では動物食品の摂取は加齢によっても減少せず，魚や牛乳の摂取量はむしろ増加した[14]。さらに，肉類，油脂類，パンを多く摂取する食パタンでは知的能動性の低下を予防することも明らかにされ，高齢者における近代化された食パタンは余命のみでなく生活機能にも好影響を与えることが考えられた[15, 16]。

## （2）日本人高齢者の栄養状態

在宅高齢者の栄養調査によると，エネルギーは栄養所要量の80％を満たないものは男性では3％で女性では9％であった[17]。1日のエネルギー摂取量とし

て70歳代の男性では1,800kcal，女性では1,500kcalを摂取することは比較的容易であると考えられる。タンパク質所要量は70歳代男性では70gで女性では55gであるが，平均摂取量は男性では73gで女性では67gで所要量を上回っていた。カルシウムの1日当たりの所要量（600mg）の80％に満たない者は，男性では35％，女性では28％であった。鉄の平均摂取量は，男性では10.4mgで女性では9.9mgであり，女性の20％以上が充足率の80％を下回っていた。

血清アルブミン濃度が3.8g/dℓ未満では虚血性心疾患の発症の相対危険度は4.3g/dℓ以上を有する人の約2.5倍で，高齢者では栄養不良が心疾患発症をさらに促進した[18]。地域高齢者の長期縦断研究では，血清アルブミン値が高いほど生存率が高く，血清コレステロールの高い人は生活機能の自立性が高く，75歳以上の自立高齢者では血清コレステロール値が低いほど死亡率は増加した[19]。とくに女性では，231mg/dℓ以上の群に対して183mg/dℓ未満の群の相対危険率は3.02倍であった。高次生活機能を構成する創作，探索，余暇活動に代表される生活機能などの知的能動性と食品摂取頻度パタンの関係を調査した結果から，良質の動物性タンパク質を十分摂取して良好な栄養状態を保持することが生活機能の低下を予防することになることが判明した[15]。このように，身体の栄養状態の良否が老化の進行を規定しており，栄養不良により発病率が高くなり，生活機能障害により余命は短縮すると考えられる[20]。

### （3）諸外国高齢者の栄養状態

1972年から1974年に米国では65歳から74歳までの地域高齢者の約3,500人に対して全国健康栄養調査（NHANES I）を行った[21]。高齢者の栄養状態に強く影響を及ぼしたのは貧困状態であり，栄養素ではカルシウムと鉄の摂取が女性で少なく，男性ではヨウ素に問題がみられた。エネルギー摂取量は，60歳以上の白人の16％および黒人の18％が1,000kcal／日以下であった。続いて1976年から1980年に実施されたNHANES IIの調査では，貧血の有病率は，男性では4.4％で女性では3.9％であり，その割合は若年層よりも少なかった[22]。貧血の原因としては若年層では鉄欠乏であったが，高齢者では感染症および貧困高齢

者では鉄欠乏も原因になっていると考えられた。1988年から1994年にかけて調査されたNHANES IIIでは，70歳以上高齢者の約40%がエネルギー所要量の65%以下しか摂取していないことが明らかにされた[23]。

栄養不良のリスクファクターや指標を確立するため米国で1991年からスタートしている Nutrition Screenig Initiative's（NSI）では，38%の高齢者で栄養摂取量が不足し，所要量の75%に満たないものは，カルシウムが58%，ビタミンAが40%，タンパク質が19%であった[24]。ヨーロッパの12か国によるSENECAスタディでは，男性ではヘモグロビン値は14.4～15.7g/dℓ，ヘマトリット値は43.0～48.9%，女性はそれぞれ13.1～15.0g/dℓ と39.7～46.4%の範囲を示し，貧血の割合は男性で5.2%，女性で5.7%であった。血清アルブミン値は男性では3.5g/dℓ 以下のものが2%で女性では3.0g/dℓ 以下のものはわずか0.4%であり，健康状態は良好であった[25]。一般的に言えることは，長寿者ではよく働いており，多くの野菜や果物を摂っていた[26]。

## 4．要介護高齢者の摂食・栄養状態

### （1）施設高齢者の摂食・栄養状態

施設では，利用者の年齢や性別，身体状況などを考慮した料理が提供され，食事介助も行われている。しかし，施設利用者の栄養素摂取量は，在宅の健常高齢者のそれに比べて少ない。その理由として喫食率が低いことが問題になっている。施設高齢者の食物嗜好は，特定の食品ではなく，今までに慣れ親しんできた食習慣や生活環境の影響を受け，味付けや食べやすさなどの調理形態などの影響を受ける。給与された食事エネルギーのうち，実際に利用者が摂取したエネルギーの割合は，特別養護老人ホーム（特養）では73%，養護老人ホーム（養護）では74%，そして軽費老人ホーム（経費）では68%と，いずれの施設においても低い値を示した。施設では，総エネルギー摂取量に占める施設給食の割合は，特養は93%，養護は86%，軽費は69%であり，生活活動強度が強い

表3-1　高齢者の食と栄養摂取の特徴

○毎日同じような食事をする。
○1日および1回の食事摂取量が少なく、欠食することもよくある。
○今まで慣れ親しんだ食物嗜好や食習慣に摂食が左右される。
○慢性疾患、薬物服用、咀嚼・嚥下障害などにより食欲低下を来していることが多い。
○施設では喫食率が特に低い。
○摂食にあたっては介助や栄養指導が必要である。

ほど低く、給食以外からのエネルギー摂取比率は増加した。食事時間中に付き添いのない高齢者は、看護スタッフの援助を受けている人々よりも食事摂取量が少なく[14]、高齢虚弱者に対しては摂取の介助や適切な栄養指導が必要であることを示している。

高齢者の栄養問題ではタンパク質・エネルギー栄養不良が最も深刻である。軽度の栄養不良では、体重の低下、運動障害や貧血を、高度栄養不良では、胃腸障害、感染症、代謝疾患、吸収障害、腎疾患、中枢神経症状等が発病する。栄養不良を呈する施設入居者の有病率は35%から85%であるとされる。また、65歳以下の有病率は28%だが、65歳以上では61%に増加し、年齢と共に急増する。70歳以上の入院患者では、栄養不良の有病率は55%の約半数以上に認めた[26]。長期入院のアルツハイマー型痴呆と脳血管性痴呆患者では、食品の摂取が良好にもかかわらず、半数にタンパク質・エネルギー栄養不良が認められている[27]。この理由として栄養不良を呈する患者では、栄養状態が良好な患者に比べて感染症による抗生剤治療の期間が4倍も長いことが指摘された（表3-1）。

（2）施設高齢者の栄養管理

高齢者が慢性疾病に罹患している場合、施設では合併症の予防や疾病の重篤化を防ぐ目的で、疾病の程度に応じて適切な治療食が提供される。また、咀嚼・嚥下能力の低下している利用者には、食事を刻む、すりおろす、ミキサーにかけるなどの再調理が加えられる。喫食が困難な利用者には、食事介助が行われる。喫食時に一部でも介助を必要とする者の割合は、養護の6%に対して特養では33%に達している。そして何らかの食事制限または調理上の加工が施

された特別食を提供している割合は，養護の10％以下に対して特養では約40％に達している[28]。

一方，高齢者ケア施設を対象とした栄養ケアに関する調査では，「栄養士による栄養指導の業務量が少ない」と答えた施設は52.1％であり，特に老人保健施設は78.6％および特養は69.6％と高齢者福祉施設の栄養指導業務量が少ない。また，「高齢者の低栄養状態改善に努力している」施設は87.7％であるが，「低栄養状態を積極的に見つけ改善に向けて努力している」施設は14.4％にすぎず，「看護婦・介護スタッフから相談があったときに改善に向けて努力している」施設が73.3％であり，栄養不良改善に向けての積極的な取り組みはほとんど行われていなかった。さらに，「訪問栄養指導を実施している」施設は6.4％とわずかであった[29]。

## 5．栄養不良の背景

加齢に伴う身体的，社会・経済的，そして精神・心理的問題とともに，そこには個人差が認められる。個々の高齢者を取り巻くハンディキャップの実態を正しく把握し，それぞれ個別に対応した食事の摂取は，健やかで豊かな高齢期の食生活を確立する基本である。高齢者では栄養不良が大きな問題となる。栄養不良は行動上の問題，骨格筋萎縮，創傷の遅延，呼吸機能低下，冠動脈疾患，感染症等のリスクを高め，さらに生命予後を悪化させる[30,31]。欠食や食事内容の偏り，それに加えて睡眠不足や過度のストレス等が長期間続くと栄養の摂取不足を呈して，最終的には顕著な栄養不良症状を示すようになる。特に高齢者では，身体上の障害からおこる摂食困難だけでなく，社会経済上の様々な要因が栄養不良の原因になる（表3-2）。

### （1）高齢者の栄養所要量と日常生活活動強度

高齢虚弱者の体重当たりエネルギー所要量は，21〜30kcal/kgの範囲にある[32-34]。高齢者の平均日常エネルギー消費量は若年成人が基礎エネルギー代謝

表3-2 高齢者における栄養不良の要因

| | |
|---|---|
| 食欲低下 | 睡眠不足,急性・慢性疾患,薬物服用,食物嗜好 |
| 身体機能低下 | 体力低下,臓器機能低下(感覚,消化吸収,代謝,排泄機能),生活活動量の減少,風邪や発熱,便秘,骨粗鬆症 |
| 感覚機能の障害 | 老人性白内障による視覚障害,舌苔などによる味覚や嗅覚障害,歯磨き不良,口腔内不潔 |
| 咀嚼・嚥下障害 | 歯の喪失,義歯の適合不良,咀嚼筋力低下,唾液量減少,胃腸への負担増大 |
| 精神心理的要因 | うつ病,睡眠障害,不安感,疲労感,身体的・精神的ストレス |
| 社会経済的要因 | 収入と支出,経済的援助,公的サービス,家族や同居の有無,近隣や友人との付き合い,仕事や社会活動,教育レベル,日常生活活動レベル,職歴 |

量の約2倍に対して高齢者は約1.7倍である。窒素出納法に基づく高齢者のタンパク質必要量は,0.59～0.85g/kgの範囲にあり若齢者の0.49～0.74g/kgよりも若干高い値を示す。カルシウム出納を維持するために摂取すべき食事カルシウム量は,若い成人では7～10mg/kgであり,高齢者では,10～18mg/kgであり,高齢者は若い人よりカルシウムを多く必要とする。70～80歳代の平均的な健常高齢者の日常生活活動強度は,0.28から0.25の範囲にあると推定される。身体状況やライフスタイルの異なる3つの高齢者福祉施設の特養,養護および軽費利用者の平均生活活動指数はそれぞれ0.15,0.29,および0.35で,全調査対象者の約半数は,現行の栄養所要量に比してより低い生活活動指数を示した[32-34]。したがって,施設利用者の約半数のエネルギー給与量は過剰となり,それが残食につながっていることも考えられる。

(2) 食物摂取について

食物嗜好の変化は,世帯主の年齢が高くなると,いも,豆,果実,野菜類などの摂取量が増加し,油脂,小麦,肉,乳類等の摂取量は減少するといわれる。高齢者の食物嗜好は,身体機能の加齢変化よりむしろ,家族構成,知的レベル,身体活動量,居住地域や職業,社会的地位などに影響される。高齢者の特徴的な食物嗜好や栄養状態は,生活環境やライフスタイルと密接に関係しており,ライフスタイルの見直しは,高齢者の食生活・栄養改善のために重要である。

食品のバラエティーは，バランスのとれた栄養摂取の第一歩であり，1日約30種類の食品を摂ることが推奨されている。比較的健康な状態にある高齢者の平均摂取食品数は24〜26種類でほぼ望ましい状態にあるが，一人住まいの高齢者では10種類以下である。したがって，高齢者に対しては，種々食品を使用することと，焼く，蒸す，ゆでる，揚げる，炒めるなど，多様な調理法を取り入れた食事指導が必要である。

## (3) 身体機能の変化

### 1) 食欲低下

加齢により，様々な臓器の重量が減少してその機能は低下する。食事を準備して楽しむ感覚，消化吸収および代謝機能や排泄機能などの機能低下は顕著であり適切な対応が必要である。高齢期には，生活活動量の減少，風邪や発熱，便秘，心配や悩み，身体的・精神的ストレス，睡眠不足などさまざまな原因で食欲低下が起こり，食物摂取量が減少することが栄養不良につながる。また高齢者の多くはなんらかの慢性疾患を抱えており治療薬を常用していることが多い。いくつかの治療薬は食欲低下の原因となるとともに，とくにビタミンやミネラル類の体内代謝に影響し，種々栄養素の欠乏症をもたらす要因となる。

### 2) 感覚機能の障害

味覚，嗅覚，視覚，聴覚，触覚など感覚機能の低下は，高齢期の食欲低下の原因となる。とくに老人性白内障による視覚障害は，60歳以上では60〜70％の人に，80歳以上では90〜100％で高頻度で認められる。このような感覚機能の低下に対しては，料理の盛りつけや彩り，適温管理，香りを効果的に活用できる献立，食卓で本人の眼の前で調味料をかけたりすることで，味覚だけでなく視覚や嗅覚を同時に刺激する工夫が必要となる。また正しい歯磨きの習慣，食後の口すすぎや舌苔の除去などによる口腔内を清潔に保つことも味覚の保持改善に有効である。

### 3) 咀嚼機能障害

慢性および急性疾患を含めた胃腸障害，食欲不振，体重低下，アルコール濫

用，知的能力および情動障害，咀嚼障害，感覚器障害，生活活動能力の低下，薬の服用，老化などが栄養不良の要因となる。これらの中で，食物摂取に直接影響する大きな要因は咀嚼能力の低下である。

　咀嚼能力は，歯の残存数，義歯の適合度，咀嚼筋力，唾液量などに規定され，咀嚼能力の低下は，高齢者の健康や活動力を低下させる。噛めなくなると胃腸への負担が大きくなり，やがては消化不良をおこす。65歳になると約8割が自分の歯を半分以上失っている。義歯や補綴物により咀嚼能力の一部を回復させることも期待できるが，食材の制限は避けられず，調理方法にも工夫が必要となる。地域居住の65歳以上の高齢者で自分の歯や義歯によって噛めるときは，社会的に活動能は高く，歯や義歯がなく噛めないときは，家にこもりがちになる[35]。高齢者において，咀嚼の第一義的な目的は食べることであり，生命維持の手段となるが，現代では明るく楽しい生活すなわち生活の質（QOL）を考える際，欠かすことのできない要因となる。「噛めない」人は「噛める」人に比し，男性でエネルギー，タンパク質，脂質，カルシウム，鉄が，また女性では動物性タンパク質が有意に少なかった。食品群別の摂取量では緑黄色野菜，油脂類をはじめとして，卵類，魚介類，肉類，果実類などは「噛めない」高齢者では少ないとされた。咀嚼能力の低下は，食物の選択範囲が限られるようになり，食事の量や質を低下させて，栄養不良になると考えられる[35]。歯を失うことは，咀嚼機能の不全を来して食生活や健康の障害を生じるだけでなく，若々しさや会話など社会的な活動力をも低下させる。

## （4）社会・経済的要因

　栄養状態に影響を与える要因として，社会経済状態が重要である。それらには収入源，収入の充足度，食費の支出程度，経済的援助，公的サービスの利用や家族の有無，近隣や友人とのつきあい，一人暮らし，地域の特性／都市や農村などの社会的要因がある。家族の構成と食事の満足度の関係をみると，3世代同居世帯で最も満足感は高く，高齢者夫婦世帯，2世代世帯，そして独居高齢者の順に低くなる。数世代がそろった食卓は，明るさや楽しさの面で食事の

満足感を一段と高めることができる。栄養素摂取状態が最も良かったのは高齢者夫婦世帯であり，次いで数世代同居世帯，そして独居高齢者の順に悪くなるが，家族構成の影響は，女性よりも男性でより強く受ける。食生活の面から高齢者にとってより望ましい家族構成は高齢者夫婦世帯であり，独居，とくに男性の独居高齢者は最も問題を抱えているといえる。河本らが都市部の主に数世代同居および高齢夫婦で調べた平均摂取食品数は24～26種類で，ほぼ望ましい状態にあった[36]。これに対して，東京都下の独居高齢者で調べられた平均摂取食品数はわずかに$8.4±3.1$種類で[37]，在宅の独居高齢者の食生活の改善が必要である。

　高齢者のうち，仕事や社会活動などをしている活動的な人達の栄養素摂取状態は，その居住地域にかかわらず比較的良好で栄養状態がよかった[38]。これと対照的に，家に閉じ込もりがちや，寝たきりの高齢者においては，良質タンパク質，ビタミンA，ビタミン$B_2$，鉄分，カルシウムなどの摂取が不十分なケースが多かった[36]。須山らは，都市部に住む69～71歳の高齢男女について調査を行い，摂取食物の数や種類を決定する主要な3要素を特定した[39]。その結果，1位は教育レベル，2位は日常生活活動（ADL: Activity of Daily Living）レベルで，次いで男性では家族形態，女性では職歴であった。これらの調査結果より，高齢者の食・栄養状態は，生理的機能の加齢変化よりも，社会経済的環境の影響を強く受けることが考えられた。

## 6．生活支援システム

### （1）食生活支援システム

　厚生省は，医療，保健，福祉の観点から高齢者の生活を平等に支えるために，1989年にゴールドプランおよび1995年には新ゴールドプランを発足させた。骨子の一つは，医療の場としての老人病院，生活の場としての特別養護老人ホーム，両者の機能を併せ持たせた老人保健施設などを整備，充実させ，高齢虚弱

者のための密度の高い施設ケア体制を確立してきた。もう一つは，高齢者が住み慣れた地域社会の自宅で，健やかで豊かな日常生活を過ごすための公的支援体制を整え，在宅ケアの推進を図ろうとするものである。在宅ケアの支援サービスとして，デイケアサービス，ショートステイサービス，ホームヘルプサービスおよび配食サービスが基本となっている（表3-3，第8章図8-6，p170参照）。

### 1）デイケアサービス

デイケアサービスは，昼間に在宅の高齢者を送迎バスで老人デイサービスセンターに迎え，食事をはじめとした多様な生活サービスを提供する制度である。その目的は，高齢者の自立を助け，孤立感を解消するとともに介護に当たる家族の負担の軽減を図ることにある。また各家庭を訪問して食事や入浴等サービスを提供する。食事サービスでは，メニューが提供されるほか，それぞれの身体状況に合わせた個別の食事指導や栄養相談，利用者や介護者を対象とした料理教室なども行われる。

デイケアサービスセンターにおける食事サービスの基本的な考え方は，従来

表3-3 生活支援システム

| | |
|---|---|
| 食生活支援システム | |
| 1）デイケアサービス | ：デイサービスセンターで食事などの生活サービスを提供する制度で，高齢者の自立を助け，孤独感を解消するとともに家族の負担を軽減する。 |
| 2）ショートステイサービス | ：自立が困難になった高齢者を施設にあずかる制度で，再び在宅で生活できるようにする。 |
| 3）ホームヘルプサービス | ：自立を支援するためのヘルパー派遣事業で，家族サービスを行う。 |
| 4）配食サービス | ：在宅での生活を援助するための食事を定期的に配食するサービスである。 |
| 介護保険制度 | |
| 1）居宅サービス | |
| 　居宅療養管理指導 | ：医師の指示に基づき居宅を訪問して，栄養と食生活面から自立に向けての支援を行う。 |
| 　通所リハビリテーション | ：通所により孤独感を解消し，家族の負担を軽減するとともに食事を提供する。 |
| 2）施設サービス | ：介護老人保健施設で食事の提供を行い，生活の質（QOL）の向上を図る。 |

の受身のサービスから，身体的，社会的，精神的により健康な状態をつくり出す積極的な機能をもたせた食事サービスへの新たな転換である。利用者の背景としては，何らかの障害を有するが日常生活はほぼ自立している人と，屋内生活は概ね自立しているが介助なしには外出できない人達が，全利用者の約80％を占める。施設における利用者の約80％は脳血管障害の既往歴を持ち，約40％以上の人達は老人性痴呆と見なされている。

　食生活の特徴として，一人暮らしや高齢夫婦世帯の利用者では，食事を自分で作ることが多いが，毎食作る人はごく少数である。その多くは，昼食と夕食あるいは2日分を作って同じ物を食べる，配食サービスを利用する，市販の弁当を購入するなどで対応している。とくに男性では，デイケアサービス利用の日には朝食の欠食が多くなる。また1日の使用食品数がわずか6〜7種類という例も目立ち，栄養のバランスに欠ける食生活像が認められる。食事内容は，一人暮らし，とくに男性の一人暮らしで問題が多くなる。複合世帯においても，婦人の就業率の上昇やライフスタイルの変化が食生活に影響している。昼食がパンと牛乳だけの場合や，自分では作らせてもらえないなどの問題がある。

　利用者の生活環境や日常生活動作能力の相違，また慢性疾病の有無などによる個人差は，年々大きくなっており，それぞれの心身の機能や疾病の状況，また嗜好に対応した個別食の提供は，健康維持とQOL向上に不可欠なサービスとなっている。家族に対するデイサービスの体験プログラムやデイサービス利用時の食事状況の紹介や栄養指導などきめ細かな情報交換は，効果的なデイサービスを推進するための大きな基盤となっている。

　2）ショートステイサービス

　高齢者の世話をしている家族が病気になったり，介護疲れに陥った場合，また一人暮らしの高齢者が自立した生活が困難になった場合，介護者の心身の疲れの軽減回復を図り，高齢者の心身機能の低下を防ぎ，再び在宅で生活できるようにするために，高齢者を一時的に特別養護老人ホーム等にあずかる制度である。栄養不良や疾病を抱えている利用者には特別メニューの食事も提供され，希望者には家族への食事指導も行われる。利用期間は原則として7日以内であ

るが，状況により延長が可能である。

### 3）ホームヘルプサービス

高齢者を在宅で介護したいが介護力に不安がある場合や一人暮らしの高齢者の自立を支援するためのヘルパー派遣事業である。食事の世話のほか，生活や身の回りに関する相談や助言，洗濯，掃除などの家事サービスが中心となる。食生活に関するサービスとしては，食材料の購入，利用者の自宅での食事作り，あるいは食事作りの手伝いなどがあげられる。利用できる条件としては，心身の障害により日常生活に支障のある65歳以上の人，あるいはそのような本人がいる家庭で家族が介護できない場合であり，これに対して公的および民間のホームヘルプサービス制度がある。

### 4）配食サービス

毎日の食生活に支障を来している高齢者世帯に，食事を定期的に配達することにより高齢者の健康を推持し，在宅での生活を援助するための食事サービスである。配食サービスは，地域の高齢者福祉施設やボランティア組織が中心となり進められてきたが，平成4年からは，厚生省は「在宅高齢者等日常生活支援事業」をスタートさせ，週4日の配食サービスを制度化している。

在宅高齢者が住み慣れた地域で生活を送るためには，生命の源であり健康づくりの基本となる，食の確保が何よりも大切である。とくに高齢虚弱者では，日常の食品購入や食事作りが身体的負担となり欠食につながる。食事は栄養摂取量とともに栄養の偏りを改善して「質」を確保しなければならない。配食サービスは外出しなくても安心して食べられる食事が自宅に届けられるとともに，孤独感を和らげ地域社会とのつながりを保つ社会的生活参加の支援になる。さらに，介護者の負担を軽減し，経済的負担を軽くするなどの意義と役割がある。

### 5）ま と め

デイケアやショートステイなど施設での食事サービスに加え，自宅への配食サービスが充実してきている。今後，要援護・介護高齢者の増加と家族の介護力の脆弱化する中で，配食サービスに対するニーズはさらに高まっていくものと思われる。食事は規則正しい生活のリズムを作り出し，単調になりがちな生

活に区切りやアクセントをつけ，生活の活性化に役立つ意義がある。在宅ケアの支援サービスは，会食や配食時の会話や交流を通じて社会的孤立や孤独を防ぎ，安否の確認を行い，地域住民を調理や配食のボランティアに巻き込み，要援護高齢者に対する理解と在宅ケアへ参加・協力してもらうための方法として役立てることができる。このように食事サービスは多様な意義を有している。

### （2）介護保険制度

2000年に発足した介護保険の目的は「介護，機能訓練並びに看護及び療養上の管理その他の医療を要する者等について，これらの者がその有する能力に応じて自立した日常生活を営むことができるように各種サービスを提供する」こと，すなわち，介護サービスを提供することにある[40]。「必要なサービス」を受けるために，新しい尺度すなわち要介護認定が設定される必要がある。認定における，要支援および1～5各要介護度は，「どの程度のサービス量を必要とするか」の観点で判定される。要介護度認定は，その方が介護保険給付を受けることができるかを認定するとともに，給付サービス全体および介護サービスの上限額を，要介護度に応じて決定する。

#### 1）居宅サービス

○居宅療養管理指導

管理栄養士が行う場合は月2回可能で，1回5,300円必要である。通院が困難で特別食が必要な利用者に対して，医師の指示に基づき居宅を訪問して，具体的な献立に従って実技を伴う指導を行うサービスである。医学的管理の下，栄養アセスメントを行い，社会的背景を考慮し，利用者に合わせた指導内容を設定することにより，栄養と食生活面から自立に向けての支援を行う。利用者との契約に基づく介護保険上のサービスであり，栄養管理の必要性を本人・家族に説明する必要がある。また要介護度に応じた区分支給限度額管理には含まれず，支給限度額が設定されないサービスとなっており，利用者には1割の負担が課せられる。居宅療養管理においては，脱水，褥瘡，便秘，活動の改善のための料理など，実際に在宅で求められている内容では算定の対象にならない

ので制度の改正が必要である。

○通所リハビリテーション

食事提供体制加算は1日につき390円を設定できる。通所サービスでは孤独感を解消したり，家族の負担を軽減するとともに食事の提供を行う。健康維持や疾病予防のためにも，管理栄養士による個別のアセスメント・栄養食事指導が必要である。通所サービスは居宅サービスであり，利用者の在宅での様子を把握し，必要に応じて訪問し家族に対する栄養指導も行う。

2）施設サービス

介護老人保健施設基本食事サービス費は2,120円で特別加算を1日につき350円設定できる。管理栄養士のもとで，適時・適温にて適切な栄養量を含む食事の提供が行われる。これまで食費は自己負担であったが，介護保険では病院と同じ食事サービス費が設定されたので，利用者の自己負担が軽減された。施設における給食サービスでは，1日の生活に規則正しいリズムを有するよりよい生活環境，楽しくおいしい食事の提供，生活習慣病などの予防，コミュニケーションを通じての社会的参加を含めてQOLの向上を図ることが可能である。

# 7．健康保持と長寿のための対策と提言

## （1）ヘルスプロモーションの促進

ヘルスプロモーションとは，人々が自らの健康をコントロールしたり，また改善することができる環境を設定することである[52]。「健康日本21」はヘルスプロモーションの考え方を取り入れているが，目標値はほとんどが個人の生活習慣に関するものである[1]。ヘルスプロモーションの方法としては，健康的な公共政策づくり，健康を支援する環境づくり，地域活動の強化，ヘルスサービスの方向転換，個人技術の開発という5つの方法がある。(図3-1)

すなわち，①健康的な公共政策として，健康を維持するための望ましい運動量目安が示されているが，地域レベルでこのような指針に基づいて実行できる

ように政策を行う。例えば，講演会や住民競技会あるいはウォークラリー等を開催する。②健康を支援する環境づくりでは，身近にあって安く利用できる運動施設（公的な健康増進センターや民間のスポーツクラブ）を整備することおよび安全で快適にウォーキングやサイクリングができる道路を整備する。③地域活動の強化方法としては，人々が運動を開始して継続するため，地域における仲間づくりのための運動・スポーツの同好会やクラブの育成を図る。④ヘルスサービスの方向転換は，疾患の治療法としての運動を疾病に罹らないための1次予防対策として導入するなどの新しい方法を導入する。⑤個人技術の開発としては，運動の意義を理解し，運動に対する意欲および自己の技術を高めるために健康運動指導士や健康運動実践指導者などを導入する。

## (2) 生活支援の視点

高齢者の健康目標は，単に死亡率や有病率を低減させることではなく，快適で生き甲斐のある日常生活を送れることである。このためには，単に日常生活活動（ADL）を確保するだけではなく，生活機能を保持増進することが望まれる。在宅高齢者の食生活・栄養改善を推進していくためには，高齢者を取り巻

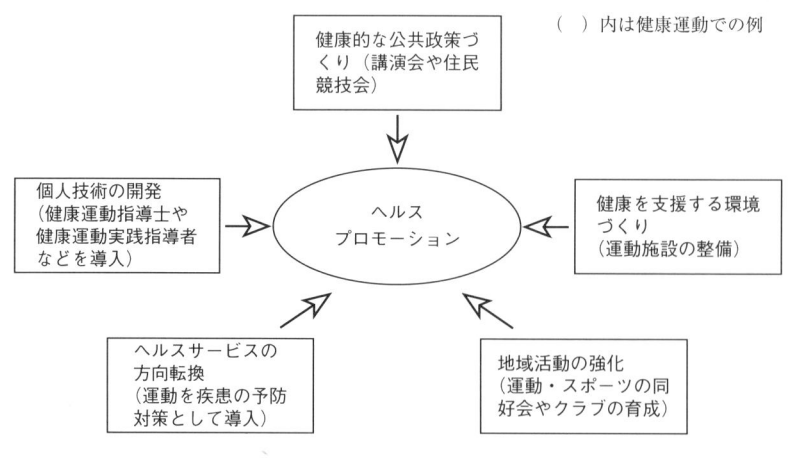

図3-1　ヘルスプロモーションの促進

くさまざまな問題についての知識と理解を深めることが重要な課題である[42-45]。疾病の有無や咀嚼・嚥下機能などの身体状況，居住地域，知的理解度，身体活動，家族形態などの社会的要因，さらにまた心理的柔軟性，疎外感，孤独感そして喪失体験などの精神的・心理的要因は，いずれも食物嗜好の変化や食欲不振を介して高齢者の健康に大きな影響をもたらしており，日頃の注意深い観察とそれに対する的確な個別対応が必要となる（表3-4）。

### 1）残存機能の活用

高齢者にとって食事は，健康の源であると同時にリハビリテーションおよび自立を支援するための重要な手段でもある。ほとんどの生体機能は加齢に伴って低下するが，個人差がある。それぞれの残存機能を的確に把握し，それを最大限に生かせる食材料や調理法の工夫が必要となる。例えば，嚥下性肺炎の予防には，口腔内をいつも清潔に保ち，食後1時間は上体を起こして胃液の逆流を防ぎ，辛いものを適量摂って反射機能を高めるとともに，メリハリのある日常生活を送るなどの注意が必要である。

### 2）信頼関係の確立

日頃からの介護者と被介護者との信頼関係の確立が大切であり，介護者自身の豊かな感性が不可欠である。そのうえで，快適な環境，安心して食べられる料理，人格を尊重した食事介助，身体機能に応じた調理およびニーズに合った個別ケアが在宅高齢者のQOLを高める食生活の基礎となる。

### 3）介助者への援助

高齢虚弱者の食生活・栄養改善には，その介護者に対する援助も重要な課題

表3-4　生活支援の方法と意義

| 方　法 | 意　義 |
|---|---|
| 残存機能の活用 | 死亡率や有病率を低減する。 |
| 信頼関係の確立 | 快適で生き甲斐のある日常生活を送る。 |
| 介助者への援助 | 日常生活活動を確保する。生活機能を保持増進する。 |
| 食生活支援 | 食生活・栄養改善を推進する。 |

である。食事に関する介護者からの相談を受け，それぞれの家庭で実践可能な理解しやすい内容の食事指導が行われる。例えば身近な材料を用いた調理実習，疾病ケアのための栄養指導，食事介助用品の紹介などが必要であり，訪問指導の基本となる。

### 4）食生活支援

在宅ケアにおける場合には，会食や配食回数を確保することが最大の課題である。さらに，施設ケアの場合と同様に，個人の心身の状態や嗜好の違いに応じた選択可能な食事サービスについて検討していくことが必要であろう。そのうえで，高齢者の社会的孤立を防ぎ，安否の確認を行うには，配食や交流する機会や場を設定することが必要である。すなわち，社会的孤立の解消には地域の助け合いがより効果的である。配食員や会食の交流員に地域住民をボランティアとして協力を得て，地域で支え合う体制をつくることが課題となる。

施設ケアでは利用者の身体状況，食習慣，食物嗜好などが異なるので，単一メニューは喫食率低下の原因となっている。そこで利用者の嗜好や意思をある程度反映させることができる選択食，バイキング，カフェテリア方式などの食事給与法を採用する施設がしだいに増加しつつある。そのうえで，栄養バランスのとれたメニューの提供および適切な教育指導を発展させ確立していくことが必要である。すなわち，高齢者施設の給食サービスは，QOL向上の立場として集団から個人への対応の転換が求められている。施設高齢者を集団として捉えるだけでなく，それぞれの生活活動レベルや自立能力，給食に対する依存度など，実態に対応した食事サービスが望まれる。このような多様なニーズにどのように対処していくか，施設給食における今後の大きな課題である。

### （3）生活習慣改善指導

多くの問題を抱えている在宅独居高齢者や高齢虚弱者の抱える食生活や栄養問題の背景はきわめて多様であり，さらに大きな個人差がある。これらリスクファクターを可能な限り取り除き，食生活を通して在宅高齢者の自立を高め，同時にその介護者への支援活動を進めて行くことは，在宅高齢者の食生活・栄

養を改善するための最大の課題である。

過食や運動不足をさけ,体重を適正化して積極的な運動をすれば,糖尿病発症を予防したり,発症の時期を遅らせることができると考えられる。事実,食事を適正化して体重を減少させることにより,高齢者でもインスリン抵抗性が改善されて血糖値を下げることができること[46,47],血清脂質異常が改善されること[47],運動でも同様の効果が期待できることなどが指摘されている[48]。高齢者における適切な運動は,心疾患の発症予防や長期生存[49,50],あるいは脳血管障害の発症予防[50]にも結びつくことが確認されている。

食事を中心とする生活習慣の是正による生活習慣病の一次予防には,中年期や老年期における予防プログラムに加えて青年期あるいは小児期からの健康教育や栄養教育が重要である。また,すでに発病している場合は,適切な食事指導を行うことが重要である。特に高齢者においては,一対一の関係で行われるいわゆる"栄養指導"ではなく,家族や地域など周囲の人々との関わり合いの中で,好ましい食生活が実行される指導が望まれる。そのためには,老人保健事業などを含め地域で働く栄養士,あるいは食や栄養に関連する自主グループ等の役割が重要となる。

生活習慣病の対策としてまず取り組むべきことは,栄養管理の専門家である管理栄養士自身がその資質の向上に努めると同時に,医師,看護婦,歯科衛生士,保健婦,ホームヘルパー,ケースワーカー,介護福祉士など関連専門職との密接な連携と協力体制を作っていくことである。それぞれの専門職が,活動を通して問題点を明らかにし,解決策を見いだしていくことが必要である。とくに栄養指導は,集団を対象とした画一的なものではなく,対象者それぞれのニーズとライフスタイルに対応したきめ細かな個別指導であらねばならない。

### (4) 生活習慣への介入

地域在宅高齢者を対象とした余暇の活動と食生活の関係を分析した学際的介入プログラムにより,余暇の活動は良好な食生活を促し各種学習活動や余暇の活動推進も栄養状態の改善に大きく寄与する。喫煙の習慣がなく余暇活動を実

施したり[39]，さらには運動習慣を有するもの[51]は優れた食品摂取パターンが認められる。すなわち，高齢者においてもライフスタイルが食品摂取パターンに影響を及ぼすことは明らかである。長生きするための条件として，栄養所要量を満たす食品摂取パターンと，良好なライフスタイルが重要といえる。

ライフスタイルを改善するための介入試験が試みられている。まず，高齢者に対する栄養指導の介入効果をみると，男女とも指導を受けなかった高齢者より指導を受けた高齢者で，血液中の$\alpha$-トコフェロール，ビタミン$B_1$，$B_2$，$B_6$，C濃度が有意に高いことが示された[52]。また，栄養状態に影響を及ぼすとされる文化・社会的要因を加味した分析でも，栄養指導の介入効果が認められている。これらの結果は，高齢になっても栄養指導を実施することで，食品の摂取方法を変えることができ，しかも栄養状態も改善されることを示している。したがって，積極的な栄養指導を高齢者に対して展開していく必要がある。さらに，管理栄養士，医師，体育指導員による医学，栄養，歯科，心理，体育，社会生活，および教育などの講義，実習，セミナーによる介入を行うと，血清アルブミン濃度が増加した。血清アルブミン濃度は，加齢に伴って低下することを考えると，介入が栄養不良を予防する効果を有していることは明らかである。また，運動・スポーツを指導することによって身体活動度が増加し，血清総コレステロール値は変化しないが，高比重リポタンパク（HDL）コレステロール値が有意に増加しており，死亡リスクが低下し，老化が抑制されることが示された。

### (5) 栄養摂取量に関する指針および注意点

70歳以上の高齢者は栄養学上の必要量は若年成人とは異なっていることが考えられる。タフツ大学のラッセル博士は高齢者用のピラミッドを作成した[53]。70歳以上の高齢者では約40％がエネルギー所要量の65％以下のエネルギーしか摂取しておらず，十分なエネルギーを摂取するための高エネルギー栄養食品が必要である。高齢者では便秘や多発性憩室症・憩室炎を防ぎ，コレステロールを下げるためには，食物繊維摂取量は少なくとも1日20gは必要であるが，実

際は1日14～16gしか摂取していない[23]。高齢者はまた生体の水分保持能力が低下しているために脱水になりやすく、1日1ℓの水分の摂取が重要とされる。しかし、茶、コーヒー、ビールなどのアルコールは利尿作用があるので控えた方がよい。また、多くの高齢者はあまり牛乳を飲まず日光にほとんど当たらない。したがって、70歳以上の高齢者はカルシウムおよびビタミンDの十分な摂取に努めるべきである。さらに、60歳以上では10～30％に萎縮性胃炎がみられるので、ビタミン$B_{12}$の注意深い補給が必要である[54]。高齢者とくに栄養不良を呈する場合は、体組織の維持および補充に高水準のタンパク質摂取が必要であるので、エネルギー摂取量の約12～14％を通常の食物タンパク質として摂取することが必要である。

高齢者の栄養管理についてのポイントをまとめると、高エネルギー栄養食品、食物繊維、水分摂取、カルシウム、ビタミンD、ビタミン$B_{12}$の積極的な補給が必要である。しかし、高齢者における主要栄養素の必要量、エネルギーやタンパク質代謝および栄養に対する老化、感染、ストレスの影響に関する研究はほとんどなく、これらに関する研究を推進していく必要がある。

### (6) 栄養不良に対する対策と提言 (表3-5)

高齢者に対する健康の維持増進プログラムては、栄養不良を予防するための良好な食生活の推進を最優先する必要がある。総合的に評価し、健康の水準を高める視点が求められる。なによりも、高次生活機能が自立した活動的な余命を伸ばすことを目標にすべきである。その場合に栄養不良対策が重要である。高齢者の栄養不良を予防し改善するには、本人に対する働きかけはもとより、ナーシングホーム等の施設、家族や地域社会全体への多面的な働きかけが必要になってくる。高齢者の食事において大事なことは、食欲低下を防ぎ、おいしく食べることができて食事量を確保することである。地域居住高齢者の中には、身体活動が制限され、自分で買い物に出かけて食事を作ることができなくなっている老人もいる。65歳以上ではおよそ4％が、85歳以上では17％が健康上あるいは身体上の問題のために自分で食事を準備することができない[55]。栄養不

表3-5　高齢者栄養不良に対する予防対策

| 項　目 | 予防対策 |
| --- | --- |
| 活動的生活の確保 | 適正なエネルギー・タンパク質補給 |
|  | リハビリテーションやレクレーション |
| 食欲低下を防ぐ | コミュニケーションのための環境整備 |
|  | 配食や住民参加の食事サービスによる自立支援 |
| 咀嚼力の確保 | 歯科診療や義歯作製 |
| 食品業界の貢献 | 高齢者用食品の開発 |
| 生活改善と栄養管理 | 管理栄養士による栄養管理と専門職種の連携 |

　良に対する適正なエネルギー・タンパク質補給を行うための食べ方，消化・吸収を促進するためのリハビリテーションやレクレーション，食欲を増大させるためのコミュニケーションや環境整備，食事の自立支援等についての正確な情報提供，さらには宅配や食事サービス等の取り組みが必要である[56]。栄養管理支援をコミュニティケアの一環として展開するためには，公的支援だけでなく，栄養補助食品，料理サービス，宅配サービス，在宅栄養管理などにおいてボランティアを含めた一般住民の参加も必要である。

　義歯の不調のために食事に困難を来しながら歯科受診ができない在宅高齢者に対して，訪問による義歯修理あるいは義歯の作製をはかると，元気をとりもどして外出できるようになる。高齢者においては，必要な食生活が維持できる咀嚼力の確保が必要である。

　食品業界が高い栄養密度と高い衛生基準を備え，調理準備が楽で，楽しさを伴った食品を生産することによって，高齢者の栄養必要量を満たすことができる。栄養価が高く，即席性や簡便さを備え，妥当な価格と魅力的で受け入れやすい味・形・色合いをもった多種類の小型パック食品により，高齢者に対して健康的で美味しい食事を提供しなければならない。

　介護保険では介護支援専門員が作成するサービス計画（ケアプラン）に基づいてサービスが実施される。食（栄養）の確保は生活の根幹であり，ほとんどのサービス計画に盛り込まれる。しかし，管理栄養士がケアプランの立案にかかわることは少なく，訪問栄養食事指導がサービスに組み込まれることも少ない。

栄養不良を呈する高齢者の管理において，定額払いとなる介護保険では，薬物療法より低価格であり同等の効果を有する栄養ケアが選択されることが多くなる。このような高齢者栄養管理の重要性を考えると，管理栄養士による栄養アセスメントや献立を含めた栄養指導は必須であり，制度運用の改善が望まれる。

### (7) ま と め (図3-2)

高齢者の食と栄養管理の対策として，ヘルスプロモーションの実行，生活支援システムの充実，生活習慣への介入，高齢者の栄養必要量や代謝に関する研究，および栄養不良の予防および治療対策がある。とくに生活習慣への介入や高齢者の栄養や代謝に関する研究は，栄養管理を行ってQOLを向上させるとともにエビデンスを得るために重要であることから，推進発展させることが必要である。それと同時に限られた専門家だけでなく，管理栄養士を含めた各専門家がお互い協力して連携できる栄養管理体制を築いていくことが今後の課題である。

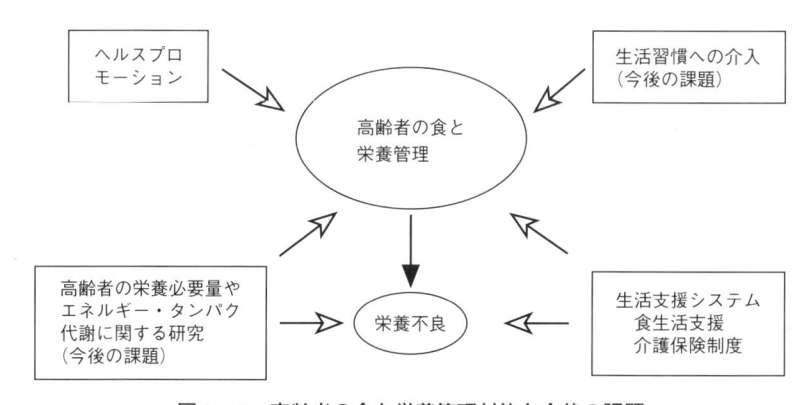

図3-2 高齢者の食と栄養管理対策と今後の課題

## 文 献

1) 健康日本21企画検討会・健康日本21計画策定検討会：健康日本21（21世紀における国民健康づくり運動について），健康・体力づくり事業財団，2000，p1-2.
2) Fink RI., Kolterman OG., Griffin J. et al：Mechanisms of insulin resistance in aging. J Clin Invest 1983；71；1523-1535.
3) Jackson RA., Hawa MI., Roshania RD. et al：Influence of aging on hepatic and peripheral glucose metabolism in humans. Diabetes 1988；37；119-129.
4) Bogden JD., Oleske JM., Munves EM. et al：Zinc and immunocompetence in the elderly：baseline data on zinc nutriture and immunity in unsupplemented subjects. Amer J Clin Nutr 1987；45：110.
5) Chavance M., Brubacher G., Herberth B. et al：Immunological nutritional status among the elderly. In：Nutrition, Immunity and Illness in the Elderly, Pergamon, New York, 1985, p137.
6) Romagnoli-Juillard A., Rapin CH., Poirot P.：In：Nutrition, Immunity and Illness in the Elderly, Pergamon, New York, 1985, p143.
7) Sakamoto M., Ooyama T., Tango T. et al：In：Nutrition, Immunity and Illness in the Elderly, Pergamon, New York, 1985, p137.
8) Stuckey SJ., Darnton-Hill I., Ash S. et al：Dietary patterns of elderly people living in inner Sydney. Hum Nutr Appl Nutr 1984；38；255-264.
9) 老化抑制と中高齢者の食生活分析研究会：老化と中高齢者の食生活（科学技術庁資源調査所編），資料第137号，1986.
10) Shibata H., Haga H., Nagai H. et al：Predictors of all-cause mortality between ages 70 and 80：The Koganei Study. Arch Gerontol Geriatr 1992；14；283-297.
11) 須山靖男：シルバーサイエンス研究，1989，p307.
12) Shibata H., Nagai H., Suyama Y. et al：Nutrition and Health 1992；8；165-175.
13) 柴田　博：保健の科学 1998；40；623-627.
14) 柴田　博：元気に長生き元気に死のう，保健同人社，1994，p1-198.
15) 熊谷　修，柴田　博，渡辺修一郎ほか：老年社会科学 1995；16；146-155.
16) 柴田　博：本執筆原稿.
17) 東京都老人総合研究所：小金井市総合健康調査，長期プロジェクト研究報告書「中年からの老化予防総合的長期追跡研究」，1991.
18) 熊谷　修，柴田　博：高齢者の低栄養，低栄養と疾病の関係，Geriat Med 1997；35；739-744.
19) 渡辺修一郎：長期プロジェクト研究報告書「中年からの老化予防総合的長期追跡研究」，東京都老人総合研究所，2000，p65-74.

20) 熊谷　修：本執筆原稿.
21) Lowenstein FW.：Nutritional status of the elderly in the United States of America, 1971-1974. J Am Coll Nutr 1982；1；165.
22) Dallman PR., Yip R., Johnson C.：Prevalence and causes of anemia in the United States, 1976 to 1980. Am J Clin Nutr 1984；39；437.
23) Rimm EB., Ascherio A., Givanucci E. et al：Vegetable, fruit and cereal fiber intake and risk of coronary heart disease among men. JAMA 1996；275；447-451.
24) Posner BM., Jette AM., Smith KW. et al：Nutrition and health risks in the elderly：the nutrition screening initiative. Am J Public Health 1993；83；972.
25) Dirren H., Decarli B., Lesourd B. et al：Nutritional status：haematology and albumin. Euronut SENECA investigators. Eur J Clin Nutr 1991；45；43.
26) Mowe M., Bohmer T.：The prevalence of undiagnosed protein-calorie undernutrition in a population of hospitalized elderly patients. J Am Geristr Soc 1991；39；1089.
27) Sandman PO., Adolfsson R., Nygren C. et al：Nutritional status and dietary intake in institutionalized patients with Alzheimer's disease and multiinfarct dementia. J Am Geristr Soc 1987；35；31.
28) 厚生省大臣官房統計情報部編：平成2年社会福祉施設調査報告，厚生省，1992.
29) 杉山みち子：本執筆原稿.
30) Kerstetter JE., Holthausen BA.：Malnutrition in the institutionalized older adult. J Am Diet Assoc 1992；92；1109.
31) Sullivan DH., Patch GA., Walls RC. et al：Impact of nutrition status on morbidity and mortality in a select population of geriatric rehabilitation patients. Am J Clin Nutr 1990；51；749.
32) 東村山ナーシングホーム利用者の食生活適応に関する調査研究報告書，東京都老人総合研究所，1991.
33) 養護老人ホーム利用者の給食処遇改善に関する調査研究報告書，東京都老人総合研究所，1992.
34) 軽費老人ホーム利用者の給食処遇改善に関する調査研究報告書，東京都老人総合研究所，1993.
35) 永井晴美，柴田　博，芳賀　博ほか：地域老人における咀嚼能力と栄養摂取ならびに食品摂取との関連．日本公衛誌 1991；38：853.
36) 河本春子，中村とき子：高齢者の食生活調査—献立レパートリーと喫食の調査．臨床栄養 1983；62；401-408.
37) 奥野和子，三橋喜久，安武幸恵：ひとり暮らし老人の食物摂取の習慣および健康状

態に及ぼす食事サービスの効果. 栄養学雑誌 1989；47；179-188.
38) 熊江　隆, 菅原和夫, 大下喜子ほか：高齢者の無機成分摂取に及ぼす家族構成の影響. 日本公衛誌 1988；35；57-66.
39) 須山靖男, 芳賀博, 松田　博ほか：地域在宅高齢者の食品摂取パタンに関連する要因. 老年社会科学 1989；11；264-282.
40) 介護保険法, 第一章第一条
41) 島内憲夫訳：ヘルスプロモーション―WHO：オタワ憲章, 垣内出版, 東京, 1990.
42) 藤田美明：在宅高齢者対策と栄養士活動. 栄養日本 1992；35；509-510.
43) 河井光枝：訪問による個別指導. 栄養日本 1992；35；511-513.
44) 藤田美明, 河井光枝：摂食障害のある老人の食事. 栄養・食生活情報 1992；6；12-34.
45) 松岡　緑：寝たきり老人の食事. 教育と医学 1990；38：154-160.
46) Colman E., Katzel LI., Rogus E. et al：Weight loss reduces abdominal fat and improves insulin action in middle-aged and older men with impaired glucose tolerance. Metabolism 1995；11：1502-1508.
47) Katzel LI., Bleecker ER., Colman EG. et al：Effects of weight loss vs aerobic exercise training on risk factors for coronary disease in healthy, obese, middle-aged and older men. A randomized controlled trial. JAMA 1995；274；1915-1921.
48) Miller JP., Pratley RE., Goldberg AP. et al：Strength training increases insulin action in healthy 50- to 60-yr-old men. J Appl Physiol 1994；77：1122-1127.
49) Hamkin AA., Petrovitch H., Burchfiel CM. et al：N Engl J Med 1998；338；94-99.
50) Sacco RL., Gan R., Boden-Albala B. et al：Leisure-time physical activity and ischemic stroke risk：the Northern Manhattan Stroke Study. Stroke 1998；29；380-387.
51) 須山靖男, 塚本　宏：日循協誌 1994；29；6.
52) 伊東廬一, 佐藤郁雄, 堀口佳哉ほか：長寿科学総合研究 Vol.6（平成4年度研究報告）, 1993, 374.
53) Russell RM., Rasmussen H., Lichtenstein AH.：Modified Food Guide Pyramid for people over seventy years of age. J Nutr 1999；129；751-753.
54) Hurwitz A., Brady DA., Schaal ES. et al：Gastric acidity in older adults. JAMA 1997；278；659-662.
55) US Department of Health and Human Services, Public Health Service Center for Disease Control, 89, 1992.
56) 杉山みち子："栄養管理サービス"への住民参画. コミュニティケア, 日本看護協会出版会, 2000, p34-37.

# 第2編
# 高齢者のQOL改善をめざした食と栄養

**第4章　サクセスフルエイジングへの食と栄養**
　　　　　　　　　　　　　　　…………………柴田　博

**第5章　高齢者の食と栄養に関する介入研究とエビデンス**
　　　　　　　　　　　　　　　…………………熊谷　修

**第6章　「健康日本21」の意義と目標**
　　　　　　　　　　　　　　　…………………吉池信男

**第7章　QOL改善および生活習慣病予防のための食と栄養**
　　　　　　　　　　　　　　　…………………池本真二

# 第4章　サクセスフルエイジングへの食と栄養

柴田　　博[*]

## 1．サクセスフルエイジングとは

　より良い人生を送り天寿をまっとうすることを欧米ではSuccessful aging（サクセスフルエイジング）と呼ぶ。この10年間くらいのこの概念の構成要素は表4-1のようにまとめることができる[1]。第1の要素は長寿ということになる。これは生命の量を拡大するということである。疾病の予防により余命を延長させることはこの中に含まれるが，特定の疾病ではなく総死亡率を減少させることが目標となる[2]。

　生活の質（Quality of life, QOL）はいかに生命，生活，生存の質を高めるかという概念である。QOLの定義は研究者の数だけ存在するともいえるが，筆者はこの概念の構成要素をLawtonの考え方に基づき表4-2のようにまとめるのが良いと考えている[3]。第1に生活機能の自立や健全なライフスタイルの問題がくる。きわめて消極的な立場からは寝たきりの予防といったことが目標となるが，より積極的には高次の生活機能の維持やそのためのヘルスプロモーションが含まれる。第2の構成要素は認知されたQOLであり筆者たちの研究でも，

表4-1　サクセスフルエイジングとは[1]

1．長寿である
2．生活の質（QOL）が高い
3．Productivity（社会貢献）が大きい

---

[*]　桜美林大学文学部健康心理学科

### 表4-2　老年学のQOLの概念枠組[1]

1. 生活機能や行為・行動の健全性
   （ADL，手段的ADL，社会的活動など）
2. 生活の質への認知
   （健康度自己評価，認知力，性機能など）
3. 居住環境
   （人的・社会的環境，都市工学，住居などの物的環境）
4. 主観的幸福感
   （生活満足度，抑うつ状態など）

健康度自己評価は，高齢者の余命のみではなく，生活機能の転帰に対しても強力な予知因子となっている[4]。どの程度，知能が健全と確信しているかなどもこの中に含まれる項目である。第3の居住環境にはソシアルサポートなどに代表される人的・社会的なものと物的環境が含まれる。物的環境には街づくり，乗り物，住居，生活の道具などが入り，バリアフリーやユニバーサルデザインがキーワードになっているのは周知のとおりである。第4の構成要素はQOLの終局的な目標ともいえるが，人生や生活に対する満足度である。これには直接的に幸福感を測定する尺度もあり，うつ状態を測定して，うつ状態の少ないことを幸福感が高いと評価する場合もある[5]。

　サクセスフルエイジングの第3の構成要素はProductivityであり，その内容は表4-3に示したとおりである。Productivityをここでは社会貢献と訳しておくが，それはその内容を考慮してのことである。欧米のサクセスフルエイジングの構成要素に長い間このProductivityは含まれていなかった。しかし，近年，高齢人口の増加とその能力に対する新しい評価に基づき，高齢者を社会資源とみなす傾向が増大してきた。このProductivityのいずれの項目を実行するにも

### 表4-3　Productivity（社会貢献）の枠組[1]

有償労働（自営や専門的仕事）
無償労働（家庭菜園，家政など）
ボランティア活動
相互扶助
保健行動（self-care）

同じ能力を必要とし優劣はないとされている。

サクセスフルエイジングへの食と栄養を論ずる場合，これら3つの構成要素を考慮しなければならない。しかし，学問の歩みはそのニーズに十分こたえるには遅すぎる。食と栄養のほとんどは個別疾患への予防との関連で研究されてきており，総死亡率（あるいはその裏返しの余命）との関連の研究はまだきわめて乏しい[2]。ましてQOLとの関連の研究は数えるほどしか存在せず，Productivityとの関連の研究は皆無に近い。ともあれ，その乏しい研究の中から本章の目的に適する知見を探索してみることにする。

## 2．サクセスフルエイジングを達成した人々の食と栄養

100歳に達した人々をセンチナリアンと呼ぶが，これらの人々はまさしくサクセスフルエイジングを体現した好個のサンプルといえよう。われわれが，日本のセンチナリアンを調査した1972年には，まだ405名に過ぎなかった。筆者たちは，このうちの100人あまりを直接訪問し身体検査や社会調査とともに食生活も調べさせていただいた[5]。総エネルギーの摂取は男女とも1,000キロカロリーくらいで少なかったが，図4-1に示したように，タンパク質からのエ

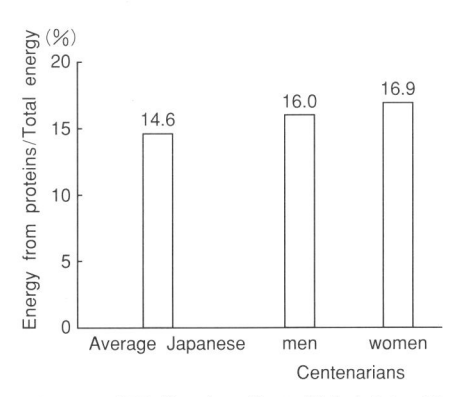

図4-1　摂取総エネルギーに対するタンパク質エネルギーの割合の比較（センチナリアンと同時代の日本人平均）[5]

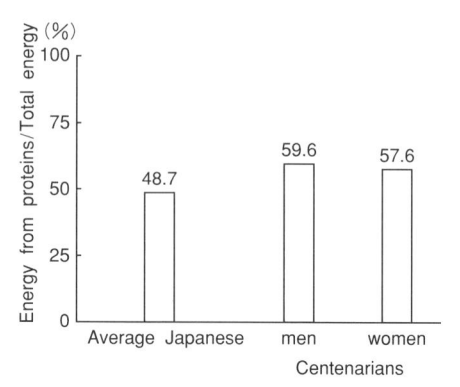

図4-2 摂取総タンパク質に対する動物性タンパク質の割合の比較（センチナリアンと同時代の日本人平均）[5]

ネルギーの割合は国民栄養調査にみる全国平均より高かった。低カロリー高タンパク質といえる。さらに驚いたことに図4-2のように，タンパク質全体に占める動物性成分の割合が同時代の国民の平均よりもかなり高かった。このセンチナリアンの食生活が変化し始めたのは第2次世界大戦後のことであり，70歳の半ばにして大きく食生活を変えたことになり戦後の日本の食の近代化を一歩先取りしていたといえる。

図4-3に示したように，健康・体力づくり財団のセンチナリアンの調査も興味深い[6]。これは，筆者たちの定量的な調査と異なり食習慣の調査であるが，対照群の若い世代より明らかにバランスの良い食生活をしている。動物性タンパク質の摂取が豊かである点が注目される。日本には「粗食長寿説」が根づよくあり，このようなセンチナリアンの調査研究がもっと広く伝えられる必要がある。

## 3．長寿のための食と栄養

サクセスフルエイジングの第1の構成要素である長寿のための食と栄養について述べることにする。周知のように，今世紀の初めの日本人の平均寿命は世

図4-3 長寿者の食事内容[6]

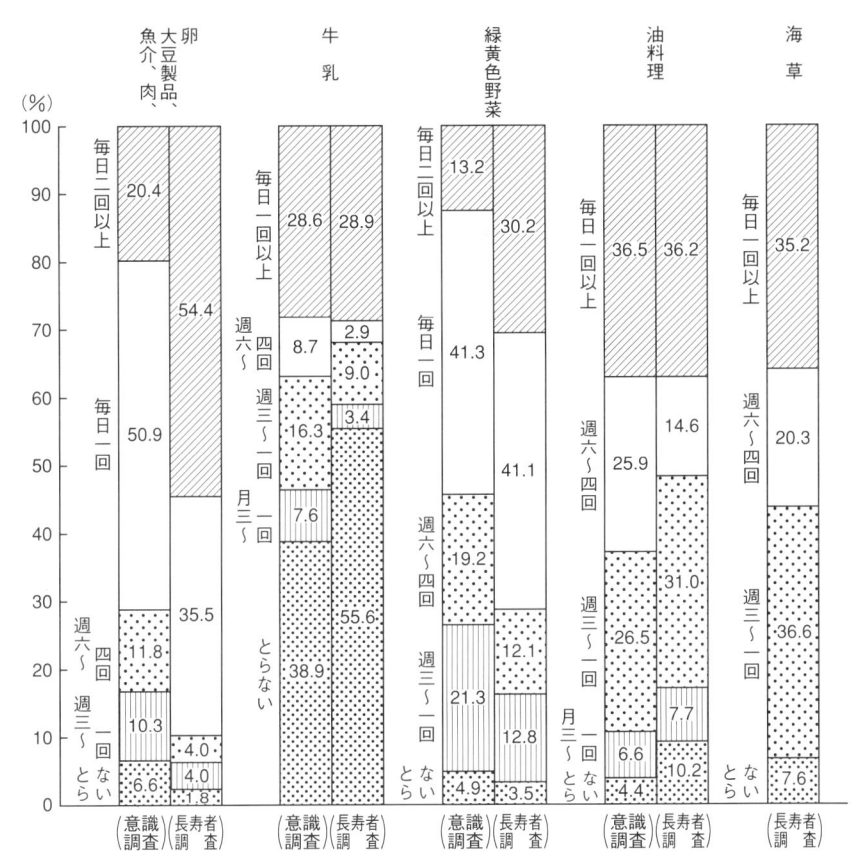

注：1）（意識調査）＝昭和55年4月に20歳以上の者について実施した「健康づくりに関する意識調査」結果によるものである．
2）不詳の数字（％）は省略した．

界最低に近かった．欧米諸国の平均寿命は軒並み50歳を突破していたが，日本人のそれは30歳代に低迷していた．男女ともに平均寿命が50歳を超えたのは1947年のことであるから，欧米に50年の遅れをとっていたことになる．しかし，戦後の平均寿命の伸びは驚異的であり，現在世界一の座を保ち続けている．かつての日本が何故短命だったのか，このことを解明することは長寿のための食と栄養に関して大きな示唆を与える．

## （1）食と栄養のトレンド

図4-4に過去から現在にいたる日本人の動物性タンパク質と植物性タンパク質の供給および摂取のトレンドを示した。今世紀の初めの頃には，タンパク源はほとんど米と大豆製品（みそ，豆腐など）に限られ，1911-5年頃には，植物性タンパク質は60g，動物性タンパク質は3gの摂取と推定される。全タンパク質の95％が植物性ということになる。油脂の摂取もきわめて乏しかった。このような食生活が世界最低の平均寿命の要因であった。1970年代にほぼ1対1の割合となった。現在，わずかに動物性タンパク質が上回っているが，ほぼ等しい割合ともいえる。

実は，このタンパク質の動物性成分と植物性成分の割合は，平均寿命と深くかかわっている。表4-4に世界各国のこの割合の比較データを示した。平均寿命の長い欧米諸国は全タンパク質に占める動物性タンパク質の割合が60〜70％に達しており，発展途上国は40％に達していない。最近，韓国の動物性タンパク質の割合は48.5％に達しており，日本の25-6年前のレベルに近づいた。しかし，他のアジアの国々は30％にも達していない。このように見てくると，

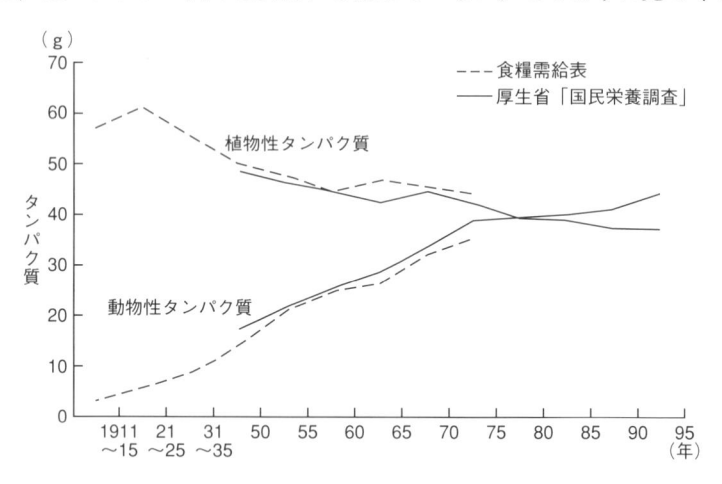

図4-4 日本人の1人1日当たりの植物性タンパク質と動物性タンパク質摂取の推移
（1911〜1995）

表4-4 各国の総タンパク質に対する動物性タンパク質の比較
(1992～1994の平均)

(単位：g, B/A は%)

|  | 総タンパク質<br>(A) | 動物性タンパク質<br>(B) | 植物性タンパク質 | B／A |
|---|---|---|---|---|
| スウェーデン | 96.6 | 65.0 | 31.7 | 67.3 |
| アメリカ合衆国 | 112.5 | 72.8 | 39.7 | 64.7 |
| オーストラリア | 101.6 | 70.9 | 30.7 | 69.8 |
| フランス | 115.7 | 76.7 | 38.9 | 66.3 |
| スペイン | 106.1 | 63.7 | 42.4 | 60.0 |
| 日　本 | 95.0 | 52.4 | 42.6 | 55.2 |
| 韓　国 | 85.5 | 32.5 | 53.0 | 38.0 |
| 中華人民共和国 | 69.7 | 18.7 | 51.1 | 26.8 |
| インド | 58.0 | 9.1 | 48.9 | 15.7 |
| カンボジア | 44.5 | 8.8 | 35.7 | 19.8 |

資料：食糧需給表（1996）

　この割合が50％という日本の状態は，欧米とアジアの中間に位置し，きわめてユニークであるともいえる。タンパク質の動植物比の1：1という栄養状態が，日本の平均寿命世界一と深くかかわっている可能性を否定できない。もちろん，日本には識字率が世界一であるとか長寿をもたらす他の要因もあり，栄養状態の寄与がどの程度であるかを実証することは難しいことではあるが，食における長寿要因を表4-5のようにまとめてみた[7]。ここに示したように，脂肪の動物性成分と植物性成分の比も，厳密にいえばタンパク質と異なり，わずかに植物性の方が多いが，ほぼ1対1といえる。

　総エネルギー摂取が過去100年間に増加しなかったことも日本の特異性である。100年間に1,000キロカロリーも増加した欧米諸国と好対照をなしている。むしろ，わが国は最近の四半世紀に総エネルギー摂取は10％減少した。2,200キロカロリーが2,000キロカロリーをやや下回るにいたっている。総エネギ

表4-5　日本の長寿の理由[7]

| 1．総熱量2,000kcal は明治以来不変 |
|---|
| 2．タンパク質，脂肪の動物性と植物性の比が1：1 |
| 3．根野菜，きのこ類，海藻類を常食 |

一の増加しなかったことはメリットといえても，減少したことが果たして喜ばしいことか否かは疑問である。最近の20歳代の女性の総エネルギー，鉄，カルシウムの摂取は所要量を下回っており，体格も48％がやせに分類されている。これらの年齢層が更年期に達したときに大量の骨粗鬆症の発生が懸念される。

野菜の摂取もフランスや地中海の国々の摂取レベルは日本に遜色ないが，その線維の質や生活活性物質の豊かさに注目するとき，日本人の野菜類の摂取パタンはやはり世界有数といえるであろう。

図4-5に戦後の食品摂取のパタンを示した。日本のドラスティックな食品摂取パタンの変化は昭和40年頃から始まった。そして，この変化は10年間でほぼ終了し，その後の変化は微々たるものである。昭和40年頃から米の摂取が減少し，肉類，乳・乳製品の摂取が増加し始めた。食塩摂取を国民栄養調査から推定するようになったのは昭和47年からであり，その以前のトレンドは不明であるが，恐らく昭和40年以降は減少してきたものと考えられる。国民栄養調査は昭和30年代はイモ類が減って米が増加するトレンドを示すが，動物性タンパク質や脂肪の摂取はきわめて少なかった。昭和35年の肉の摂取量は18.7gであり，現在の4分の1に過ぎなかった。

このような昭和30年代の食生活が理想から遠いことは，その平均寿命にも表れているし，個々の疾病の死亡率にも示されている（図4-6）。米の増加のトレンドと軸を一にするように，昭和30年代には脳卒中死亡率は増加し続けていたのである。そして昭和40年からの急速な食生活の近代化にともない脳卒中死亡率は減少してきた。欧米では，脳卒中の低下の平均寿命への貢献は虚血性心疾患死亡率の増加により帳消しにされた。日本が欧米の轍を踏まず，虚血性心疾患の死亡率を増加させないで済んだのは食生活の貢献が世界一の長寿国へと押し上げていくのである。

昭和50年以後の日本の平均的な食生活は横ばいといえるであろう。しかし，細部をみると微妙な変化が認められる。先に述べたように総エネルギーの減少は認められ，砂糖や菓子の減少も認められる。また，緑黄色野菜は倍増した。脂肪はこの25年間に3gの上昇をみた。総エネルギーが2,000キロカロリーあま

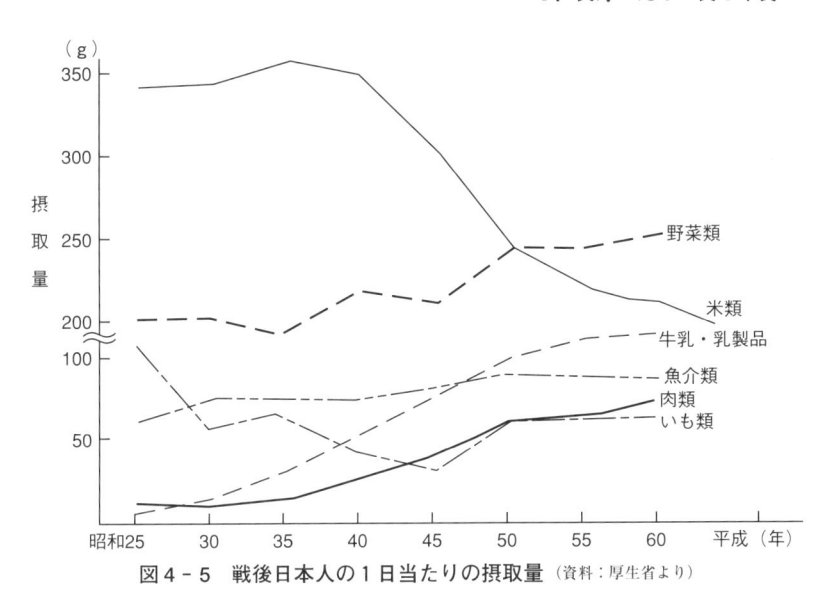

3．長寿のための食と栄養　71

図4-5　戦後日本人の1日当たりの摂取量 (資料：厚生省より)

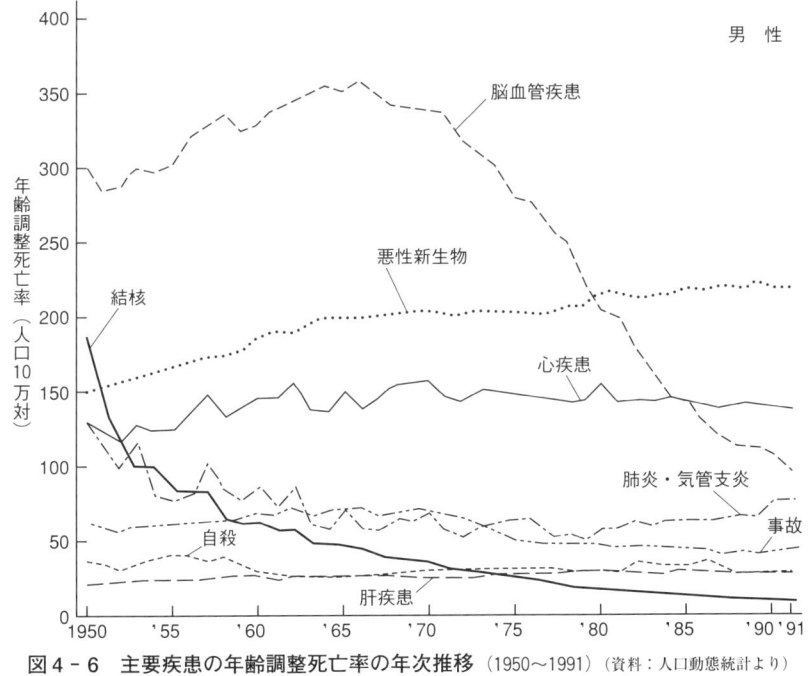

図4-6　主要疾患の年齢調整死亡率の年次推移 (1950〜1991) (資料：人口動態統計より)

り減少したので,脂肪エネルギーの割合は増加しているようにみるが,大騒ぎするようなことではない。アメリカの目標は,総エネルギーの30％にまで脂肪エネルギーを減らすことであるが,世界一の長寿グループであるハワイの日系人はこのレベルである。また,沖縄県の平均もこれに近い。日本人全体が脂肪の摂り過ぎであるように宣伝することは,グローバルにみれば理想的ともいえる日本人の栄養状態を後退させる反動的な行為である。

### (2) 高齢者の余命に対する食と栄養

これまで,主として平均寿命に対する食と栄養のかかわりに関して述べてきた。当然ながら,平均寿命は乳幼児,若年死亡,中年の死亡にも影響されるので,ここでは筆者たちの長期縦断研究をもとに,高齢者の余命に対する食と栄養のかかわりについて述べてみることにする。筆者たちは1976（昭和51）年,東京都の小金井市で70歳に達した地域住民422名を医学,心理学,社会学の側面から学際的に調査し,15年間追跡調査した。食と栄養の影響は10年間の余命に対してもっともよく認められたので,それを紹介する。図4-7は牛乳の飲用習慣と生存率の関係を示している。牛乳を毎日200cc以上飲用する群の生存率が高かった[6]。これの意味するところは,牛乳の栄養的価値にもよるであろうが,牛乳飲用習慣は良いライフスタイルを代表していることが明らかとなった。この研究で用いた筆者たちの食生活の調査は,食品の摂取頻度であり,肉や魚に関しては摂取量で対象を分類することは難しい。牛乳の場合は,飲用習慣に関して飲む群と飲まない群を分けることが容易なので,このようなデータが生み出されたのかもしれない。図4-8は女性の油脂類の摂取頻度と余命の関係を示している[5]。パンにバターをつけることも油いための料理も同等に扱っての解析である。油脂の摂取頻度の高い群の余命が有意に優れていた。男性にはこの関係は認められなかった。日本人の脂肪摂取量が多過ぎると盲信している人には不思議なデータであろう。しかし,これは何も不思議なデータではない。筆者たちの別の研究でも,脂肪の摂取量の多い沖縄の高齢者は摂取の少ない秋田の高齢者よりも余命も長く心身の機能が良いことを示している[5]。疾

3. 長寿のための食と栄養　73

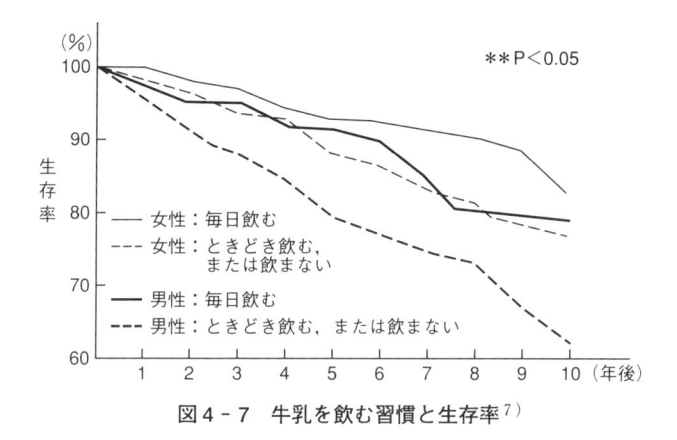

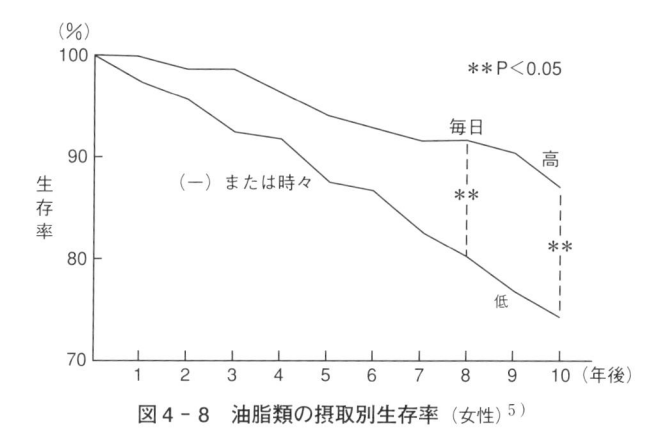

**図4-7　牛乳を飲む習慣と生存率**[7]

凡例:
- 女性：毎日飲む
- 女性：ときどき飲む，または飲まない
- 男性：毎日飲む
- 男性：ときどき飲む，または飲まない

$**P<0.05$

**図4-8　油脂類の摂取別生存率**（女性）[5]

$**P<0.05$

病との関係でみると，とくに脳卒中が脂肪摂取の少ないことでリスクが高くなる[8]。

　図4-9は男性の飲酒習慣と余命の関係を示している。ベースライン（70歳時）で飲酒を止めていた群の余命がもっとも短かった。飲酒を中止した群でとくに病気の有病者が多い傾向はなかった。そこで，飲酒習慣と関連する要因を分析してみたが，飲酒者では社会参加とスポーツの習慣が多かった。飲酒を中止することは，そういうライフスタイルの変化を伴う可能性もある。もっとも，この対象の毎日飲酒している群のうち平均1日に3合を超えているのは皆無であ

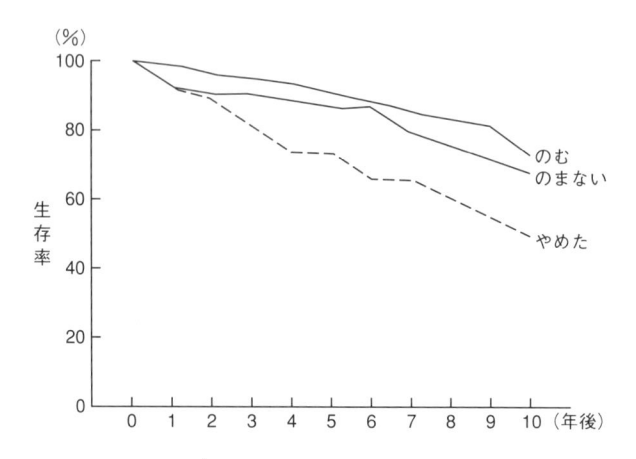

図4-9 小金井市70歳老人の飲酒習慣別生存率（男性）

る。中等度の飲酒が余命を延長させるデータは世界的に存在し，欧米においてはとくに虚血性心疾患の予防に貢献することが知られている。

　図4-10は血清アルブミン（4分位）と余命の関係を示している。血清アルブミンは高齢者の栄養のもっとも良い指標であり，老化の指標でもある[9]。この対象においても，血清アルブミンが高いほど余命が長いことがわかる。血清アルブミンは余命のみでなく生活機能や認知能力の転帰に対しても強力な予知因子であり，免疫力とも関係し，褥瘡や肺炎も血清アルブミンの低い状態では抗生物質の効きも悪くなる。アルブミンの低い状態は，高齢者にとってはもっとも危険な低栄養状態を示すのである。図4-11に血清コレステロールのもっとも低い群の余命はもっとも短く，高い方から2番目の群の余命がもっとも長い[7,10]。性や年齢を問わず血清コレステロールが240mg/dlを超えると薬物治療をした方が良いといったガイドラインも出されているが，これは一考を要する問題である。高齢女性のもっとも理想的なコレステロールをもつ群が多勢患者として扱われることになる危険性がある。

　図4-12に，この70歳住民の85歳まで生存し続けた群の動物性食品の摂取頻度の推移を示した。各食品を一定の基準による高摂取群の集団全体における割合の推移を示している[7]。このように，生存し続ける集団においては，動物性

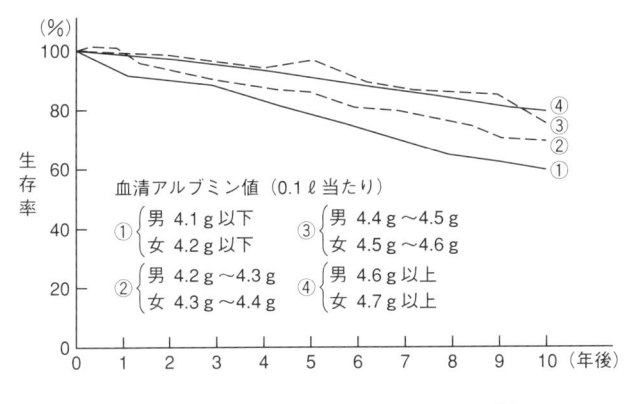

図 4-10　70歳のアルブミン値と生存率[9]

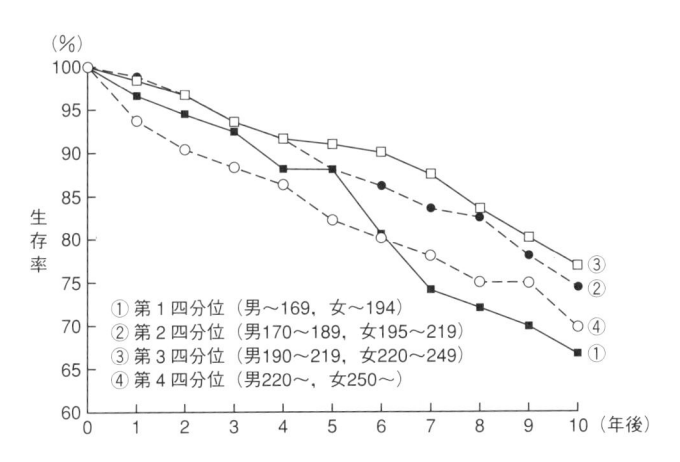

血清アルブミン値（0.1ℓ当たり）
① 男 4.1 g 以下／女 4.2 g 以下
② 男 4.2 g〜4.3 g／女 4.3 g〜4.4 g
③ 男 4.4 g〜4.5 g／女 4.5 g〜4.6 g
④ 男 4.6 g 以上／女 4.7 g 以上

図 4-11　小金井市70歳老人の血清総コレステロール値（mg/dℓ）の四分位別10年間生存率（男女計）[8, 10]

① 第1四分位（男〜169，女〜194）
② 第2四分位（男170〜189，女195〜219）
③ 第3四分位（男190〜219，女220〜249）
④ 第4四分位（男220〜，女250〜）

食品の摂取は減少せず，魚や牛乳はむしろ，増加した。逆にいえば図4-8でもわかるように，これらの食品の摂取不足の高齢者は死亡により脱落していくのである。図4-12のデータは摂取頻度をみたものである。この対象の定量的な栄養素摂取は，時期を少しずらして73歳のときと83歳のときに行っている。10年間にあまり各栄養素の摂取パタンと摂取量は変化しなかった[11, 12]。高齢になると極端に食パタンが変化すると考えるのは，横断研究における加齢変化

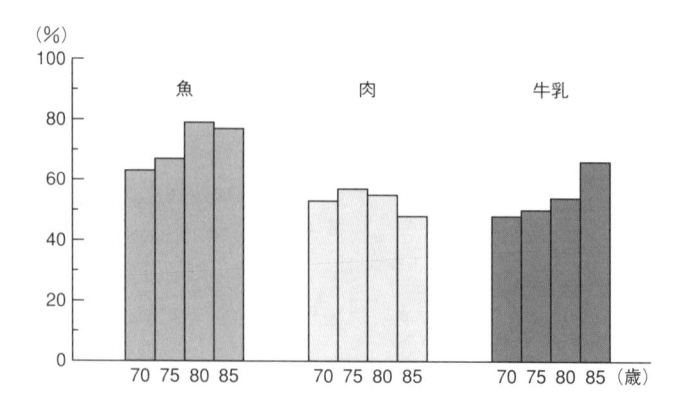

図4-12 小金井市70歳老人の経年的な動物性食品高頻度摂取者（割合）の変化[7]

とコホート変化の混同からきており，このように縦断的に観察すると違った結果となるのである。

## 4. QOLに対する食と栄養

表4-2に示したようにQOLのうちの第1の構成要素は生活機能に関する自立である。しかし生活機能といっても，1つの水準ではなく階層性を成している。Lawton(1972)の考え方に基づき，この階層性を整理すると図4-13のよ

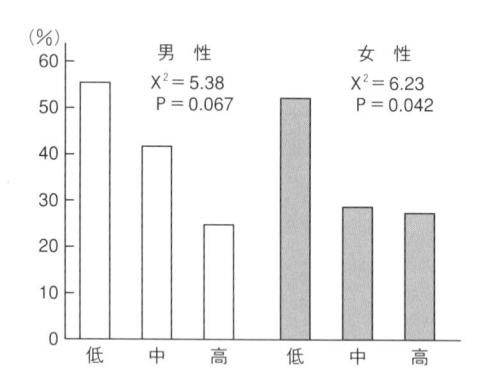

男性 $X^2 = 5.38$ $P = 0.067$

女性 $X^2 = 6.23$ $P = 0.042$

図4-13 初回時の総コレステロール値三分位ごとの総合得点低下者の出現率[16]

表4-6 「老研式活動能力指標」[13]

| | | | |
|---|---|---|---|
| (1) | バスや電車を使って一人で外出できますか | 1．はい | 0．いいえ |
| (2) | 日用品の買い物ができますか | 1．はい | 0．いいえ |
| (3) | 自分で食事の用意ができますか | 1．はい | 0．いいえ |
| (4) | 請求書の支払いができますか | 1．はい | 0．いいえ |
| (5) | 銀行預金，郵便貯金の出し入れが自分でできますか | 1．はい | 0．いいえ |
| (6) | 年金などの書類が書けますか | 1．はい | 0．いいえ |
| (7) | 新聞を読んでいますか | 1．はい | 0．いいえ |
| (8) | 本を読んでいますか | 1．はい | 0．いいえ |
| (9) | 健康についての記事や番組に関心がありますか | 1．はい | 0．いいえ |
| (10) | 友達の家をたずねることがありますか | 1．はい | 0．いいえ |
| (11) | 家族や友達の相談にのることはありますか | 1．はい | 0．いいえ |
| (12) | 病人を見舞うことができますか | 1．はい | 0．いいえ |
| (13) | 若いひとに自分から話かけることはありますか | 1．はい | 0．いいえ |

「はい」の回答に1点を与えて合計する．
(1)～(5)は「手段的自立」の下位尺度，(6)～(9)は「知的能動性」の下位尺度，(10)～(13)は「社会的役割」の下位尺度．

うになる[7]。このうち，身体的自立のレベルの測定尺度は多い。しかし，それ以上のレベルを測定する妥当性をもった尺度はほとんどない。そこで筆者たちは，上位3つの階層の生活機能を測定するための尺度を開発した（表4-6）。これは全体として13点満点として用いることもできるし，1～5を手段的自立，6～9を状況対応（われわれは知的能動性），10～13を社会的役割として下位尺度として用いることもできる[13]。

筆者たちは，先に述べた小金井70歳老人の追跡調査を15年間で終了し，それと同時に1991年から新しい学際的縦断研究（TMIG-LISA）をスタートさせた[14,15]。医学研究の対象として東京都小金井市の65～84歳の住民，秋田県南外村の65歳以上住民などが選ばれた。

図4-14に，小金井市の対象のベースラインの血清総コレステロール3分位別の2年後の老研式活動能力の低下者の発生を観察した[16]。男女とも総コレステロールの低い群からの低下が多い傾向にあった。興味深いことは，いわゆる善玉コレステロールといわれているHDLコレステロールの関連はまったく中立での（LDL+VLDL）コレステロールの低いことがリスクとなっていた。いわゆるコレステロールの善玉悪玉は，日本よりコレステロールの高い欧米の虚

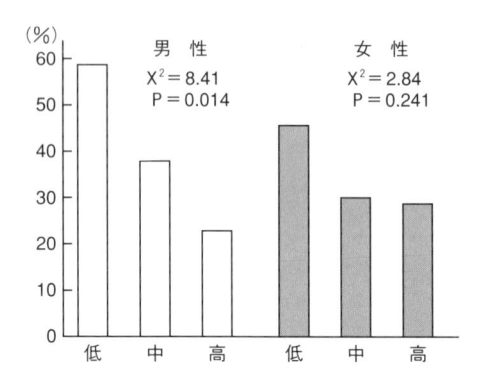

図4-14 (LDL＋VLDL)コレステロール値三分位ごとの総合得点低下者の出現率

血性心疾患との関係における戯画化であり，目標とする健康指標が異なれば，自ら善悪の意義も異なってくることを銘記すべきである。

この2年間の老研式活動能力指標の変化に対する食のパタンの関連も検討した。まず，食品の摂取頻度のデータを因子分析し表4-7のような結果を得た。第1因子は植物性食品の高摂取パタン，第2因子は肉類，牛乳，油脂類，パンの高摂取パタン，第3因子はごはん，味噌汁，漬物の高摂取パタンと解釈された。表4-8に，これらの因子得点の老研式活動能力指標のうちの「知的能動性」に与える影響を示した。交絡因子である性，年齢，学歴，ベースラインのこの得点のスコアを補正してみた場合，第2因子が有意に「知的能動性」の低下を予防していた[17]。このように高齢者における近代化された食パタンは余命のみでなく生活機能にも好影響を与えている。

QOLの第4の構成要素は主観的幸福感である。人生や現在の生活に対する満足度を測定する，客観的な指標である生活機能は，いかに良く保たれていても死の直前に低下することは避けられない。しかし，そういう段階であっても主観的幸福感が保たれていることは，QOL問題の終局的な目的となる。この主観的幸福感の測定尺度には，これを直接測定するものと，うつ状態の尺度がある。うつ状態の低いことをもって主観的幸福感が高いと評価する方法である。

表4-7 食品摂取パタンの因子分析結果[7]
(バリマックス回転後の因子負荷行列)

|  | 第1因子 | 第2因子 | 第3因子 | 共通性 |
|---|---|---|---|---|
| ごはん | −.028 | −.041 | .811 | .660 |
| 漬物 | .063 | −.001 | .654 | .431 |
| みそ汁 | .263 | −.099 | .654 | .494 |
| パン | .020 | .531 | −.461 | .496 |
| めん類 | .473 | −.305 | −.256 | .383 |
| 魚介類 | .333 | .267 | .210 | .227 |
| 肉類 | .084 | .564 | .166 | .353 |
| 卵 | .206 | .429 | −.000 | .227 |
| 牛乳 | .057 | .579 | −.205 | .381 |
| 大豆製品 | .674 | .143 | .057 | .478 |
| 緑黄色野菜 | .539 | .311 | .054 | .391 |
| 海藻 | .705 | .188 | .173 | .562 |
| いも類 | .711 | .026 | .060 | .510 |
| 果物 | .414 | .339 | .026 | .288 |
| 油脂類 | .142 | .642 | −.138 | .452 |
| 因子寄与 | 2.981 | 2.170 | 1.189 |  |
| 因子寄与率 | 19.9 | 14.5 | 7.9 |  |
| 累積寄与率 | 19.9 | 34.3 | 42.3 |  |

食品群別摂取頻度調査結果より算出

筆者たちは，TMIG-LISAのうち秋田県N村の65歳以上の住民を対象として，ベースラインの血清コレステロールがGeriatric Depression Scaleで測定されたうつ状態の4年間の変化にどのような影響を与えるかをみた[18]。図4-15に示したように，男性において総コレステロールが高い群においてうつ状態の改善が認められた[18]。この際も，生活機能に対してと同様に，HDLコレステロールの関連は中立であり，(LDL+VLDL)コレステロールの予防効果のみが認められた。女性においても男性と同様の関連が認められたが，有意水準には達しなかった。また，血清ビタミンEにもコレステロールと同じ関連が認められた。

観察型の疫学研究において，血中の総コレステロールの低い群から自殺が多

表4-8 「知的能動性」得点の変化と関連要因[17]
(多重ロジスティック回帰分析の結果)

| 独立変数 | ロジスティック回帰係数 | オッズ比 | 95%信頼区間 |
| --- | --- | --- | --- |
| 食品摂取パタン | | | |
| 　第1因子 | −0.067 | 0.93 | 0.75−1.15 |
| 　第2因子 | −0.250* | 0.77 | 0.62−0.96 |
| 　第3因子 | 0.002 | 1.00 | 0.81−1.23 |
| 短期能動性の得点<br>（初回調査時） | 0.632** | 1.88 | 1.28−2.76 |
| 年　齢 | 0.076** | 1.08 | 1.03−1.12 |
| 性 | −0.101 | 0.90 | 0.57−1.40 |
| 学　齢 | −0.250* | 0.70 | 0.52−0.94 |
| モデル $x^2$ ( 7 df ) | 31.459** | | |

第1因子：副食の植物性食品の摂取パタン
第2因子：動物性食品，油脂類，パンの摂取パタン
第3因子：ごはん，みそ汁，漬物の摂取パタン
*$p<0.05$　**$p<0.01$

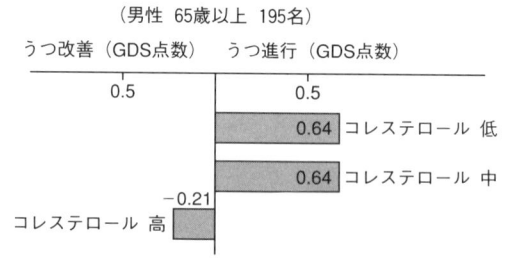

（男性　65歳以上　195名）

図4-15　血中総コレステロールの三分位別うつ進行度（4年間）[18]

いことは度々指摘されてきた。Muldoon は血中コレステロールを下げることにより虚血性心疾患を予防することを目的とした介入研究のうち，代表的な6つの研究のメタ解析を行い，表4-9のような結果を得た[19]。この解析は，血中コレステロールを低下させた群の総死亡率は有意ではないが対照群よりわずかに高くなるという結果を得た。虚血性心疾患の死亡率は予期したとおり，対照群より15％低かった。しかし，がん死は43％，疾患と無関係の死は76％も対

表4-9 血中コレステロール濃度低下の全死亡率および特異的死亡率に及ぼす影響[9]

|  | 相対危険度<br>(95%信頼区間) | P値 |
| --- | --- | --- |
| 総死亡 | 1.07 (0.94〜1.21) | 0.33 |
| 冠動脈疾患死 | 0.85 (0.69〜1.05) | 0.06 |
| がん死 | 1.43 (1.08〜1.90) | 0.01 |
| 疾患と無関係の死 | 1.76 (1.19〜2.58) | 0.004 |

照群より高かったのである。この疾患と無関係の死には自殺，他殺（他人に殺される），事故死などが含まれている。血中のコレステロールが低くなると細胞膜のコレステロールが減少し，細胞の中に神経伝達物質を取り込めなくなることが，うつ状態や異常行動を引き起こすとする仮説もある。ともあれ，血中のコレステロールの低いことが自殺を引き起こすのは，うつ状態を介してであることを実証した研究はきわめて少ない。今後の追試が望まれる。

## 5．Productivity に対する食と栄養

Productivity に対する食と栄養を直接扱った研究は皆無といえる。しかし，QOL に対する食と栄養の関連と類似性もあるであろう。高齢者の Productivity に対する食と栄養を考える場合，高齢になったら肉をやめようというコンセプ

表4-10 高齢者でもこれだけ摂りたい1日の栄養[20]

肉 ──約50g
魚 ──約80g
豆腐──1/3丁（または納豆1食分）
卵 ──1個
牛乳──200cc
　　（またはヨーグルト130cc またはチーズ65g）
野菜──300g（うち緑黄色野菜を100g）
きのこ類7g，海藻類5g
油脂──15〜18g
ごはんなどの主食，果物など──体格や活動量によって加減

トがもっとも障害になっている。筆者は，表4-10のようにまとめている[20]。いかに高齢になっても1日50gの肉を欠いてはいけない。それはアミノ酸の構成の上からも一価の不飽和脂肪酸の摂取源としても重要である。鉄の吸収も肉のヘム鉄が最高である。そして何よりもトリプトファンからくるセロトニンやアラキドン酸からくるアナンダマイドという至福物質を含んでいる。カルニシンなどのさまざまな生理活性物質も多い。同じタンパク質でも，肉のタンパク質がスタミナの保持にもっとも有効である。

　一定の年齢になったら肉をやめようという有害な観念が高齢者のProductivityを低下させ，案外急増している中高年の自殺とも関連しているのかもしれない。1日に肉を270gも食べているアメリカ人と一緒になって80gしか食べていない日本人が食養生を考えても百害あって一利ないのである。

## 文　献

1) 柴田　博：サクセスフル・エイジングの概念について．サクセスフル・エイジングを目指して－健康・長寿・生きがい・満足，日本老年社会科学会第40回大会シンポジウム報告書，琉球大学医学部保健学科保健社会学教室，2000，p1-6.
2) 柴田　博：栄養と総死亡率．中高年の疾病と栄養（柴田博編），建帛社，1996，p3-19.
3) 柴田　博：高齢者のQuality of life(QOL)．日本公衛誌 1996；43；79-83.
4) 柴田　博：高齢社会の実像．栄養日本 1999；42；521-530.
5) Shibata H., Nagai H., Suyama Y. et al: Nutrition for the Japanese elderly. Nutrition and Health 1992；8；165-175.
6) 柴田　博：長寿と食生活．保健の科学 1998；40；623-627.
7) 柴田　博：元気に長生き元気に死のう，保健同人社，1994，p1-198.
8) 柴田　博：栄養と脳卒中．中高年の疾病と栄養（柴田博編），建帛社，1996，p20-30.
9) Shibata H., Haga H., Ueno M. et al: Longitudinal Changes of serum albumin in elderly people living in the community. Age Ageing 1991；20；417-420.
10) Shibata H., Haga H., Nagai H. et al: Predictors of all-cause mortality between ages 70 and 80: The Koganei Study. Arch Gerontol Geriatr 1992；14；283-297.
11) Shibata H., Watanabe S., Kumagai S. et al: Nutrient intakes in the elderly living in an urban community. Facts and Research in Gerontology 1995. Nutritional

intervention and the elderly (Vellas B etal eds). Serdi, Paris, 1995, p125-132.
12) 柴田 博：疫学的調査から（都市部）. 日循協誌 1996；31；125-132.
13) 古谷野亘，柴田 博，中里克治ほか：地域老人における活動能力の測定－老研式活動能力指標の開発－. 日本公衛誌 1987；34；109-114.
14) Shibata H., Suzuki T., Shimonaka Y. eds: Longitudinal Interdisciplinary Study on aging. Serdi, Paris, 1997, p1-190.
15) Shibata H.：An overview of the Tokyo Metropolitan Institute of Gerontology-Longitudinal Interdisciplinary Study on Aging (TMIG-LISA, 1991-2001). JAPA 2000；8；98-108.
16) Shibata H., Watanabe S., Kumagai S. et al: Health problems in aging populations. J Epidemiol 1997；6；s70-s81.
17) 熊谷 修，柴田 博，渡辺修一郎ほか：地域高齢者の食品摂取パタンの生活機能「知的能動性」の変化に及ぼす影響. 老年社会科学 1995；16；146-155.
18) Shibata H., Kumagai S., Watanabe S. et al: Relationship of serum cholesterols and Vitamin E to depressive status in the elderly. J Epidemiol 1999；9；261-267.
19) Muldoon MF., Munuck SB., Matthews KA.：Lowering cholesterol concentrations and mortality trials. BMJ 1990；301；309-314.
20) 柴田 博：中高年こそ肉を摂れ!!，講談社，1999, p1-223.

# 第5章 高齢者の食と栄養に関する介入研究とエビデンス

熊谷　修*

## 1. 高齢者の健康水準を高めるための食生活

　いずれの年齢層でも疾病の危険因子の除去は重要である。しかし，pooling project research group[1]による虚血性心疾患の各危険因子の影響度を年齢層ごとに比較分析した成績は，興味深い（図5-1）。アメリカの30〜59歳の中高年男性8,422名を平均8.6年間追跡調査したものである。年齢層が高くなるにしたがい肥満度，血清コレステロール，喫煙の影響度は弱くなり，収縮期血圧の影響度は大きくなる。疾病の危険因子を特定するための疫学研究の多くは中年期を中心とした集団を追跡調査しており，危険因子の影響度は高く，関係は明瞭である。しかし，中年期の集団を主とした前向き調査で特定された疾病の危険因子の影響の程度が，高齢期では異なる場合も多い。これは，高齢者で構成される集団は，選択的脱落（selective attrition）を経ているためと考えられる[2]。いま一つは，高齢期では，老化の進行過程それ自体が疾病の危険因子になることを考慮する必要がある。

　血清アルブミンは高齢者の栄養指標として有用であると同時に老化の指標となる[3]。Cortiら[4]による4,000名をこえる71歳以上の地域高齢者の4年間の追跡研究は，高齢期の冠状動脈硬化性心疾患の発症ならびに死亡の危険因子として低アルブミン血症を挙げている。血清アルブミン値が3.8g/dℓ未満の群の冠状動脈硬化性心疾患の発症の相対危険度は4.3g/dℓ以上の群の約2.5倍である

---

＊　東京都老人総合研究所地域保健部門

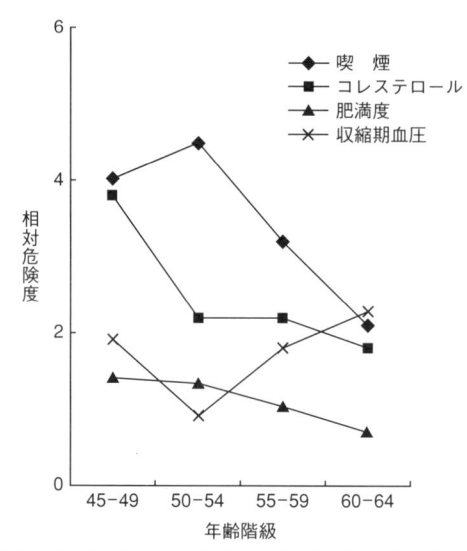

注：相対危険率は，各変数を5分位に分け最も高い分位の群の危険度が最も低い分位と次に低い分位を合わせた群の何倍になるか表している．

**図5-1 虚血性心疾患に対する各危険因子の寄与の年齢階級ごとの比較**（男性）[1, 3]

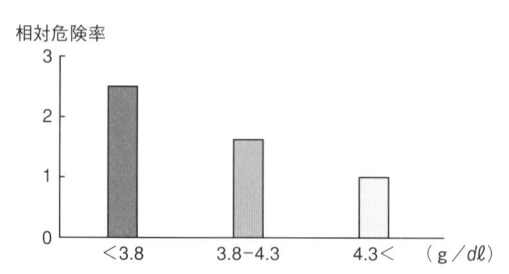

・コントロール変数：年齢，総コレステロール，HDLコレステロール，トリグリセライド，アルコール摂取量，収縮期血圧，拡張期血圧，喫煙，肥満度

**図5-2 血清アルブミン3分位ごとの冠状動脈硬化性心疾患死亡の相対危険率**（女性）[4]

(図5-2)。この結果は，数多くの交絡要因の影響が調整されており，関係は独立的といえる。高齢者では，低栄養が疾病の危険因子になることを銘記しなければならない。すなわち，低栄養により老化の進行した身体ではさまざまな疾病の発症が促進される[5]。

わが国における地域高齢者の長期縦断研究は，血清アルブミン値が高い群ほど生存率が高いことを示している[6]。高次生活機能の自立性の変化と血清総コレステロール値の関連を追跡調査した成績[7]は，血清コレステロールの低い群から生活機能の自立性が低下する者が高い群より高率に出現することを示している。さらに，75歳以上の自立高齢者の総死亡の危険因子を解析した研究[8]は，血清コレステロール値の低いことが総死亡の相対危険率をおし上げることを示している。この関係は女性で明瞭となり，231mg/dℓ以上の群に対して183mg/dℓ未満の群の相対危険率は3.02倍としている。図5-3は，高次生活機能を構成する知的能動性（創作，探索，余暇活動に代表される生活機能）の変化と食品摂取頻度パタンの関係を，地域在宅高齢者の代表サンプルを2年間追跡調査し解析した結果である[9]。肉類，牛乳ならびに油脂類を頻回に摂取するパタンが知的能動性の低下を抑制しており，独立的な関係を示している。良質な動物性タンパク質を十分摂取し良好な栄養状態を保持することが生活機能の低下を予防

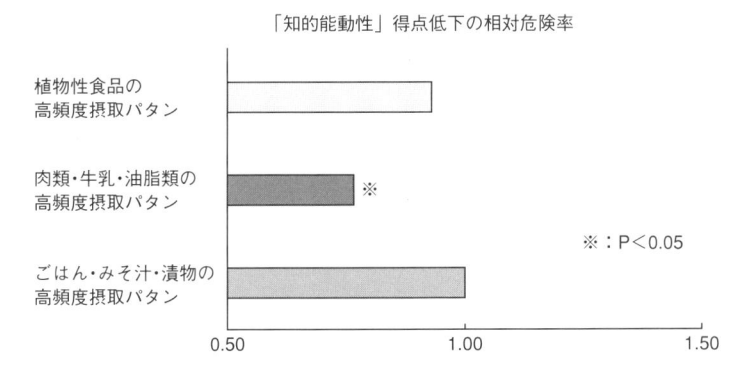

図5-3 高次生活機能「知的能動性」の変化と食品摂取頻度パタンの関連
　　　調整変数：性，年齢，学歴，ベースラインの「知的能動性」得点[9]

している。このように，高齢者の健康指標である生活機能の自立性と余命の予知因子は共通している。身体の栄養状態の良否が老化の進行を規定しており，低栄養により疾病の発症が促され，生活機能が障害され，その結果，余命が短縮されてしまう。

　すなわち，高齢者の健康の維持増進プログラムでは，低栄養を予防するための良好な食生活の推進を最優先する必要がある。疾病予防のため，その危険因子を除去あるいはコントロールする食事のみに着目するのではなく，健康状態を総合的に評価し，その水準を高めようとする視点が求められる。なによりも，高次生活機能が自立した活動的な余命を如何にして伸ばすかを目標にすべきなのである。

## 2．高齢者の食生活に関する介入研究の意義

　健康状態を維持増進するための手段を開発するためには介入研究が不可欠となる。追跡調査などの観察型研究で健康状態の制御要因が明確に示されても，それだけでは手段や施策は確立しない。確認できた制御要因を介入手段として，促しあるいは除去し，実行可能性，有効性および副次的作用の有無が科学的に評価されなければならない。

　これまでの中高年の介入研究の多くは，高血圧症，高脂血症，糖尿病など疾病の改善，あるいは予防を目的としている。虚血性心疾患の予防法の開発を目ざした MRFIT (Multiple Risk Factor Intervention Trial)[10] や Oslo Heart Study[11] は，食生活を含むライフスタイルの改善や薬剤を介入プログラムとして有効な手段を見出そうとした。North Karelia Project[12] は地域住民を対象として保健プログラムを展開し，有効な地域保健施策の開発を目ざしている。

　一方，高齢期の健康問題は，加齢に伴い進行する老化を基盤とした心身機能の低下と深く関わっている。そのため，身体の老化そのものを遅らせる手段も開発しなければならない。

　高齢者の健康水準を高める手段を開発するための介入研究は，生活機能の自

立度が多少なりとも障害された高齢者を対象としているのが大半である。目的は，障害の改善と予防である。Breslowら[13]は，ナーシングホームと長期療養施設（long term care facility）の入所者を対象に褥瘡の改善を目的とした介入研究を行っている。総エネルギー摂取量を一定にした，タンパク質エネルギー比14％と24％食の群を設定しており，介入期間は8週間である。タンパク質エネルギー比24％の群でのみ褥瘡面積の有意な縮小が認められている。この研究の介入対象の血清アルブミン値は，3.5g/dℓ以下である。低栄養により発症した褥瘡の改善には，タンパク質エネルギー比を増加することが有効であることを示している。生活機能が障害された高齢者の褥瘡の有効な改善と予防の手段の例示である。Fiataroneら[14]は，FICSIT（The frailty and injuries cooperative studies of intervention techniques）[15]の一環の介入研究において，平均年齢87.1歳のナーシングホーム入所者を対象に筋力を高め，生活機能の自立性を改善する介入研究を行っている。介入プログラムは，筋力トレーニングと栄養サプリメントである。介入期間は，10週間である。栄養サプリメントは，360kcal/240mℓであり，ベースライン時の日常の総エネルギー摂取量より約20％増加させようとするものである。筋力トレーニングによる介入を受けた群と筋力トレーニングに加え栄養サプリメントを受けた群は，栄養サプリメント単独の群あるいはコントロール群より，筋力が有意に向上している。生活機能が障害された高齢者への筋力トレーニングの有効性が示されている。栄養サプリメント単独では筋力と生活機能の低下が抑制できないとしている。しかし，介入期間中の総エネルギー摂取量の変化を各群で比較すると筋力トレーニングに加え栄養サプリメントを受けた群は，栄養サプリメントにより総エネルギー摂取量が増加しているのに対し，栄養サプリメント単独の群では，日常食からのエネルギー摂取量が大きく減少している。そのため，栄養サプリメント単独の群の総エネルギー摂取量は不変である。すなわち，この研究成績からでは，日常食に加え栄養状態を高めるために提供された栄養サプリメントの筋力や生活機能への単独の効果が検出しえない。後期高齢者を対象としたとき，日常の食事量に栄養サプリメントを単独で加え栄養素摂取の総量の増加を図り効果を

評価する介入デザインはむずかしいのかもしれない。また，分析結果に影響している要因として介入期間やベースライン時の栄養素摂取水準も考慮しなければならない。生活機能が障害された高齢者の健康水準を高めるための栄養状態改善の意義を明らかにし，その手段を開発することの難しさがうかがえる。

高齢者の健康と食生活に関わるさまざまなサービスの取り組みが地域や施設で数多く行われている。しかし，その大半は活動の効果が評価されていない。生活機能の自立性にかかわらず高齢者の身体の栄養状態を維持増進するための科学的評価を経た有用な手段が数多く例示される意義は大きい。

## 3．自立高齢者の老化遅延をめざして―介入研究とエビデンス―

Schrock[16]よる高齢者人口の健康水準の正規分布モデルによれば，要介護となる障害を有する者の割合は約5％であり，援護が必要な生活機能の自立性が障害されはじめている者の割合と合算しても生活機能の自立度が低下した高齢者の割合は，全体の2割余りにすぎない。一方，これらの割合に対応して，高次生活機能の自立性が高く，高い能力を持ち合わせている高齢者が同率で存在し，全体の7割以上は障害を持つことなく地域で独立した生活を営んでいる。この健康水準にある高齢者の健康の維持増進の手段開発は急がなければならない。

Svanborgら[17]は，ヨーテボリにおいて，地域で独立した生活を営み自立している70歳以上の高齢者を対象とした老化遅延のための学際的プログラムによる介入研究を開始した。活動的な余命の伸長をめざす，いわば「寝たきり予防，元気で長生き」の手段と施策の開発である。この介入研究は，縦断研究[18-22]を先行させ，対象地域の高齢者の老化の制御要因を特定する綿密な分析を行っている。有用な介入プログラムを開発するうえで欠かせない取り組みである。地域在宅高齢者の大半を占める健康度の高い高齢者のための先駆的研究であり，きわめて意義深い。研究成果の公表がまたれる。

わが国においては，自立高齢者を対象とした老化遅延のための介入研究[23]

がある。介入プログラムは，生活機能の自立性の高い高齢者の老化そのものの遅延を目的とし，学際的に構成されている。さらに，地域で広く行われている生涯学習事業においても運用できるよう実行可能性に配慮工夫されたプログラムとなっている。成果は，示唆に富むものである。この研究成果の詳細を紹介する。

表5-1-1 介入プログラムの運営概要と実施状況[23]

介入プログラムの概要と実施状況

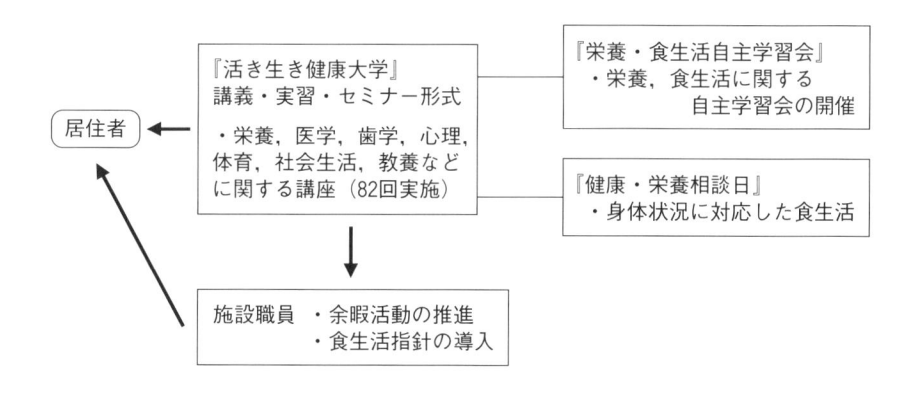

```
                    ┌─────────────────────┐   ┌─『栄養・食生活自主学習会』
                    │『活き生き健康大学』   │──┤・栄養，食生活に関する
                    │講義・実習・セミナー形式│  │    自主学習会の開催
  ┌─────┐  ←── │・栄養，医学，歯学，心理，│  
  │居住者│       │体育，社会生活，教養など│  ┌─『健康・栄養相談日』
  └─────┘       │に関する講座（82回実施）│──┤・身体状況に対応した食生活
     ↑              └─────────────────────┘
     │                       ↓
     │              ┌─────────────────────┐
     └──────  │施設職員 ・余暇活動の推進│
                    │         ・食生活指針の導入│
                    └─────────────────────┘
```

### 介入プログラムの実施状況

| プログラム | 内容／構成 | 実施回数 | 延べ参加人数 |
| --- | --- | --- | --- |
| 活き生き<br>健康大学 | 医学，歯学 | 18 | 704 |
| | 栄養 | 12 | 493 |
| | 心理 | 10 | 395 |
| | 体育 | 14 | 336 |
| | 社会生活 | 11 | 358 |
| | 教養，交流会 | 17 | 587 |
| 栄養食生活<br>自主学習会 | 活き生き健康<br>大学の内容補足 | 9 | 138 |
| 健康・栄養<br>相談 | 個人相談 | 65 | 92 |

## （1）介入対象と介入プログラム

介入対象は有料老人ホームの居住者122名である。解析対象（44名）の平均年齢は74.3歳であり，高次生活機能の自立度の測定尺度である老研式活動能力指標[24]の平均点は11.3点である（以下，介入群と記す）。わが国の地域高齢者の代表サンプル[25]と同水準であり，高次生活機能の自立度が高い高齢者といえる。

介入期間は，2年間である（1993〜1995年）。介入プログラムの運営方法は，表5-1-1に示したとおりである。介入プログラムは，栄養，医学，歯科，心理，体育，社会生活，および教養などの講座で構成され，講義，実習，セミナー形式で行われている。各プログラムは，分野別に管理栄養士，医師，体育指導員などが担当し，ほぼ毎週約1時間開催され，合計82回行われた[26]。これらのプログラムに加え，栄養と食生活に関する理解を深めるための自主学習会，ならびに個人の健康状態に応じた食生活を促すための個人栄養相談を同時開催している。介入プログラムの一部として展開された栄養改善プログラムでは食

表5-1-2 介入プログラムで用いられた食生活指針[23]

〈老化遅延のための食生活指針〉
1. 3食のバランスをよくとり，欠食は絶対さける
2. 動物性タンパク質を十分に摂取する
3. 魚と肉の摂取は1：1程度の割合にする
4. 肉は，さまざまな種類を摂取し，偏らないようにする
5. 油脂類の摂取が不十分にならないように注意する
6. 牛乳は，毎日200ml以上飲むようにする
7. 野菜は，緑黄色野菜，根野菜など豊富な種類を毎日食べる
   火を通して摂取量を確保する
8. 食欲がないときはとくにおかずを先に食べごはんを残す
9. 食材の調理法や保存法を習熟する
10. 酢，香辛料，香り野菜を十分に取り入れる
11. 味見してから調味料を使う
12. 和風，中華，洋風とさまざまな料理を取り入れる
13. 会食の機会を豊富につくる
14. かむ力を維持するため義歯は定期的に点検を受ける
15. 健康情報を積極的に取り入れる

生活指針が示されている(表5-1-2)。良質なタンパク質の適量摂取など高齢者の低栄養予防をめざした内容となっている。着目しなければならない食品群に関する情報に加え,「食品の調理,保存法の習熟」や「食を介して社会交流を促す会食」のすすめなど食生活を構成する要素が広く網羅されており,食生活全体を促すことを目標としている。学際的介入プログラムは,「活き生き健康大学」と名づけられ,就労などで参加できない者のために講座の様子はビデオ収録され随時学習できるように体制も整えている。施設職員とも連携し,介入プログラムの運営がなされている。

(2)介入効果の評価方法

この研究では,学際的介入プログラムが食品摂取習慣と身体栄養指標へ及ぼす効果を評価している。

介入効果を評価するため身体栄養指標として,血清アルブミン,総コレステロール,HDL コレステロール,BMI (body mass index) を選び測定している。食習慣は,15食品群の食品摂取頻度調査により把握している。さらに,日常生活の活動度を測定するためライフスタイル変数として運動・スポーツ習慣をとりあげ,その実施頻度を観察している。運動・スポーツ習慣は,個人が運動やスポーツと認識している日常行動すべてとしている。高齢者の体力水準は個人差が極めて大きい。高齢者では,園芸や早足による散歩などの適度な負荷も健康状態に好影響を及ぼすことが示されている[26]。体力やスポーツ技術の水準を高めようとする行動に加え,軽い体操,散歩,園芸などの余暇活動も運動・スポーツ習慣に含められるべきである。活動的な日常行動を広く捉え,身体活動度を評価することは妥当と考えられる。食習慣の改善と活動的な生活の推進は,相加的ではなく相乗的な効果が期待できる。高齢者の食生活に介入する際,余暇活動なども含めた身体活動度を測り知る変数も観察し評価すべきである。

有料老人ホームは生活機能が自立した高齢者の住宅の一選択肢であることを考慮し,対照群(133名)は,地域在宅高齢者の代表サンプルから選んでいる。介入群と性,年齢はマッチングさせている。

## 表5-2-1 介入群の食品摂取頻度の変化[23]

| 食品群 | | ほとんど毎日 #(毎食) | 2日に1回 1日に2回 | 週に1,2回 1日に1回 | ほとんど食べない 日によって食べない | P+ |
|---|---|---|---|---|---|---|
| ごはん# | ベースライン | 25.0 | 68.2 | 4.5 | 2.3 | 0.650 |
| | 介入後 | 22.7 | 75.0 | 2.3 | 0.0 | |
| みそ汁# | ベースライン | 15.9 | 59.1 | 22.7 | 2.3 | 0.162 |
| | 介入後 | 13.6 | 54.5 | 20.5 | 11.4 | |
| 漬物# | ベースライン | 34.1 | 45.5 | 6.8 | 13.6 | 0.535 |
| | 介入後 | 25.0 | 45.5 | 11.4 | 18.2 | |
| パン | ベースライン | 59.1 | 2.3 | 22.7 | 15.9 | 0.700 |
| | 介入後 | 54.5 | 13.6 | 18.2 | 13.6 | |
| めん類 | ベースライン | 2.3 | 6.8 | 63.6 | 27.3 | 0.533 |
| | 介入後 | 9.1 | 9.1 | 43.2 | 38.6 | |
| 魚介類 | ベースライン | 65.9 | 25.0 | 6.8 | 2.3 | 0.162 |
| | 介入後 | 84.1 | 4.5 | 11.4 | 0.0 | |
| 肉類 | ベースライン | 27.3 | 40.9 | 22.7 | 9.1 | 0.008* |
| | 介入後 | 54.5 | 25.0 | 15.9 | 4.5 | |
| 卵類 | ベースライン | 38.6 | 25.0 | 22.7 | 13.6 | 0.058 |
| | 介入後 | 59.1 | 18.2 | 11.4 | 11.4 | |
| 牛乳 | ベースライン | 79.5 | 4.5 | 2.3 | 13.6 | 0.624 |
| | 介入後 | 84.1 | 2.3 | 13.6 | 0.0 | |
| 大豆製品 | ベースライン | 56.8 | 22.7 | 20.5 | 0.0 | 0.537 |
| | 介入後 | 50.0 | 27.3 | 22.7 | 0.0 | |
| 緑黄色野菜類 | ベースライン | 77.3 | 13.6 | 9.1 | 0.0 | 0.221 |
| | 介入後 | 88.6 | 6.8 | 4.5 | 0.0 | |
| 海草類 | ベースライン | 59.1 | 25.0 | 6.8 | 9.1 | 0.429 |
| | 介入後 | 61.4 | 25.0 | 13.6 | 0.0 | |
| いも類 | ベースライン | 11.4 | 36.4 | 43.2 | 9.1 | 0.875 |
| | 介入後 | 20.5 | 18.2 | 52.3 | 9.1 | |
| 果物 | ベースライン | 86.4 | 11.4 | 0.0 | 2.3 | 0.043* |
| | 介入後 | 97.7 | 2.3 | 0.0 | 0.0 | |
| 油脂類 | ベースライン | 43.2 | 18.2 | 31.8 | 6.8 | 0.000* |
| | 介入後 | 86.4 | 9.1 | 4.5 | 0.0 | |

単位(%)
+ Wilcoxon符合順位検定による。*有意差あり。

3. 自立高齢者の老化遅延をめざして—介入研究とエビデンス— 95

表 5-2-2 対照群の食品摂取頻度の変化[23]

| 食品群 | | ほとんど毎日 #(毎 食) | 2日に1回 1日に2回 | 週に1, 2回 1日に1回 | ほとんど食べない 日によって食べない) | P+ |
|---|---|---|---|---|---|---|
| ごはん# | ベースライン | 37.6 | 50.4 | 11.3 | 0.8 | 0.185 |
| | 2年後 | 38.8 | 48.1 | 17.3 | 0.8 | |
| みそ汁# | ベースライン | 14.3 | 15.0 | 62.4 | 8.3 | 0.717 |
| | 2年後 | 8.3 | 23.3 | 61.7 | 6.8 | |
| 漬物# | ベースライン | 26.3 | 28.6 | 33.8 | 11.3 | 0.863 |
| | 2年後 | 27.8 | 27.1 | 33.8 | 11.3 | |
| パン | ベースライン | 54.9 | 8.9 | 23.3 | 12.0 | 0.720 |
| | 2年後 | 54.9 | 14.3 | 16.5 | 14.3 | |
| めん類 | ベースライン | 18.8 | 29.3 | 41.4 | 10.5 | 0.189 |
| | 2年後 | 26.3 | 26.3 | 36.8 | 10.5 | |
| 魚介類 | ベースライン | 36.8 | 46.6 | 15.0 | 1.5 | 0.846 |
| | 2年後 | 42.1 | 35.3 | 20.3 | 2.3 | |
| 肉 類 | ベースライン | 12.8 | 35.3 | 47.4 | 4.5 | 0.014* |
| | 2年後 | 19.5 | 42.1 | 33.8 | 4.5 | |
| 卵 類 | ベースライン | 51.1 | 27.1 | 19.5 | 2.3 | 0.396 |
| | 2年後 | 54.1 | 28.6 | 13.5 | 3.8 | |
| 牛 乳 | ベースライン | 72.2 | 3.8 | 6.8 | 17.3 | 0.986 |
| | 2年後 | 68.4 | 9.0 | 6.8 | 15.8 | |
| 大豆製品 | ベースライン | 52.4 | 28.6 | 18.0 | 0.8 | 0.376 |
| | 2年後 | 46.6 | 34.6 | 15.8 | 3.0 | |
| 緑黄色野菜類 | ベースライン | 86.5 | 10.5 | 3.0 | 0.0 | 0.702 |
| | 2年後 | 85.0 | 11.3 | 3.8 | 0.0 | |
| 海草類 | ベースライン | 42.9 | 33.1 | 20.3 | 3.8 | 0.614 |
| | 2年後 | 42.1 | 32.3 | 20.3 | 5.3 | |
| いも類 | ベースライン | 22.6 | 39.8 | 36.8 | 0.8 | 0.744 |
| | 2年後 | 27.8 | 33.8 | 36.1 | 2.3 | |
| 果 物 | ベースライン | 74.4 | 14.3 | 10.5 | 0.8 | 0.694 |
| | 2年後 | 73.7 | 18.0 | 7.5 | 0.8 | |
| 油脂類 | ベースライン | 51.9 | 19.5 | 26.3 | 2.3 | 0.940 |
| | 2年後 | 48.1 | 25.6 | 23.3 | 3.0 | |

単位（%）
+ Wilcoxon 符合順位検定による。*有意差あり。

### (3) 介入成果

表5-2は，主要食品の介入群と対照群の摂取頻度の変化を示している。介入群では肉類，果物および油脂類の有意な増加が認められている。これに対し，対照群では，肉類の有意な増加が認められるものの，ほかの食品群の摂取頻度には変化はみられていない。

図5-4は，両群の身体栄養指標の変化を比較している。介入群では，血清アルブミンとBMIが有意に増加している。血清総コレステロールは変化していない。一方，対照群では血清アルブミンとBMIが有意に低下している。HDLコレステロールは両群で有意に増加している。図5-5は，介入群の運動・スポーツの実施頻度の変化を示している。運動・スポーツの実施頻度が有

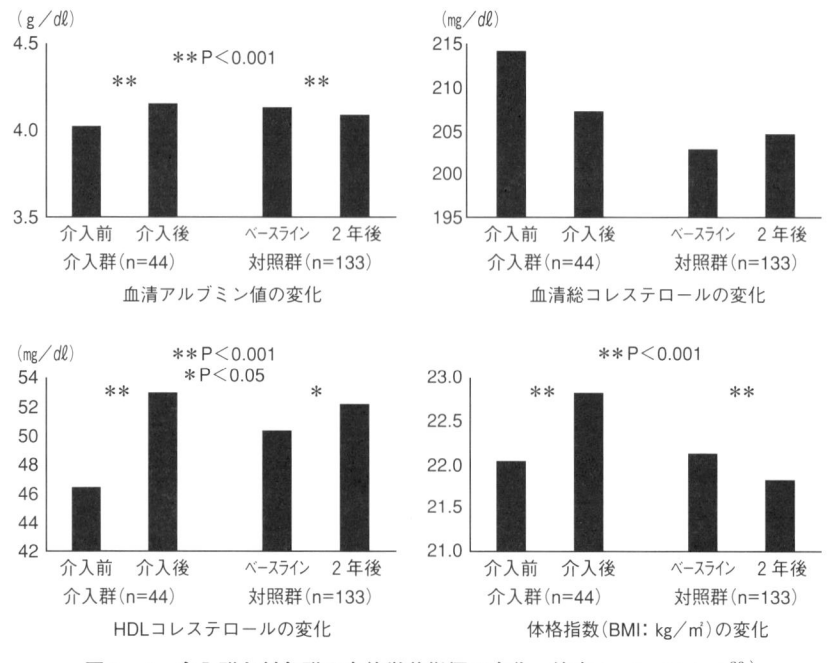

**図5-4 介入群と対象群の身体栄養指標の変化**　検定：paired t-test[23]

(%)

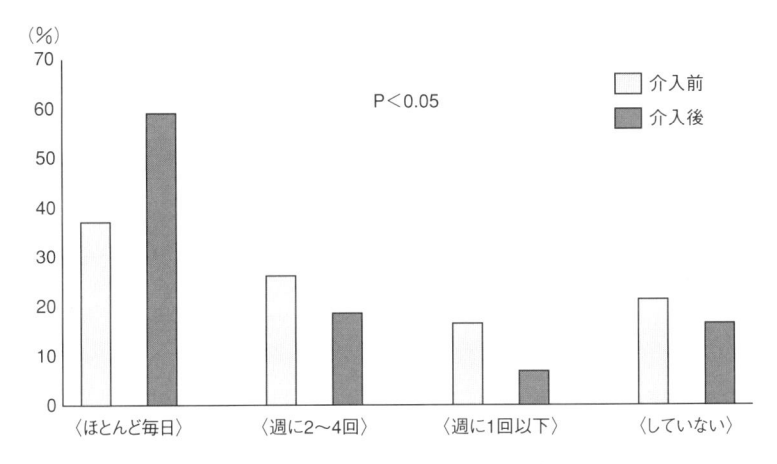

図5-5 介入群の運動・スポーツの実施頻度の変化[23]（Wilcoxon符合順位検定）

表5-3 介入群における2年間の血清アルブミン変化量[*1]の関連要因（重回帰分析結果）[23]

| 要因 | 標準偏回帰係数 |
| --- | --- |
| 老研式活動能力指標総合点 | 0.226 |
| 介入プログラム参加回数[*2] | 0.389[*3] |
| 性（→女性） | −0.193 |
| 年齢 | −0.251 |
| ベースラインの血清アルブミン値 | −0.333 |
| 寄与率 | 21.8% |

*1 従属変数とした血清アルブミン変化量は，介入後の値から介入前の値を差し引いた値とした。
*2 「活き生き健康大学」の参加回数
*3 $p < 0.05$

意に増加しており，介入群では明らかな身体活動度の増加が認められている。

この研究は，介入群の血清アルブミン値の増加に対する介入プログラムの寄与を分析している。解析モデルは，介入前後の血清アルブミン変化量を従属変数とした重回帰分析である。説明変数は，介入プログラム参加回数，性，年齢，ベースラインの老研式活動能力指標，ベースラインの血清アルブミン値である。

介入プログラム参加回数が有意な正の関係を示し，介入プログラム「活き生き健康大学」に参加することが血清アルブミン値の増加を独立的に促している（表5-3）。

　加齢に伴う食品摂取の変化は時代の影響（period effect）を受ける[27]。時代の影響を知るためには，国民栄養調査成績のような時間差調査（time lag study）データが有用である。この介入期間の国民栄養調査成績によれば肉類，緑黄色野菜および果物の摂取量は，増加傾向を示している。一方，油脂類は一定で推移している。介入群で認められた果物と肉類の摂取頻度の増加は，時代の影響も受けた変化なのかもしれない。しかし，対照群では，肉類のみの増加である。介入群の油脂類の摂取頻度の変化は，国民栄養調査成績の傾向とは異なり増加している。さらに，介入群では，身体栄養指標の血清アルブミンとBMIは有意に増加し，対照群では有意に低下している。介入群で認められた食品摂取頻度の変化は時代の影響を凌駕した介入効果と考えられる。血清アルブミンとBMIの増加は，食品摂取習慣が改善された結果として表出したと考えられる。

　血清アルブミンは，加齢に伴い有意に低下する[2]。対照群で認められたアルブミンの有意な低下は，加齢によるものと考えられる。血清アルブミンは，栄養指標であると同時に総死亡の独立的な予知因子であり，老化のよいマーカーである。介入群で血清アルブミンが有意に増加したことは，総死亡のリスクが低下したことを意味しており，老化の進行が抑制されいる。介入群では，介入による明らかな老化の遅延効果が認められている。

　介入群と対照群では，血清総コレステロールは変化せず，HDLコレステロールが有意に増加している。HDLコレステロールは，肥満度と負，一方，身体活動度とは正の関係があることは介入研究で実証ずみである[28,29]。介入群では，肥満度が増加したにもかかわらずHDLコレステロールは増加していた。これは，運動・スポーツの実施頻度の増加に伴う身体活動度が増加したことによると考えられる。対照群のHDLコレステロールの増加は，肥満度の低下によると考えられる。学際的な介入プログラムは血清脂質構成にも好影響を及ぼしていることがわかる。

介入群では，学際的介入プログラムへの参加回数が独立的に血清アルブミンの増加を促している。学際的介入プログラム「活き生き健康大学」では，栄養改善プログラムと同時に体育や余暇活動のプログラムも行われた。地域在宅高齢者を対象とした余暇活動と食生活の関係を分析した研究成績[31]は，余暇活動は良好な食生活を促すことを示している。介入プログラムとして展開された各種学習活動や余暇活動の推進も栄養状態の改善に大きく寄与したと考えられる。

この介入研究では，介入プログラムの効果が食生活に明確に表れている。高齢者が高い関心を示す健康習慣は食生活と運動であり，また，高齢者は中年者より好ましい保健習慣を持つものが多い[32]。高齢者は介入により提供された普及啓発情報に高い関心を持ち，保健行動としてライフスタイルに速やかに取り込む姿が容易に想定できる。

介入効果は介入対象の属性に規定される。本稿では示さなかったが，介入群は対照群より喫煙する者の割合が少なく，運動・スポーツをする者の割合が多い[9]。さらに，ベースラインの肉類と果物の摂取頻度は，介入群のほうが多い。在宅中高年の食品摂取パタンとライフスタイルの関係を分析した研究[32]は，運動習慣と肉類や植物性食品の摂取には正の関係のあること，そして，喫煙習慣は，植物性食品の摂取を抑制することを示している。ライフスタイルや嗜好習慣の違いが両群間のベースライン時の食習慣にあらわれている。この介入研究で介入効果が明瞭に表出したのは，介入群が良好な保健習慣を持つ者で構成されていたためなのかもしれない。介入効果を分析するにあたり，介入対象の属性とライフスタイルの特性を把握することは欠かせない。

この介入研究は，老化遅延のために考案された学際的な介入プログラムが生活機能の自立した高齢者の食品摂取習慣や身体の栄養状態の改善に有効であり，老化を遅らせるために有用な手段であることを実証している。展開された介入プログラムは，自治体などが行う住民サービス事業で実施可能なように工夫されている。そのため，自立した地域高齢者を対象としてもその実行可能性は確保され，同様な効果が期待できる。

わが国における，高齢者の老化そのものを遅らせる手段開発のための先行研究であり，その手段の一例が提示できたことの意義は大きい。

高齢者の老化遅延のための介入の有効性は，総合的に評価される必要がある。また，介入研究により有効性の検証を経て例示された介入プログラムであっても，社会・人口学的要因，身体要因，ならびにライフスタイル要因の異なる他の対象集団おいても，その有効性が保証されているわけではない。心身にわたる包括的な老化遅延の手段を確立するため介入研究の成果を蓄積しなければならない。

**文 献**

1) The Pooling Project Research Group：Relationship of blood pressure, serum cholesterol, smoking habit, relative weight, and ECG abnormalities to incidence of major coronary events, final report of pooling project. J Chron Dis 1978；31；201-306.
2) Shibata S., Haga H., Ueno M. et al：Longitudinal changes of serum albumin in elderly people living in the community. Age Ageing 1991；20；417-420.
3) 柴田　博：動脈硬化の危険因子としての加齢（疫学）．現代医療1991；23；2391-2394.
4) Corti M., Salive ME., Guralink JM. et al：Serum albumin and physical function as predictors of coronary heart disease mortality and incidence in older persons. J Clin Epidemiol 1996；49；519-526.
5) 熊谷　修，柴田　博：高齢者の低栄養，低栄養と疾病の関係．Geriat Med 1997；35；739-744.
6) 柴田　博：栄養と総死亡．中高年の疾病と栄養（柴田　博編），建帛社，1996, p3-19.
7) 熊谷　修，柴田　博，渡辺修一郎ほか：生活機能の自立度の変化と血清コレステロールとの関連　-小金井縦断研究-．日本公衛誌（supple）1994；41；931.
8) 渡辺修一郎：寿命の規定要因．中年からの老化予防に関する医学的研究　—サクセスフルエイジングをめざして—．長期プロジェクト研究報告書「中年からの老化予防総合的長期追跡研究」，東京都老人総合研究所，2000, p65-74.
9) 熊谷　修，柴田　博，渡辺修一郎ほか：地域高齢者の食品摂取パタンの生活機能「知的能動性」の変化に及ぼす影響．老年社会科学　1995；16；146-155.
10) Multiple Risk Factor intervention Trial Group：Multiple Risk Factor intervention

Trial (MRFIT), Risk factor changes and morbidity results. JAMA 1992 ; 248 ; 1465-1477.
11) Hjerman I., Byre KV., Holme I. et al : Effect of diet and smoking intervention on incidence of coronary heart disease. Report from the Oslo Study Group of a randomized trial in healthy man. Lancet 1981 ; 2 ; 1303-1310.
12) Puska P., Tuomilehto J., Solonen J. et al ; Changes in coronary risk factors during comprehensive five-year community programe to control cardiovascular disease (North Carelia Project). BMJ 1979 ; 2 ; 1173-1178.
13) Breslow RA., Hallfrisch J., Guy DG. et al : The importance of Dietary protein in healing pressure ulcers. J Am Geriatr Soc 1993 ; 41 ; 357-362.
14) Marcia J., Schechtman KB., Miller P. et al : Frailty and injuries in the later life : The FICSIT Trials. J Am Geriatr Soc 1993 ; 41 ; 283-293.
15) Fiatarone MA., O'Neill EF. et al : Exercise and nutritional supplementation for physical frailty in very elderly people. N Engl J Med 1994 ; 330 ; 1769-1775.
16) Schrock MM. : Hollistic Assessment of the HealthyAged, John Wiley & Sons, 1980.
17) Svanborg A. : A medical-social intervention in a 70-year-old Swedish population : Is it possible to postpone functional decline in aging. J Gerontol 1993 ; 48 (special issue) ; 84-88.
18) Eriksson BG., Mellstrom D., Svanborg A. : Medical-social intervention in a 70-year-old Swedish population. A general presentation of methodological experience. Comp Gerontol 1987 ; 1 ; 49-56.
19) Jagenbrug A., Svanborg A. : Blood component in a 70-year-old population. Clin Chem Acta 1981 ; 112 ; 301-304.
20) Landahl S., Bengtsson G., Sigurdsson JA. et al : Age-related changes in blood pressure. Hypertension 1986 ; 8 ; 1044-1049.
21) Nilsson-Ehle H., Jagenburg R., Landahl S. et al : Haematological abnormalities in a 70-year-old population. Consequences for health-related reference interval. Eur J Haematology 1988 ; 41 ; 136-146.
22) Nilsson-Ehle H., Jagenburg R., Landahl S. et al : Serum Cobalamins in the elderly : a longitudinal study of a representative population sample from age 70 to 81. Eur J Haematology 1991 ; 47 ; 10-16.
23) 熊谷 修, 柴田 博, 渡辺修一郎ほか：自立高齢者の老化を遅らせるための介入研究. 有料老人ホームにおける栄養状態改善によるこころみ. 日本公衛誌 1999 ; 46 ; 1003-1012.
24) 古谷野亘, 橋本廸生, 府川哲夫ほか：地域老人の生活機能, 老研式活動能力指標に

よる測定値の分布. 日本公衛誌 1993；40；468-474.
25) 古谷野亘, 柴田 博, 中里克治ほか：地域老人における活動能力の測定. 老研式活動能力指標の開発. 日本公衛誌 1987；34；109-114.
26) Shepherd RJ.：Aging physical activity and health 1997. Human Kinetics. (ed), Champaign IL.
27) 東京都老人総合研究所, 地域保健部門. 老化予防のこころみ. シルバーマンションにおける介入研究. 1996.
28) 柴田 博：老化の学際的縦断研究. 高齢者の生活と長寿科学（祖父江逸郎編）, 長寿科学振興財団, 1991, p17-28.
29) Hully SB., Cohen R., Widdowson G.：Plasma high density lipoprotein choresterol level. Influence of risk factor intervention. JAMA 1977；238；2269-2271.
30) 須山靖男, 柴田 博, 松崎俊久ほか：体重変化の HDL コレステロールに及ぼす影響. 日老医誌 1982；1982；1-7.
31) 須山靖男, 芳賀 博, 柴田 博ほか：地域在宅高齢者の食品摂取パタンに関連する要因.
32) 熊谷 修, 柴田 博, 須山靖男ほか：在宅中高年の食品摂取パタンとその関連要因. 老年社会科学 1992；14；24-33.

# 第6章 「健康日本21」の意義と目標

吉池　信男*

## 1. はじめに

　循環器疾患,糖尿病,脳卒中,一部のがんなど,食事,運動,飲酒,喫煙等の生活習慣の集積がその大きな要因になると考えられている疾病に対して,1996年の公衆衛生審議会成人病部会の意見具申により,旧来の"成人病"から"生活習慣病"という言葉が用いられるようなった[1]。この言葉が伝えようとしているメッセージは,従来の医療による診断・治療から,保健あるいは日常生活における一次予防により重点をおこうとする今日の必然的な潮流であり,またその背景にある超高齢化社会とそれによる医療・介護負担に対する真剣な対処が"待ったなし"の状況であることを暗示するものである。

　2000年3月,厚生省は21世紀における健康づくり運動のあり方を国民および健康に関連するさまざまな団体に対して提言するものとして,「健康日本21」[2]を発表した。これは,米国において1990年に発表された包括的な保健・医療政策である Healthy People 2000[3] に類するものである。「健康日本21」では,「食生活・栄養」,「身体活動・運動」,「こころの健康づくり」,「たばこ」,「アルコール」,「歯の健康」,「糖尿病」,「循環器病」,「がん」の各領域について,合わせて約80の目標項目を設定し,現状を示すベースライン値と10年後の目標値を示すことにより,保健分野における対策と評価のプロセスを明らかにしようとしている。

---

＊　国立健康・栄養研究所成人健康・栄養部

## 第6章 「健康日本21」の意義と目標

この運動では，①さまざまな疾病や事故によってひき起こされる早世を減らすこと，②高齢者が寝たきりや痴呆等により生活の質が損なわれる期間を短縮すること，すなわち健康寿命を延ばすという2点を最終目標としている[2]。その実現をはかるためには，現在日本人の死亡原因の3分の2弱を占める生活習慣病の予防が必然的にその中心的課題となっており，とりわけ「食生活・栄養」はこれまでになく重要視されるようになってきている。

一方，1990年代半ば以降におけるわが国の栄養施策の展開から「健康日本21」をとらえてみると，その源流を1997年の「厚生省：21世紀の栄養・食生活あり方検討会報告書」[4]にみることができる。すなわち，この報告書において，国民の栄養・食生活上の課題が，1）生活の質（QOL），健康，疾病，2）栄養状態，3）栄養素，食物等の摂取状態，4）食生活，食行動，5）食物へのアクセス，6）情報へのアクセス　の6つの段階に整理され，これらの各段階について，ベースライン診断を行うこと，それに基づいて政策が決定され，実施されること，実施された政策の有効性を経過も含めて評価することが重要であるとされている（図6-1）。そして，その具体化のために「日本版ヘルシーピープル」を推進することが，本報告書において初めて提唱された。

「21世紀の栄養・食生活あり方検討会報告書」は，1992年に世界栄養宣言（ロ

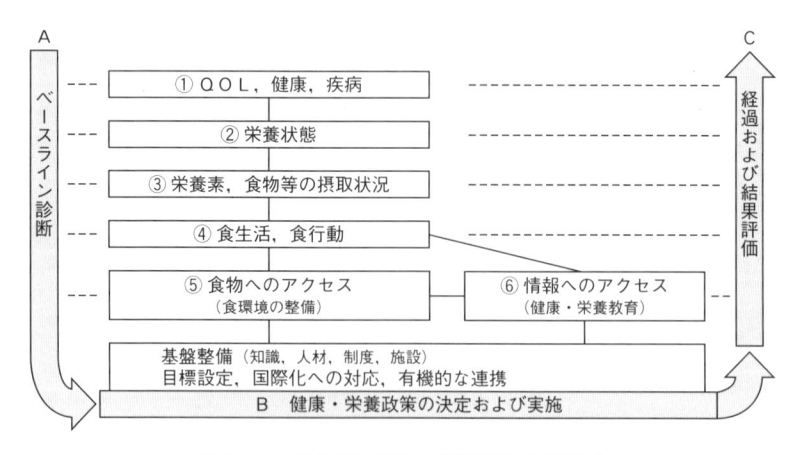

図6-1　21世紀の健康・栄養政策の概要[4]

ーマ宣言)が採択された後に示された最初の栄養政策の枠組みであり,ローマ宣言が各国に策定を求めていた"National Plan of Actions for Nutrition"に相当するものと考えられる。見方をかえれば,健康日本21の「栄養・食生活」は,この"National Plan of Actions for Nutrition"の一つの構成要素として策定されたとも考えることができる[5]。

## 2.「健康日本21」の目的と基本方針[6]

「健康日本21」が最終的に目ざすところは,すべての国民が健やかで心豊かに生活できるような活力ある社会を築くことである。そのために,壮年期死亡の減少,健康寿命の延伸および生活の質の向上を実現しようとしている。また,先に述べたように,現在急速に進行している少子高齢化,それに伴う慢性疾患患者数あるいは寝たきりや痴呆の増加,医療費および介護負担の増加に由来する深刻な社会的問題の解消も,現実的にはたいへん重要な目的であろう(図6-2)。

そして,この計画は,2000年度から2010年度までの10年間に施行され,最終年度に行われる評価が,その後の施策の展開に反映されることとなっている。また,2005年度には中間評価として各目標項目の達成状況のモニタリングおよ

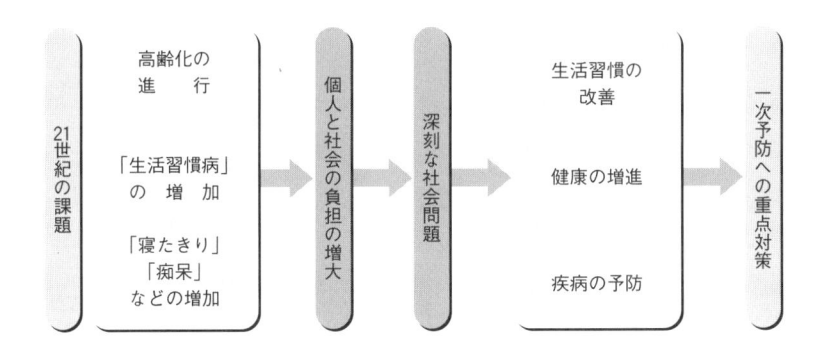

図6-2 「健康日本21」の社会的背景[6]

び中間的な見直しがされる予定である。

さて,「健康日本21」の基本方針としては,以下の4点が挙げられている。

① 一次予防の重視：従来,生活習慣病対策の中心であった健診による早期発見あるいは治療にとどまらず,健康を増進し,疾病の発病を予防する「一次予防」に一層の重点を置く。

② 健康づくり支援のための環境整備：生活習慣の改善や健康づくりに取り組もうとする個人に対して,行政機関,医療保険者,保健医療機関,教育関係機関,マスメディア,企業,ボランティア団体等の健康に関わる様々な関係者が連携して,社会全体が支援していく環境を整備する（図6-3）。

③ 目標等の設定と評価：健康づくりに関わる多くの関係者が現状および課題について共通の認識を持った上で,保健医療上の重要な課題を選択し,科学的根拠に基づいた具体的な目標を設定する。そして,目標到達のための諸活動の成果を評価して,その後の計画に反映できるようにする。

④ 多様な実施主体による連携のとれた効果的な運動の推進：個人が主体的に行う生活習慣の改善を支援するために,マスメディアや各種保健事業を活用した,きめ細かな情報提供を推進するとともに,現在実施されている老人保健事業や保健事業の有機的な連携をはかる。

このような基本方針をもとに,いわゆる「計画・執行・評価」(Plan-Do-See)のサイクルを確立しながら,国および地方において,健康づくり施策が展開されようとしている。

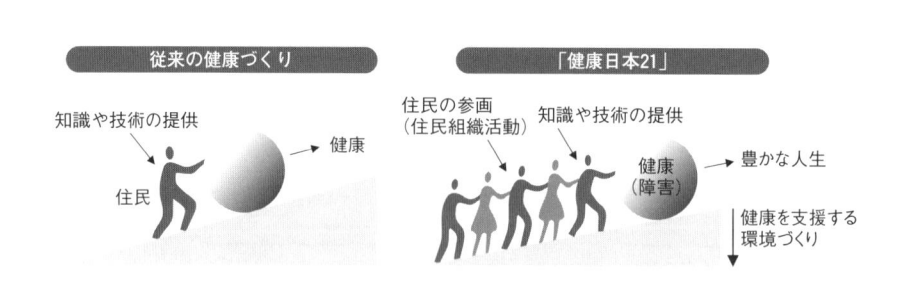

図6-3 「健康日本21」における環境整備[6]

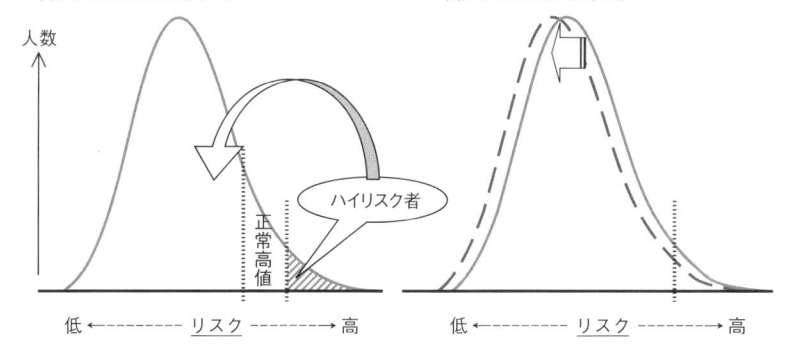

## 3. ハイリスク・ストラテジーと
## ポピュレーション・ストラテジー[7,8]

　生活習慣病の予防的手段をより包括的かつ戦略的に行おうとする場合には，主に個人に対するアプローチと集団全体に対するアプローチとをうまく組み合わせていく必要がある。「健康日本21」においても，両者それぞれの意義と，特に集団全体に対するアプローチの重要性が強調されている[6]。

　ハイリスク・ストラテジー（high risk strategy）は，例えば医療機関などにおいて高血圧患者の非薬物および薬物療法を行うといった，疾病リスクの高い一部の者に対する個別的・重点的介入を意味する。また，小集団への生活習慣指導（例えば，検診事後指導としての「減塩教室」等）もこの範ちゅうに含まれる。この方策は，個人個人に対する直接的な効果は大きいと思われるが，集団全体に与える影響は限られていることが多い[8,9]（図6-4a）。

　一方，減塩，過剰飲酒への対策，適正な身体活動の習慣化などは，疾病リスク

a）個人（ハイリスク者）を対象とした対策
　少数のハイリスク者より，人数の多い正常高値者からの罹患数が多いため，ハイリスク・ストラテジーだけでは，集団全体の罹患数を十分に減少させることは出来ない。

b）集団を対象とした対策
　集団全体の分布をシフトさせることにより，ハイリスク者のみならず，正常高値や境界域の者を減少させ，集団全体としての罹患数を大幅に減少させることが出来る。

図6-4　ハイリスク・ストラテジーとポピュレーション・ストラテジー

の高い一部の者のみの問題ではなく,集団全体を対象に,啓蒙・普及することが望まれる。例えば,減塩キャンペーンにより,食塩の摂取量を集団全体の平均値として1g減少させることに成功し,それにより拡張期血圧が1mmHg低下した場合,一部のハイリスク者のみならず集団全員の疾病リスクがおしなべて低くなるので,集団全体における当該疾患の発生率の低下が期待される[8,9](ポピュレーション・ストラテジー population strategy)(図6-4b)。

このことを理解するためには,寄与割合(attributable fraction)[10]という考え方が有用である。図6-5に,米国における循環器疾患の危険因子に対する介入研究(MRFIT;Multiple risk factor intervention trial)[11]から,ベースライン時点での血清総コレステロール値の分布(ヒストグラム)と,その後6年間の追跡期間中の冠動脈疾患危険率(右上がりの曲線)を示した[7]。これより,総コレステロール値が260mg/dℓ以上の場合には,冠動脈疾患死亡率は15〜20/1000人/6年間であり,総コレステロール値が152mg/dℓ程度の者(死亡率約3/1000人/6年間)と比べて,冠動脈疾患で死亡する"個人"の相対リスク(relative risk)[12]は5倍程度になることがわかる。この相対リスクの値を根拠として,

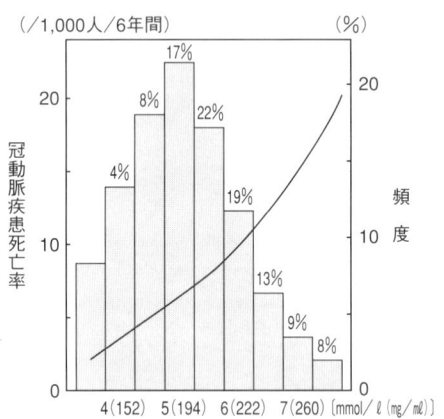

注)棒グラフ上の数値は,死亡者全体に占める各階級からの死亡者数の割合(%)。

図6-5 血清総コレステロール値と冠動脈疾患死亡率
(MRFIT[11])—寄与割合の考え方[8]

米国などでは総コレステロール値が260mg/dℓ以上の"個人"（＝ハイリスク者）に対してコレステロールの低下を推奨している。

ここで問題となるのは，"集団"全体に対するインパクト（寄与）の大きさ[10]である。図で棒グラフの上に示した数値は，冠動脈疾患死亡者全体に占めるコレステロール値の各階級（fraction）での割合（寄与割合）を示している。これは，冠動脈疾患死亡率と総コレステロール値の各階級に属する頻度との積を反映しているので，260mg/dℓ以上では冠動脈疾患死亡率は高いが，そこに属する者の人数が少ないので，冠動脈疾患死亡者全体に占める割合は，17%（図中9＋8%）に過ぎない。それに対して，総コレステロールが222〜259mg/dℓの階級からの死亡者は全体の32（＝19＋13)%，194〜221mg/dℓの階級では全体の39（＝17＋22)%を占めることがわかる[7]。すなわち，冠動脈疾患によって死亡する者のうち約7割が，境界域および正常高値群から発生していることになる。

このような現象を，Roseは"予防医学のパラドックス"と呼び，「小さなリスクを負った大多数の集団から発生する患者数は，大きなリスクをかかえた少数のハイリスク集団からの患者数よりも多い」と解説している[7,8]。生活習慣病の一次予防のために食生活改善を行った場合，個人が受ける予防効果は，特に短期的には，薬物治療の効果と比べて小さいであろう。しかし，減塩，野菜や果物の摂取量増加の方向に社会全体が動いた場合，前述のポピュレーション・ストラテジーの考え方から言えば，その効果はきわめて大きなものとして期待されるのである。

## 4．健康課題選定と目標項目の設定[13]

「健康日本21」においては，客観的な数値による現状評価と目標の設定，さらには結果の評価ということが，基本方針として挙げられている。このような目標項目および目標値を設定する際には，科学的根拠に基づいた作業プロセスが重要であり，次に示す3つの要素を勘案して，全体の計画の中で優先されるべき項目が選択されることが望まれる。

① 疾病負荷[14]：集団における健康障害や費用負担の大きさが，そのまま健康課題としての重要性を示すという仮定のうえに成り立つものである。最も単純な指標としては，疾患の死亡率や有病率などがあげられるが，「健康日本21」における主要目標である「壮年期死亡の減少」という観点からは，同じ疾病で死亡する場合でも，90歳と40歳とでは「負荷」の大きさが異なると考えられ，損失生存年数（Potential years of life lost, PYLL）等の指標が用いられる。また，「健康寿命の延伸」や「生活の質の向上」という観点からは，障害調整生存年数（Disability adjusted life years；DALY）[14]や健康余命[15]（無疾患生存年 Disease free life expectancy; DFLY）等の指標が利用される。また，ライフステージ別に，疾病負荷を評価することも重要である。障害調整生存年数（DALY）により，「早世」と「障害」を考慮してわが国における疾病負荷を評価すると，がん，循環器疾患，精神疾患がそれぞれ全体の約20％ずつを占め，次いで不慮の事故が大きな割合を占めていると言われている（表6-1）[14,16]。

② 健康改善の可能性：ある疾病が個人あるいは集団（社会）全体に対して，多大な負荷をもたらしているとしても，現在の保健・医療サービスによって，有効な予防あるいは治療が望めないのであれば，そもそも課題として取りあげることに意味がないことになる。また，有効性が確認されている禁煙プログラムであっても，中・長期的な禁煙の成功率は2割程度であると言われている[17]。したがって，そのような"歩留まり"を考慮した上で，各々の保健・医療サー

表6-1　障害調整生存年でみた主要疾患（1993年）[14,16]

| | | | |
|---|---|---|---|
| がん | 19.6% | 肝硬変 | 1.9% |
| うつ | 9.8% | 糖尿病 | 1.8% |
| 脳血管障害 | 8.6% | ぜんそく | 1.7% |
| 不慮の事故 | 7.0% | 先天異常・奇形 | 1.3% |
| 虚血性心疾患 | 4.9% | 慢性関節リウマチ | 1.2% |
| 骨関節炎 | 3.5% | 歯科疾患 | 1.0% |
| 肺炎 | 3.3% | 腎炎，腎不全 | 1.0% |
| 自殺 | 3.2% | 慢性閉塞性肺疾患 | 0.8% |
| 精神分裂病 | 2.5% | アルツハイマー等痴呆 | 0.7% |

ビスの現実世界（real world）における有効性（effectiveness）[18]を評価し，それに基づいた計画を立案し，これらの様々な要素を勘案しながら健康改善の到達目標を明確にしていくことが求められる．

　Bulterys M らは，神経管欠損予防のための妊婦への介入戦略を例にあげて，葉酸欠乏のハイリスク者に対する栄養補助剤の投与，出産年齢の女性全員に対する栄養補助剤の投与，およびシリアルへの葉酸強化の3つのプログラムについて，"現実世界における有効性"を比較している[19]．このとき，神経管欠損発生に対する葉酸欠乏の"寄与割合"，各補給方法の神経管欠損予防の"相対的効果"（栄養補助剤投与＞シリアルへの強化），および介入プログラムの結果，葉酸摂取量が増す妊婦の割合，すなわち介入の直接的な"成功率"（シリアルへの強化＞＞栄養補助剤投与）の3つの指標の積を"Impact fraction"と呼んで，現実世界における歩留まり等の要因を考慮したプログラム評価の指標としている．その試算によれば，シリアルへの葉酸強化という，いわばポピュレーション・ストラテジーでは，Impact fractionが34％に達し，米国において年間約4,000名発生する神経管欠損のうち1,350名（＝Impact number）が予防可能であるとしている．一方，葉酸欠乏のハイリスク者のみに対する介入では，成功率が低いために，Impact fractionは4.5％に過ぎず，Impact numberは180名としている．

　③　経済的効率：さらに，介入プログラムの実施に際しては，経済的な効率を考慮する必要がある．すなわち，保健・医療サービスが健康改善に与える利益と，それに要する社会的資源とを比較し，金銭に見合う利益があるかを検討する．例えば，QALY（Quality adjusted life year；生活の質で調整した生存年）を1年延長するために要する費用により，保健・医療サービスの優先順位を決定し，①〜②と併せて総合的に検討することにより，最終的に健康課題の選定と具体的な目標項目および目標値の設定が行われる．

## 5．「健康日本21」の推進手段と地方計画[20]

　「健康日本21」計画の推進にあたっては，住民サービスの直接の窓口である市

町村の果たす役割が重要となる。また，都道府県は国と市町村の中間的立場にあって，地域特性等を考慮しながら，地方計画の策定および推進のための基盤を整備することが求められている。したがって，国，都道府県，市町村の3者の役割を明確にし，相互の有機的な連携をはかることが必須となる。

### (1) 国の役割

国は，「健康日本21」の全体計画を策定し，その基本方針を国民や健康関連団体に対して提示する中枢と位置づけられている。また，全国の健康指標を把握する情報システムを確立し，それにより系統的な情報の収集・解析を行い，目標値の達成状況を追跡するとともに，国民や健康関連団体に対し，その結果を提供していく。さらに，計画の妥当性について，中間評価，最終評価を行い，評価をもとに計画を更新していく役割を担っている。

### (2) 都道府県の役割

都道府県は，「健康日本21」の推進にむけて，具体的な計画を策定するとともに，市町村をはじめとする健康関連グループを支援する中核と位置づけられている。また，国の基本方針を勘案し，各都道府県における健康の諸問題を調査，分析するとともに，健康の改善を担う各種の健康関連団体を確定し，「健康日本21」への参加を呼びかける。さらに，健康指標を把握する情報システムを確立し，目標値の達成状況を評価し，住民に対しその結果を提供していく。特に二次医療圏毎の実態把握や計画策定に関しては，保健所の役割が重要である。

### (3) 市町村の役割

市町村は，従来から老人保健事業等の保健サービスを住民に対して実施してきており，住民全体を対象とする「健康日本21」においては，市町村が主体的に計画を策定し，実施することが期待されている。市町村保健センターを活用するとともに，健康増進センター，医療機関や薬局等と協力し，健康に関する

情報提供や個人が行う健康増進活動の支援を行うことにより，計画を実際に推進する役割を担っている。

　地方計画を策定する際に，盛り込むべき事項として，次の４点が挙げられている。①住民第一主義：住民が地域における健康づくりの中核である。②住民の能力向上：住民の主体性を重視し，住民自身のセルフケア能力を高めるような支援が必要である。③環境整備の重視：住民が自分の健康に気づき，主体的に健康づくりを進めていくことができるような環境整備を重視する必要がある。④住民参加：地方計画の策定，実施，評価のすべての場面において，住民が参加し，決定のプロセスに関与することが重要である。

## 6．「健康日本21」における栄養・食生活の基本的な考え方[21]

　以上，述べてきたような考え方に基づき，「健康日本21」では９つの領域，約80の目標項目および目標値が設定された。その中で，「栄養・食生活」は，今回とりあげられた疾病（循環器疾患，糖尿病，がん）の予防において，生活習慣要因としてきわめて重要であると考えられている。一方，"食べる"という行為は，毎日の暮らしの中でのいわば社会的，文化的な営みであり，私たちの生活の質（quality of life；QOL）との関連も深い。
　したがって，身体的な健康という観点からは，生体内の栄養状態を適正に保つために必要な栄養素および非栄養素成分を効率よく体内にとり入れることが求められる一方，生活の質という観点からは，"いつ，どこで，誰と，何を，どのように食べるのか"といったことも重視しなくてはならない。そのため，健康日本21の「栄養・食生活」においては，疾病対策のための栄養介入（nutritional intervention）にとどまらない，総合的な戦略を提唱している[22]。すなわち，栄養素あるいは食品と疾病との関係のみならず，実社会における人々の行動やそれに影響を及ぼすと考えられる諸要因の整理を試み，１）「栄養状態」をより良くするための「適正な栄養素（食物）摂取」，２）適正な栄養素

114　第6章　「健康日本21」の意義と目標

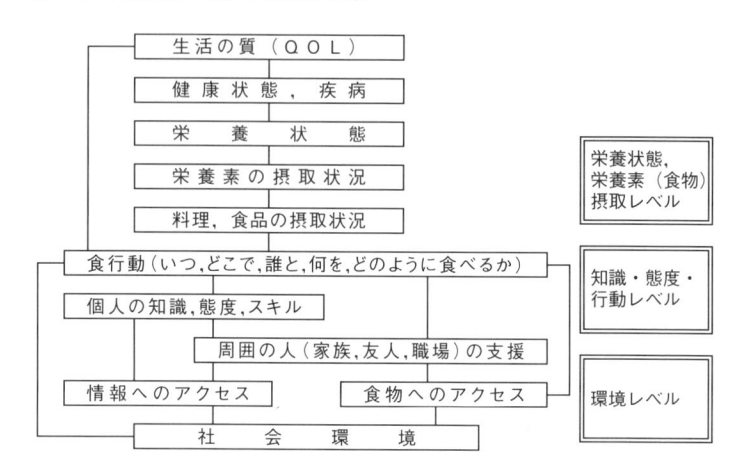

図6-6　「健康日本21」における栄養・食生活と健康，生活の質などの関係についての考え方[21]

(食物) 摂取のための「行動変容」, 3) 個人の行動変容を支援するための「環境づくり」の3つの段階を示している (図6-6)。

　これは，オタワ宣言に端を発するヘルスプロモーションの考え方[23]に従ったものでもあり，Green の "Precede-Proceed Model"[24] における理論等をとりいれながら，「21世紀の栄養・食生活あり方検討会報告書」[4]の "栄養行政の枠組み"(図6-1) を整理，発展させたものと言える。また，すでに述べたように，健康にとって望ましくないと考えられる生活習慣あるいは食生活 (=行動的危険因子；behavioral risk factors) を，栄養士，医師その他の保健医療専門家が，個人の責任として "改善させる" のではなく，その行動を形づくる個人の内的・外的環境をいかに制御していくか，すなわちすでに述べたように環境の整備が重要であると考えられる。

### (1) 疾病・健康との関連－栄養状態，栄養素 (食物) 摂取レベル－

○適正体重を維持する者の割合の増加
・成人の肥満者 (body mass index；BMI $\geq 25.0$ kg/m$^2$) の減少

目標値：20～60歳代男性15％以下，40～60歳代女性20％以下

基準値：20～60歳代男性24.3％，40～60歳代女性25.2％（平成9年国民栄養調査）

・児童・生徒の肥満児（日比式[25]による標準体重の20％以上）の減少

目標値：7％以下，基準値：10.7％（平成9年国民栄養調査）

・20歳代女性のやせの者（BMI＜18.5）の減少

目標値：15％以下，基準値：23.3％（平成9年国民栄養調査）

○20～40歳代の1日あたりの平均脂肪エネルギー比率の減少

目標値：25％以下，基準値：27.1％（平成9年国民栄養調査）

○成人の1日あたりの平均食塩摂取量の減少

目標値：10g未満，基準値：13.5g（平成9年国民栄養調査）

○成人の1日あたりの野菜の平均摂取量の増加

目標値：350g以上，基準値：292g（平成9年国民栄養調査）

○カルシウムに富む食品（牛乳・乳製品，豆類，緑黄色野菜）の成人の1日あたりの平均摂取量の増加

目標値：牛乳・乳製品130g，豆類100g，緑黄色野菜120g以上

基準値：牛乳・乳製品107g，豆類76g，緑黄色野菜98g（平成9年国民栄養調査）

栄養素や食事摂取と関連が深いとされる疾病には，高血圧，高脂血症，虚血性心疾患，脳卒中，一部のがん（大腸がん，乳がん，胃がん），糖尿病，骨粗鬆症等が挙げられる。そして，主にエネルギー（消費とのバランスとして），脂質，ナトリウム等の摂取量の過剰，抗酸化ビタミン，カリウム，食物繊維，カルシウム等の摂取量の不足や，エネルギーおよび栄養素のアンバランスな摂取が，これらの疾病発症のリスクを増大させると考えられている。そのため，「健康日本21」における「栄養状態，栄養素（食物）摂取レベル」の目標項目としては，摂取量を低下させるものとして，ナトリウム（食塩）および脂質がとりあげられている[22]。

このうち，ナトリウムの過剰摂取は，高血圧およびそれを介した脳卒中や虚血性心疾患の予防，さらに胃がんの予防という観点から，今後も是正をはからなければならない課題である。また，「食塩の1日10g以下」という長年の減塩運動は，未だに目標を達成しておらず，集団レベルでの目標設定として，「成人1日あたりの平均値として10g未満」を改めて目標値として設定することは，キャンペーン的効果も含めて意義のあることと考えられる。また，以前と比較して，西日本と東北地方といった地域間の格差が小さくなりつつあるとは言え，各地域に根ざした食文化によると思われる食塩摂取量の地域間差は依然として存在する[26]。したがって，食塩摂取量が集団として比較的高い地域においては，当面の目標値を，西日本など比較的食塩摂取量の低い地域の現状値に設定するのも一案であると思われる。

一方，脂質の摂取に関しては，脂質エネルギー比として25％以下を成人における"適正比率"[27]として，集団における目標値が設定されている。国民栄養調査では国民一人あたりの脂質の摂取量は，最近10年程の間はほぼ横ばい[28]とされているが，調査客体の年齢構成の変化（主に高齢化）を考慮に入れれば，今なお増加傾向にある[29]。また，脂質エネルギー比は，世代間の差が大きく[28]，性・年齢階級グループ毎あるいは特定の性・年齢グループに焦点を当てて，目標値を設定することが望ましい。そのようなことから「健康日本21」では，20〜40歳代に対象が絞り込まれ，現状の27％を25％に低下させるという目標設定となっている。

抗酸化ビタミン，カリウム，食物繊維，カルシウムなど摂取量を増加させることが推奨される栄養素については，個人がそれらを多く含む食品や料理を選択し，十分な量を摂取する必要がある。最近これらの栄養素を多く含む栄養補助食品なども広く利用されるようになってきたが，基本的には普通の食事から必要量を摂取することが望まれる。したがって，これらの栄養成分については，栄養素ではなく，食物（例：野菜，カルシウムに富む食品）として目標設定がなされた。「健康日本21」では，特に野菜の摂取量を増加させることが強調されている。これは，国民栄養調査のデータから，野菜（緑黄色野菜＋その他の野菜）を

1日に300～350g摂取している成人では，カリウム約3,000mg，カルシウム約600mg，食物繊維約15g，マグネシウム約300mg，ビタミンC約150mgの摂取量が，平均的には見込まれる[21,22]からである。そして，集団レベルでは現状の成人一人あたりの平均値を，約300gから350gに増加させるという目標設定がなされた。

消費とのバランスとして，エネルギーの過剰摂取は，肥満をはじめ，肥満に関連するさまざまな病態や疾病のリスクを高めることは言うまでもない。しかし，エネルギーの摂取量と消費量（身体活動量）をそれぞれ測定し，その収支を評価することは，個人の健康管理においても，また国民栄養調査など集団を対象としたモニタリング調査においても，現実的には難しいことと思われる。そこで，「健康日本21」においては，エネルギー摂取と消費のバランスが反映された栄養状態として，「適正体重」が指標としてとりあげられている。肥満およびやせの診断基準としては，集団データの疫学的記述に際して国際的な比較が可能となるように，WHOの基準[30,31]に従い，body mass index（以下，BMI）が用いられている。一方，ウェスト周囲長は，内臓肥満や生活習慣病との関連が注目されている[31,32]が，現時点では国民栄養調査等による基準（ベースライン）データが存在しないので，「健康日本21」においては指標として採用されなかった。しかし，2000年3月に発表された食生活指針[33]にも掲げられているように，食事量および運動量を調整するために，体重やウェスト周囲を自己管理することは，個々人の健康管理において今後さらに重視されるべきであろう。

さて，日本人全体すなわち集団の健康課題として，肥満はどれほど大きな問題と考えるべきであろうか。肥満は近年，欧米諸国に限らず，アジア，南米，南太平洋諸島においても急速な増加が認められており，"世界的な流行"[34]とも言われている。これらの国々[35,36]と比べて日本人成人における肥満者の頻度は低い。例えば，わが国の国民栄養調査結果を，米国の健康・栄養調査結果[37]と比較すると，BMIが$30kg/m^2$以上の者の割合は，米国において，男性19.7％，女性24.7％であるのに対し，わが国では　それぞれ1.9％，2.9％に過

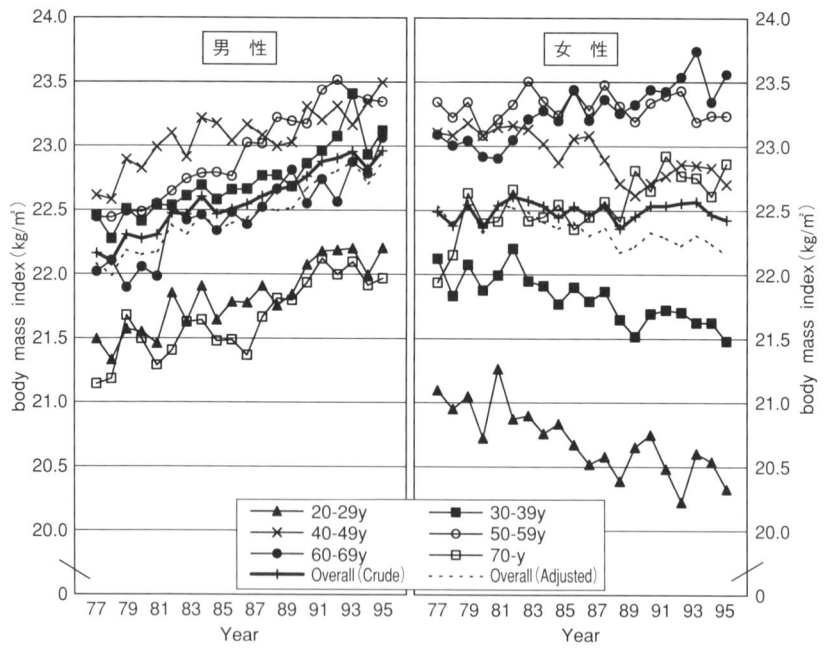

ぎない[38]。しかし，25kg/m²以上の者の割合は，日本人男性の26.1%，女性23.1%と，成人の約1／4に達している[28,38]。また，BMIが25ないし26程度であっても，BMI＝22を基準（オッズ比＝1）とした場合には，高血圧，低HDLコレステロール血症，高中性脂肪血症のオッズ比は，2倍に達することが報告されている[39]。さらに，経年的な変化としては，BMIが25kg/m²以上の男性の割合は，特に20歳代（1979年9.2%から1998年19.0%），30歳代（同16.3%から30.6%）において増加が著しく[28]，その傾向は都市部と比較して農村部で顕著である[40]。一方，わが国の20～40歳代女性における，最近20年間のBMIの減少傾向（図6-7）[40]は，少なくとも先進諸国では例を見ないものである。BMIが18.5kg/m²未満の"やせ"と判定される者の割合は，15～19歳，20～29歳の女性において，それぞれ13.5%（1979年）から20.4%（1998年），14.4%から20.3%と約1.5倍に

**図6-7 日本人の平均 body mass index（BMI）の経年変化[40]**

増加している[28]。このようなことから，ポピュレーション・ストラテジーとしての肥満の軽減の対象は，20〜60歳代男性および40〜60歳代女性に絞られた。

## （2）適正な栄養素（食物）摂取のための「行動変容」

○自分の適正体重を認識し，体重コントロールを実践する者の割合の増加
　目標値：90％以上，
　基準値：15歳以上男性62.6％，女性80.1％（平成10年国民栄養調査）
○朝食の欠食率の減少
　目標値：20,30歳代男性15％以下，中学・高校生でなくす
　基準値：20歳代男性32.9％，30歳代男性20.5％，中学・高校生6.0％
（平成9年国民栄養調査）
○量，質ともにきちんとした食事をする者の割合を増加
　1日最低1食，きちんとした食事を，家族等2人以上で楽しく，30分以上かけてとる者の割合の増加　注）きちんとした食事：1日あたりのエネルギー必要量及び各種栄養素密度について一定条件をみたす食事。
　目標値：70％以上
　参考値：「適量の食事を，家族や友人等と共に，ゆっくり時間をかけてとる」成人56.3％
○外食や食品を購入する時に栄養成分表示を参考にする者の割合の増加
　基準値：策定中（平成11年国民栄養調査）
○自分の適正体重を維持することのできる食事量を理解している者の割合の増加
　目標値：80％以上
　参考値：「自分にとって適切な食事内容・量を知っている」成人男性65.6％，女性73.0％
○自分の食生活に問題があると思う者のうち，改善意欲のある者の割合の増加

> 目標値：80％以上
> 基準値：「自分の食生活に問題があると思う」成人男性31.6％　女性33.0％このうち「改善意欲がある」成人男性55.6％，女性67.7％（平成8年国民栄養調査）

　食事は，日常生活において，家族，友人，職場の同僚などとのかかわり合いの中での行為であり，同じモノを経口的に体内にとりいれるとしても，"いつ，どこで，誰と，どのように食べるか"によって，身体的，精神的健康やQOLに与える影響が異なる可能性も考えられる。特に高齢者においては，そのような傾向は強いと言われている[41]。したがって，新しい食生活指針においても強調されている[33]ように，食事そのものがQOLに与える影響という観点と，適切な栄養素量を摂取するための食行動およびそれを形づくる知識・態度[44]といった行動科学的なアプローチが求められる。

　適正体重を維持するための「行動変容」にかかわる目標項目としては，適正体重の正しい認識，体重コントロールの実践，および適正体重を維持することのできる食事量の理解があげられている。国民栄養調査（1998年）によれば，最近20年間で肥満の増加が最も顕著である20，30歳代の男性では，「体重コントロールを心がけている」肥満者（BMI≧25 kg/m$^2$）の割合は，それぞれ56.0％，58.3％に過ぎない[28]。また，体重コントロールを心がけていない者において，いつになったら体重コントロールを心がけるかという質問に対して，「このまま気をつけない」と回答した者は，20，30歳代男性ともに約3割であった[28]。一方，女性，特に比較的若い年齢層の者においては，先に述べたようにむしろやせが問題であり，その背景としていわゆる"やせ願望"があると考えられる[43]。医学的な意味での"適正体重"と，個々人が理想とする体重とのギャップは大きく，20歳代の女性ではBMIに換算して19.1 kg/m$^2$となる体重（例えば，身長160cmで体重48.9kg）を"理想"としている（図6-8）[28]。このように，「適正体重」の維持という"アウトカム"を得るためには，「行動変容」にかかわる様々な段階への働きかけが必要となると思われ，後述する"環境のコントロー

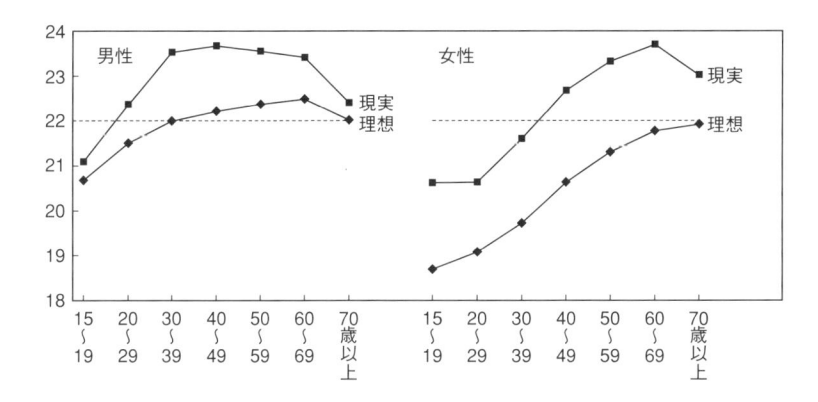

図6-8 個人が"理想"と考える体重から算出した body mass index (BMI) と現実の BMI との差異[28]

ル"も含めてきわめて総合的な戦略が必要であろう。Healthy People 2000[3]をはじめ，欧米諸国では国レベルでの肥満対策はことごとく失敗していると言われている[44]。わが国において，若い女性のやせの問題も含めて，適正体重に関するポピュレーション・ストラテジーが成功するかどうかは世界的にも注目されるところであろう。

一方，具体的な食行動上のリスクファクターとしては，朝食の欠食がとりあげられている。国民栄養調査によれば，朝食の欠食は，特に20, 30歳代男性でその増加が著しく[28]，「健康日本21」においては，この年齢層およびその前段階で食習慣の形成される時期である中学・高校生がターゲットとされている。朝食の欠食が健康に及ぼす影響については，特に中・長期的な予後という点では一定の見解にはいたっていない[45]。しかし，欧米の多くの研究では，朝食の欠食が栄養素摂取量等に対して悪影響を与えていることが示されている[46,47]。また，国民栄養調査のデータにおいても，朝食を欠食している者では，1日の食事量（エネルギー，主栄養素）が低いのみならず，エネルギー1,000kcal 当たりの栄養素密度として，食物繊維，カルシウム，鉄等の摂取量が低いことが明らかとなっている[22]。また，朝食を欠食している者では，「食事は決まった時刻にとっている」，「食事には十分な時間をとっている」，「多様な食品をとっ

ている」者の割合が少なく，一方，「調理済み食品やインスタント食品をよく利用する」，「外食することが多い」，「たばこを吸いすぎる」者の割合が多い[22]。そのようなことから，「朝食の欠食」は，少なくとも栄養素摂取の偏りや望ましくない食行動を反映する指標として，重要なものと考えられる。

自己評価による食生活上の問題と改善意欲に関する検討では，"食事に問題があると考え，かつそれを改善したいと思っている"者の割合は，20〜40歳代男性で20〜25%，20〜40歳代女性では約25〜35%であり，全年齢では男性16.8%，女性22.3%であった（図6-9：A)[21,48]。また，自分の食生活に問題があると思う者のうち，改善意欲のある者の割合は，男性で約40〜60%，女性では70歳以降を除くと約60〜75%で，全年齢では男性55.6%，女性67.7%であった（図6-9：B)[48]。このような自己の食生活を改善したいと思っている者では，特に，職場の理解・協力，勤務形態などの労働条件の整備，栄養士など専門家のアドバイス，市販食品や外食の栄養価の表示，飲食店でのバランスのとれたメニューの提供を強く求めていた[48]。したがって，個人の主体的な生活習慣の改善を支援するための環境整備という観点から，これらのことを実現させるための施策が今後益々重要となろう。

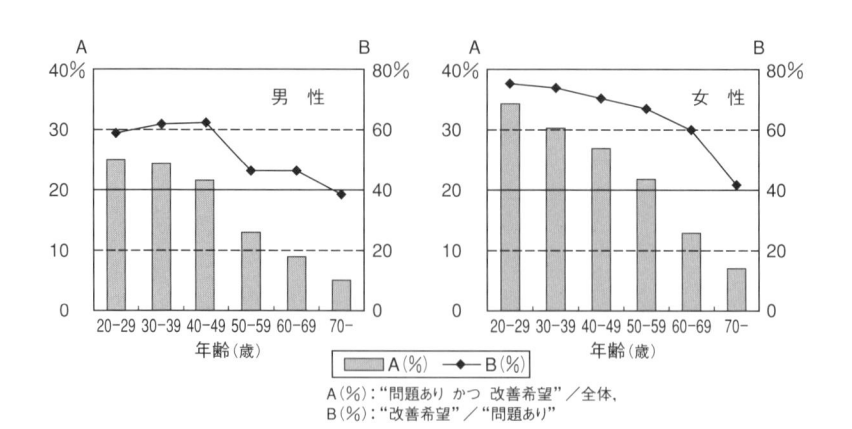

A(%)："問題あり かつ 改善希望"／全体，
B(%)："改善希望"／"問題あり"

**図6-9　食事に対する自己評価と食事改善への意欲**[21,48]

## (3) 個人の行動変容を支援するための「環境づくり」

○職域等における給食施設，レストラン，食品売場において，ヘルシーメニューの提供比率を上げ，その利用者を増加
　基準値：策定中（平成12年調査）
○地域，職域で，健康や栄養に関する学習の場を提供する機会を増やし，それに参加する者（特に，若年層）を増加
　基準値：策定中（平成12年調査）
○地域，職域で，健康や栄養に関する学習や活動を進める自主グループの増加
　基準値：策定中（平成12年調査）

　食をとりまく環境としては，食環境としての"情報へのアクセス"と"食物へのアクセス"の面，さらに，家庭，学校，職場といった個人を取り巻く"周囲の人々からの支援"を考える必要があろう。これらの環境を整えていくためには，さまざまな人，組織，モノとのかかわりが重要となる。

　個人の行動変容を支え，強化するものとして，周囲の人々の支援が重要である[24,42]ことは言うまでもない。食環境面のうち，食物へのアクセス，すなわち，食物の生産・加工・流通・提供等に関しては，民間企業の関わりも大きい。特に健康志向型の食物は，国民の関心の高まりとともに市場に多く流通するようになってきている。しかし，現実のマーケットにおいては，国民が真に求めている健康へのニーズから乖離してしまうことも危惧される。

　国民栄養調査では，若年・中年の男性において，特に職場での食生活改善にかかわる支援体制を強く求めていた[48]。しかし，十分に栄養管理された給食が提供される職場は未だ少ない。したがって，職域において，より健康的な"食物へのアクセス"の環境整備を進めるとともに，利用者への情報提供，すなわち健康教育／栄養教育を行うための人材面の整備が望まれる。

専門家としての栄養士の役割もますます重要であり，従来型の栄養指導だけではなく，住民や各種セクターが参加する場，参加しやすい場を設けるための方法論も修得し，活用することが求められる[49]。また，マスメディアを介して健康と食に関する様々な情報が氾濫する中，また上述のような多様な食品が市場に氾濫する中で，正確な情報の集積と伝達は専門家の重要な責務の一つである。例えば，国民栄養調査によれば，「食事や栄養について必要な情報を得ている」者は，成人男性の42.0％，女性の62.6％であり，20,30歳代男性では，それぞれ28.2％，34.1％に過ぎない[50]。特に比較的若年層の男性に対しては，栄養士等が，直接対面で"栄養指導"を行うような場の設定は，現実的には困難であるので，インターネット等の新しいコミュニケーションチャンネルの開発や，受け手の興味をひくアトラクティブな学習プログラムの開発が今後の重要な課題と言える。

2000年に発表された米国の Healthy People 2010[51] においては，28の領域の一つとして，"Health Communication"が新たに設けられ，その中に「インターネットにアクセス可能な世帯数の増加」という目標項目が定められている。わが国においては，パーソナル・コンピュータやインターネット等のハードウェア環境の整備は，今後さらに急速に進むことが予想されるが，食と健康の改善という課題の中で，情報の作り手と受け手とが双方向的な関係の中で有用な情報の蓄積・活用を進めていくことが新たな課題となろう。

## 7．「健康日本21」と高齢化社会におけるこれからの食と栄養

急速に進行しつつある高齢化社会においては，生活習慣病およびそれに起因する要介護者の増加が危惧されており，「健康日本21」は，その対策の一つとして，生活習慣病の予防を核として開始された。食事を中心とする生活習慣の是正による一次予防という観点からは，生活習慣病の発症が多くみられるようになる中年期や老年期における予防プログラムに加え，青年期あるいは小児期

からの健康教育，栄養教育がきわめて重要であることは論をまたない。そのような早期からの食生活改善が，将来のわが国における生活習慣病発症の抑制につながり，最終的には高齢者の健康およびQOLの向上につながることが期待される。

　一方，現時点における高齢者の食事あるいは栄養管理という視点からは，すでに顕在化している生活習慣病等のリスクを軽減させるために，適切な食事介入を行うことは重要である。しかし，一方で特に高齢者においては，QOLという観点から，食事それ自身のもつ意義についても十分な注意を払う必要があろう。その場合，保健・医療サービスの中で，主に一対一の関係で行われるいわゆる"栄養指導"ではなく，家族や地域など周囲の人々との関わり合いの中で，身体的にも精神的にも好ましい食生活が，すべての高齢者において実現されることが望まれる。そのためには，老人保健事業などを含め地域で働く栄養士，あるいは食や栄養に関連する自主グループ等の役割が，これまでになく重要となるだろう。

## 文　献

1 ) 塚原太郎：「生活習慣病」という概念の導入について．栄養学雑誌 1997；55：285-290.
2 ) 健康日本21企画検討会・健康日本21計画策定検討会：健康日本21（21世紀における国民健康づくり運動について），健康・体力づくり事業財団，2000, p1-22.
3 ) U.S. Department of Health and Human Services, Public Health Service：Healthy People 2000, Jones and Bartlett Publishers, Boston, 1992.
4 ) 厚生省保健医療局健康増進栄養課監修：21世紀の栄養・食生活のあり方，中央法規，1997.
5 ) 吉池信男：アジア西太平洋地域各国の栄養政策の現状と今後の課題．栄養学雑誌 2000；58；95-96.
6 ) 健康日本21企画検討会・健康日本21計画策定検討会：基本戦略．健康日本21（21世紀における国民健康づくり運動について），健康・体力づくり事業財団，2000, p29-32.
7 ) 水嶋春朔：予防医学のストラテジー．EBN入門（佐々木敏，等々力英美 編），第一出版，2000, p72-77.

8) Rose G.: The Strategy of Preventive Medicine, Oxford University Press, Oxford, 1992.
9) 田中平三:軽症高血圧対策・地域住民全体対策が，なぜ重症高血圧対策よりも効果的なのか？ 日循協誌 1988；23：83-84.
10) Nakayama T., Yokoyama T., Yoshiike N. et al : Population attributable fraction of stroke incidence in middle-aged and elderly people; contributions of hypertension, smoking and atrial fibrillation. Neuroepidemiology 2000 ; 19 : 217-226.
11) Stamler J., Wentworth D., Neaton D.: Is the relationship between serum cholesterol and risk of premature death from coronary heart disease continuous or graded? Findings in 356,222 primary screened of the Multiple Risk Factor Intervention Trial (MRFIT). JAMA 1986 ; 256 : 2823-2828.
12) Nakayama T., Zaman M.M., Tanaka H.: Reporting of attributable and relative risks, 1966-97. Lancet 1998 ; 351 : 1179.
13) 健康日本21企画検討会・健康日本21計画策定検討会：目標の設定と評価の基準．健康日本21（21世紀における国民健康づくり運動について），健康・体力づくり事業財団，2000，p33-35.
14) 福田吉治，長谷川敏彦，八谷貫ほか：日本の疾病負担と障害調整生存年（DALY）．厚生の指標 1999；46(4)：28-33.
15) 瀬上清貴：健康余命を考える－複合健康指標（composite health measure）をめぐって－ 厚生の指標 1999；46(4)：3-11.
16) 健康日本21企画検討会・健康日本21計画策定検討会：現状分析．健康日本21（21世紀における国民健康づくり運動について），健康・体力づくり事業財団，2000，p36-40.
17) Muto T., Nakamura M., Oshima A.: Evaluation of a smoking cessation program implemented in the workplace. Ind Health 1998 ; 36 : 369-371.
18) Flay BR., Phil D.; Efficacy and effectiveness trials and other phases of research in the development of health promotion programs. Prev Med 1986 ; 15 : 451-474.
19) Bulterys M., Morgenstern H., Weed DL.: Quantifying the expected vs potential impact of a risk-factor intervention program. Am J Public Health 1997 ; 87 : 867-868.
20) 健康日本21企画検討会・健康日本21計画策定検討会：行政の役割／地方計画．健康日本21（21世紀における国民健康づくり運動について），健康・体力づくり事業財団，2000，p49-51.
21) 健康日本21企画検討会・健康日本21計画策定検討会：栄養食生活．健康日本21（21世紀における国民健康づくり運動について），健康・体力づくり事業財団，2000，

p71-90.
22) 吉池信男:「健康日本21」―栄養・食生活の目標はどのように決められたのか. 臨床栄養 2000；96：801-808.
23) 島内憲夫訳:ヘルスプロモーション－WHOオタワ憲章－, 垣内出版. 1990.
24) Green LW., Kreuter MW.：Health promotion planning, An educational and and environmental approach, 2nd. Ed., Mayfield Publishing, 1991.
25) 吉池信男:学童, 生徒における肥満者頻度の経年変化―健康日本21の数値目標と各種指標. 栄養学雑誌 2000；58：177-180.
26) Yoshiike N., Seino F., Kawano M. et al：Trends and geographical differences in nutrition intake, and chronic degenerative disease risk factors in Japanese. Proceedings of the forth Shizuoka forum on health and longevity, 2000：299-305.
27) 厚生省:第6次改定日本人の栄養所要量（脂質), 第一出版, 1999：p53-59.
28) 厚生省:国民栄養の現状 平成10年国民栄養調査成績, 第一出版, 2000.
29) Yoshiike N., Matsumura Y., Yamaguchi M. et al：Trends of Average Intake of Macronutrients in 47 Prefectures of Japan from 1975 to 1994-Possible Factors that May Bias the Trend Data. J Epidemiol 8；1998：160-167.
30) 大野誠:Overweightに対するWHOの新しい分類. 肥満研究 1999；5：49-50.
31) WHO Consultation on Obesity：Defining the problem of overweight and obesity. In Obesity preventing and managing the global epidemic. WHO, Geneva, 1998, p7-16.
32) 松澤佑次, 井上修二, 池田義雄ほか：新しい肥満の判定と肥満症の診断基準. 肥満研究 2000；6：18-28.
33) 田中平三:食生活指針のあり方と活用法. 臨床栄養 2000；97：270-274.
34) Popkin BM., Doak CM.：The obesity epidemic is a worldwide phenomenon. Nutrition Reviews 1998；56：106-114.
35) WHO Consultation on Obesity：Global prevalence and secular trends in obesity In Obesity preventing and managing the global epidemic. WHO, Geneva, 1998, p17-40.
36) WHO, International Association for the Study of Obesity, International Obesity Task Force：The Asia-Pacific perspective：Redefining obesity and its treatment. Health Communications Australia Pty Limited, 2000.
37) Flegal KM., Carroll MD., Kuczmarski RJ. et al：Overweight and obesity in the United States：prevalence and trends, 1960-1994. Int J Obes Relat Metab Disord 1998；22：39-47.
38) Yoshiike N., Matsumura Y., Zaman MM. et al：Descriptive epidemiology of body

mass index in Japanese adult in a representative sample from the National Nutrition Survey 1990-1994. Int J Obes Relat Metab Disord 1998；22：684-687.
39) 吉池信男，西信雄，松島松翠ほか：Body Mass Index に基づく肥満の程度と循環器疾患等危険因子との関連 −多施設共同研究による疫学的検討．肥満研究 2000；6：4 -17.
40) Yoshiike N., Tajima S., Seino F. et al：Twenty-year-changes in the prevalence of overweight in Japanese adults. Int J Obes Relat Metab Disord, in press.
41) Schlettwein-Gsell D.：Nutrition and the quality of life：a measure for the outcome of nutritional intervention? Am J Clin Nutr 1992；55( 6 Suppl)：1263S-1266S.
42) 武見ゆかり：食環境づくりも含めた健康づくりへの取り組みを．社会保険 2000；11：24-27.
43) Kaneko K., Kiriike N., Ikenaga K. et al.：Weight and shape concerns and dieting behaviours among pre-adolescents and adolescents in Japan. Psychiatry Clin Neurosci 1999；53：365-371.
44) WHO Consultation on Obesity：The prevention and management of overweight and obesity in populations；a public health approach. *In* Obesity：preventing and managing the global epidemic. WHO, Geneva, 1998, p181-202.
45) 武見ゆかり：健康日本21—「環境レベル」目標値．臨床栄養 2000；97：822-826.
46) Pollitt E., Mathews R.：Breakfast and cognition：an integrative summary. Am J Clin Nutr 1998；67(suppl)：804S-813S.
47) Morgan KJ., Zabik ME., Stampley GL.：The role of breakfast in diet adequacy of the U.S. adult population. J Am Coll Nutr 1986； 5 ：551-563.
48) Nicklas TA., Myers L., Reger C. et al：Impact of breakfast consumption on nutritional adequacy of the diets of young adults in Bogalusa, Louisiana：ethnic and gender contrasts. J Am Diet Assoc 1998；98：1432-1438.
49) 吉池信男，河野美穂，瀧本秀美，他：食事に対する自己評価と食事改善への意欲からみた食生活改善支援の方策に関する一考察．栄養学雑誌 2001；59（2）.
50) 厚生省：国民栄養の現状 平成 8 年国民栄養調査成績，第一出版，1998.
51) U.S. Department of Health and Human Services. Healthy People 2010 (Conference Edition, in Two Volumes). Washington, DC：2000.

## 第7章　QOL改善および生活習慣病予防のための食と栄養

池本　真二*

## 1. はじめに

　飽食の時代と言われて久しい今日，健康あるいは食生活に関する情報が氾濫し，さらにマスメディアもそれに拍車をかけている。健康意識を高めるという点では歓迎すべき状況かもしれないが，反面，一種の健康崇拝からくるカルト的状況という指摘もされているのが現状である。総務庁国民生活に関する世論調査においても，国民の関心が，「自分の健康」「家族の健康」「老後の生活設計」などの健康に関連したことに向いていることが報告されている。こうした中で，厚生労働省は，「健康日本21」[1,2]という新世紀の道標となる健康施策，すなわち，21世紀において日本に住む一人ひとりの健康を実現するための，国民健康づくり運動をスタートさせた。詳しい内容は，前章に譲るとして，現時点では，生活習慣の改善に関するマニュアルとして，これが最もよくまとまっている。

　ここで考えておかなければならない点は，この指針は，あくまで集団を対象としたもの，すなわち国民に向けた目標指向型健康増進施策であるということである。特に，中高齢者の身体諸機能は，非常に個人差が大きいことが知られている。その理由として，個人の遺伝素因及び育った環境が異なることが挙げられる。それゆえ，当然集団を対象とした指導と，個人を対象とした指導，すなわち高リスク者に対する指導は，おのずと異なってくるはずである。また，

---

＊　国立健康・栄養研究所　臨床栄養部（現：城西大学薬学部医療栄養学科分子栄養学講座）

生活習慣を変えるためには,「知識の容認」がまず実現されて,次に「態度の変容」,「行動の変容」が伴わなければならない。おのずと個人によって,できることと,できないことが生じてくる。こうした段階では,カウンセリングの方法も重要になってくる。いずれにしても,科学的根拠に基づいた指導が実施され,目標設定が定められないと,「知識の容認」は行われないし,「態度の変容」,「行動の変容」も伴わないのである。

また,個人差を遺伝因子の違いとしてとらえ,遺伝情報を考慮しなければならない時代が来ているともいえる。多くの医療機関あるいは研究機関で,高血圧や糖尿病などの生活習慣病に遺伝子がどう関係しているかを探るため,様々な方法を用いて遺伝子の解析が行われている。最近では,動物を用いた検討ではあるが,老化に伴う代謝の変化を遺伝子チップという新しい分子生物学的手法を用いて検討し,その結果が1999年の8月にScience誌に発表されるまでになってきている。詳細な検討はこれからではあるが,科学的根拠となる事実を明らかにするために,分子生物学的手法が多く用いられはじめている。

QOL改善および生活習慣病予防のための生活習慣改善に関して,集団に対する指針のエッセンスが,「禁煙して,野菜と果物を多く摂りエネルギー摂取過剰にならない食生活を行い,定期的な運動に努め,肥満を防止する」というきわめて画一的なものであるのに対し,個人に対してはかなり複雑となる。その個人の顔,すなわち全体像(生活スタイル,生活環境,遺伝的素因,家族歴,病歴……)が見えないとなにも始まらないわけである。

## 2. QOLの改善とは

QOLの改善は,生活習慣病の一次予防である生活習慣,すなわち食生活の改善によってもたらされる。とはいうものの,物事はそれほど単純ではない。現実に,これまでの国民健康づくり運動を例に取ると,1978年度から第一次国民健康づくり対策が開始され,疾病予防(一次予防)と健康増進に力点が置かれた。特徴的であったのは,個人の責任と社会の責任に分け,個人の責任とし

て，住宅環境を衛生的に保ったり，予防接種や健康診断を積極的に受けるという，自ら健康的な生活に心がけ，自分の健康は自分で作るという考え方を持ち，実践するように働きかけた点である。社会の責任としては，行政的な働きかけであり，図7-1に示すように健診の充実，施設等の基盤整備，啓発・普及活動の三本柱からなっている[3]。この運動は10年間続けられ，1988年からスタートした第二次国民健康づくり対策（アクティブ80ヘルスプラン）へと受け継がれ，見直さなければならない部分が修正され図7-2のようなプランが立てられたわけである。内容的には，運動不足による体力の低下，相対的なエネルギー摂取過剰，国民の健康づくり意識の高まり，労働時間の短縮など，国民生活の大きな変化を考慮したものとなっている。平均寿命の延長も重なり，人生80年時代が現実のものとなったことも踏まえて，80年をいかに有意義に生きるかといった質的な問題がよりクローズアップされたわけである。それゆえ，疾病の発生予防からさらに一歩進めて，積極的に健康度を増すための健康増進に力点を置いた施策となったわけである。

さらに，21世紀の国民健康づくり運動として「健康日本21」が2001年にスタートしたわけであるが，その基本理念が「全ての国民が，健康で明るく元気に生活できる社会を実現するために，①壮年死亡の減少と，②健康寿命の延長（寝たきり，痴呆の期間の短縮）」となっている。まさに，QOLの改善をめざしたものであり，その実現のためには生活習慣が大きく関わっているのも事実である。「健康日本21」の詳細は，前章に譲るとして，このような計画が立てられた社会的背景として，①少子・高齢化の進行，②生活習慣病の増加，③要介護高齢者の増加，④医療費の増大があることを再認識し，いかに健やかに生きるかが最大のテーマとなるのである。

ここで，QOLについて考えてみると，特に高齢者では，WHOの定義する「高齢者の健康は，生死や疾病の有無ではなく，生活機能の自立の度合いで判断すべきである」が最も的を射たものといえる。生活機能には，日常生活動作能力（ADL；activities of daily living）と，もう一歩高いレベルの手段的ADL（IADL；instrumental ADL）とに分けて考えられている。ADLは，洗面，排泄，

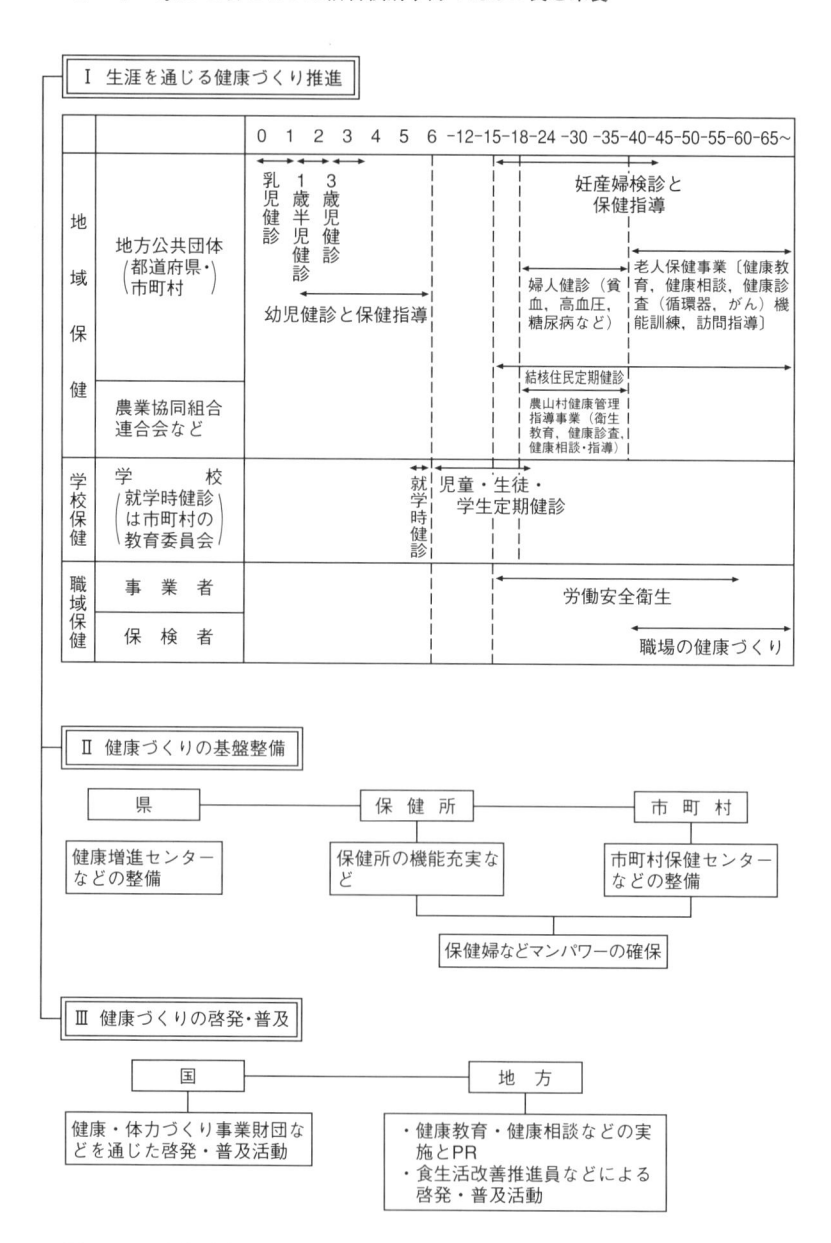

第7章 QOL改善および生活習慣病予防のための食と栄養

**I 生涯を通じる健康づくり推進**

| | | 0 1 2 3 4 5 6 -12-15-18-24 -30 -35-40-45-50-55-60-65~ |
|---|---|---|
| 地域保健 | 地方公共団体（都道府県・市町村） | 乳児健診／1歳半児健診／3歳児健診／幼児健診と保健指導／妊産婦検診と保健指導／婦人健診（貧血，高血圧，糖尿病など）／老人保健事業〔健康教育，健康相談，健康診査（循環器，がん）機能訓練，訪問指導〕／結核住民定期健診／農山村健康管理指導事業（衛生教育，健康診査，健康相談・指導） |
| | 農業協同組合連合会など | |
| 学校保健 | 学校（就学時健診は市町村の教育委員会） | 就学時健診／児童・生徒・学生定期健診 |
| 職域保健 | 事業者 | 労働安全衛生 |
| | 保検者 | 職場の健康づくり |

**II 健康づくりの基盤整備**

- 県：健康増進センターなどの整備
- 保健所：保健所の機能充実など
- 市町村：市町村保健センターなどの整備
- 保健婦などマンパワーの確保

**III 健康づくりの啓発・普及**

- 国：健康・体力づくり事業財団などを通じた啓発・普及活動
- 地方：
  ・健康教育・健康相談などの実施とPR
  ・食生活改善推進員などによる啓発・普及活動

図7-1 健康づくり運動（第一次国民健康づくり対策）の体系図（資料：厚生省）

## 2．QOL の改善とは

| | 健康増進 | | | 疾病予防 |
|---|---|---|---|---|
| | 栄養 | 運動 | 休養など | |
| 事業の推進 | ●栄養改善事業(市町村の栄養指導など)<br>●食生活改善推進員地区組織活動<br>●調理師生涯健康教育事業 | ●運動普及推進員地区組織活動<br>●健康運動習慣普及推進事業 | ●心の健康づくり<br>●健康休暇の検討 | ●健康診査・健康指導<br>[老 人<br>妊産婦<br>小 児<br>家庭婦人]<br>●歯科保健 |
| | | ●都道府県健康づくり対策推進会議<br>●市長村健康づくり推進協議会 | | |
| 啓発普及 | ●栄養所要量の策定・普及(第五次)<br>●加工食品の栄養成分表示制度の普及<br>●対象特性別健康づくりのための食生活指針の策定・普及<br>●外食料理栄養成分表示普及推進事業 | ●運動所要量の策定・普及<br>●健康づくりのための運動指針策定 | ●健康づくりのための休養指針策定 | ●喫煙問題啓発普及 |
| | | ●全国健康福祉祭の実施<br>●健康体力づくり事業財団の啓発事業 | | |
| 基盤整備 | ●食生改善推進員の養成<br>●国民栄養調査<br>●保健所,市町村への栄養士の設置促進<br>●集団給食施設への管理栄養士の設置促進 | ●健康運動指導士などの養成<br>●健康増進施設の認定<br>●健康増進施設に対する融資<br>●健康増進施設利用料の医療費控除 | ●休養のあり方の研究 | ●検診施設の整備 |
| | | ●健康増進モデルセンターの設置促進 | | |
| | 保健所・市長村保健センターの設置促進 | | | |

図7-2 アクティブ80ヘルスプラン(第二次国民健康づくり対策)の施策一覧
資料：国民衛生の動向（一部著者改）

入浴，着脱衣，食事，簡単な移動能力などの家庭内での基本的な生活能力であるが，IADL は，買い物をする，電話をかける，金銭や印鑑の管理をする，公共の交通機関を使って外出するなどのことができるかどうかが問題となる。また，米国の Lawton は，表7-1のように，QOL の概念は，ADL や IADL の健全性，すなわち客観的な健全度だけにとどまらず，本人の認識する健全性（健康度の自己評価）や，居住環境の整備状態や，さらには主観的な幸福度といった生活の満足度なども考慮し総合的に評価するものとしている[4]。実際，高齢者にとっては，食べることが楽しみであり，身体機能を衰えさせないという観点からも，その個人の生活習慣が QOL の決定に非常に大きく影響することが分かるであろう。生活習慣が健全であるかどうかの判断[5]は，①快眠，快食，快便であるか，②運動あるいは活発な身体活動の習慣があるか，③精神的，情緒的な活動が健全であるかなどで分かる。

**表7-1 老年学のQOLの概念枠組**（Lawtonによる）

①生活機能や行為・行動の健全性
　（ADL, 手段的ADL, 社会的活動など）
②生活の質への認知
　（健康度自己評価, 認知力, 性機能など）
③居住環境
　（人的・社会的環境, 都市工学, 住居などの物的環境）
④主観的幸福感
　（生活満足度, 抑うつ状態など）

# 3. 生活習慣は変えられるか

　仮に，生活習慣に明らかな問題があったとして，それがはたして改善されるであろうか。その多くは，余程の動機付けがない限り実現不可能である。タバコを例に取ると，タバコの害を知らない人はいないといっても過言ではないくらいその弊害はよく知られている。しかし，その多くの人は，やめられないわけである。ストレス解消，気分転換にはなるが，場合によっては，ニコチン依存症になっていることもある。それゆえ，早死にしようがどうしようが本人の勝手という言葉が聞かれる場合が多い。その一方で，タバコをやめた人のコメントを聞くと，「子どもが産まれたから」「結婚したから」「家族の健康のため」に代表されるように，本人のためというよりも家族のためという場合が多い。タバコに関しては，個人一人ひとり非常に強烈な動機付けがなければ実現しないといえる。

　食事に目を向けると，高齢者においても他の年齢層と同様，疾病や障害予防の重要性に変わりはない。しかし，様々な疾患の危険因子の多くは，高齢者ではなく，中年層の集団において観察されるものである。米国の中高年（40～64歳）の虚血性心疾患の危険因子を分析した大規模調査によると，その危険因子の影響の程度は年齢とともに変化することを示している（図7-3）。肥満度，血清コレステロール，喫煙の影響は，年齢が高くなるに伴い弱くなり，高血圧の

　　　　　　　　　　　　　　　　　　　　3．生活習慣は変えられるか　135

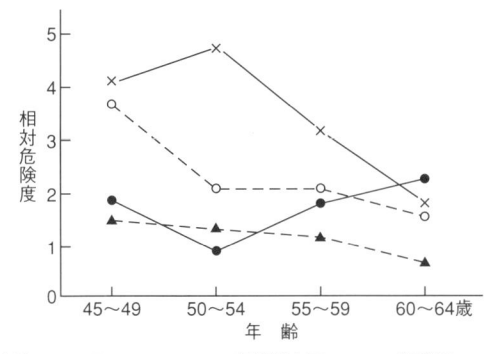

－-○-- 血清コレステロール　──●── 収縮期血圧　-▲- 肥満度　──×── 喫煙
注）相対危険度はおのおのの要因の最も程度の低い群に対し最も程度の
　　高い群の危険性が何倍になっているかを示している．

図7-3　虚血性心疾患に対する危険因子の寄与の年齢変化（男性）[6]

影響が強くなる。また，70歳を越えるような高齢者では，食べられないことによる低栄養の問題が指摘されている。実際，肉類や牛乳を良く摂取している老人は，血清アルブミン値が高く，栄養状態も良く，健康で活動的である場合が多い。こうした事実は，中年期から高齢期に至る過程の中で，食事における注意点が変わってくることを意味している。食物摂取上の問題点を変えられるかという点においては，食事の楽しみ方も考慮しなければならない。高齢者の場合，偏りなくいろいろな食品を摂取できれば，食事を楽しむことも重要なのである。生活の満足度にもつながり，生活を楽しみ，生き甲斐を感じることができるからである。それゆえ，摂食上の問題に関しては，「これはダメ」というのではなく，「これを食べてみよう」と積極的な行動意欲を駆り立てる方向へと導くべきである。また，現代社会における食の問題点を表7-2に示した。一項目でも問題がある場合は，可能な限り高齢期に至るまでの間，すなわち壮年期あるいは中年期に，可能ならば食習慣が確立される青年期に改善しておくべきである。

　運動，生活活動に関しても，食事と同じことが言える。運動が老化防止に役立つことは明らかであることから，青年期までに，身体を動かす習慣を身につ

表7-2 現在の食の問題点

- 食の欧米化（食の欧米化：動物性タンパク質および脂肪摂取量の増加，ファーストフードの増加）
- 砂糖摂取量の増加
- 朝食欠食率の増加
- 加工食品や特定食品への過度の依存
- 食卓を中心とした家族の団らんの喪失
- 過度のダイエット志向（若い女性）

けておくべきである。高齢期になってから運動を始めることは負担が大きく，事故のもとになる場合が多い。高齢者の場合，運動は生活機能の自立性の維持増進のためになされるものであり，競技力を競うものであってはならない。簡単で，習慣的に，楽しくできるものである必要がある。

いずれにしても，生活習慣の変容は，容易ではないが，本人の自覚，強い動機付けが得られれば，不可能ではないといえる。

## 4．疾患予防のための生活習慣改善

悪性新生物，脳血管疾患，心疾患，糖尿病，高血圧性疾患の総患者数は，平成8年で合計1,400万人以上とされている。これらの疾患の発症には，生活習慣が深く関連することから，生活習慣の改善により発症や進行が予防できると捉えて，これらの疾患予防に対して，国民に生活習慣の重要性を喚起し，かつ自分の健康は自らの手で築くものという，いわゆる自発性を促すために，「生活習慣病」という概念が導入されたわけである。加齢に着目した「成人病」という概念からの転換となったわけである[3,7]。

疾病の発症や予後に関与している要因には様々なものがあり，大別すると図7-4のように，「遺伝要因」，「外部環境要因」，「生活習慣要因」の三つに分けることができる。言うまでもなく，このうち「遺伝要因」については本人の努力で変えることが不可能で，持って生まれた宿命的なものとなる。また，「外部環境要因」についても，本人の努力によって変えられるものは少なく，むし

4．疾患予防のための生活習慣改善　137

病原体
有害物質
事　故
ストレス要因
など

疾病の発症要因

外部環境要因

遺伝的要因

発症

生活習慣要因

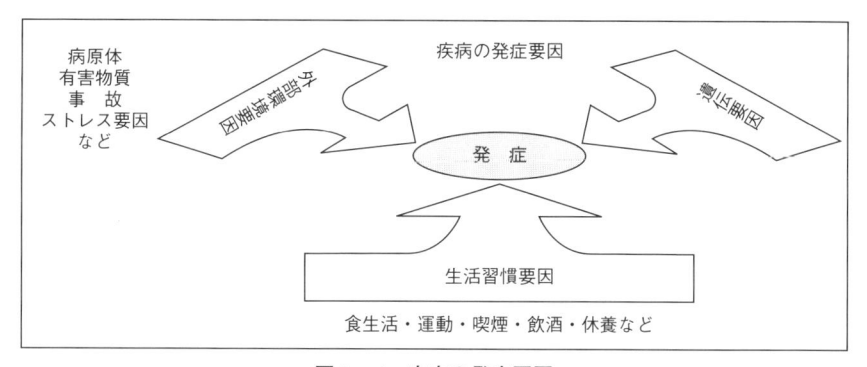

食生活・運動・喫煙・飲酒・休養など

図7-4　疾病の発症要因
資料：公衆衛生審議会成人病難病対策部会資料より作成

ろ受動的な立場にあり，被害を被る立場といえる。これに対して「生活習慣要因」は，本人が作り上げてきたものであり，かつ本人の努力によって変え得るものである。それゆえ，多くの研究者が様々な取組みを行っているのである。1972年には，米国の医学者である Breslow が「七つの健康習慣」を示したが，これは現在もなお十分通用する指針となっている。その後も，米国の Framingham Study などの研究結果においても裏付けされている。

生活習慣と関連の深い疾患をあげてみると，①喫煙と肺がん・肺気腫，②食塩の過剰摂取と脳卒中，③肥満や運動不足と糖尿病，④コレステロール摂取過剰と虚血性心疾患，⑤動物性脂肪の摂取過剰と大腸がんあるいは高脂血症，⑥アルコール摂取過剰と肝硬変などがある。図7-5に生活習慣病の発症プロセ

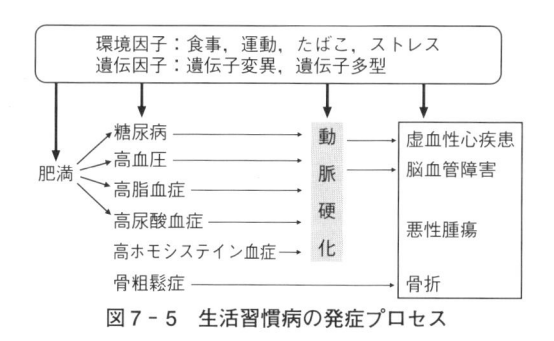

環境因子：食事，運動，たばこ，ストレス
遺伝因子：遺伝子変異，遺伝子多型

肥満 → 糖尿病
　　　 高血圧
　　　 高脂血症
　　　 高尿酸血症
　　　 高ホモシステイン血症
　　　 骨粗鬆症

→ 動脈硬化 → 虚血性心疾患
　　　　　　　脳血管障害
　　　　　　　悪性腫瘍
　　　　　　　骨折

図7-5　生活習慣病の発症プロセス

第7章　QOL改善および生活習慣病予防のための食と栄養

表7-3　ブレスローの七つの健康習慣

① 適正な睡眠時間　　　⑤ 定期的にかなり激しい運動をする
② 喫煙をしない　　　　⑥ 朝食を毎日食べる
③ 適正体重を維持する　⑦ 間食をしない
④ 過度の飲酒をしない

スを示したが，遺伝要因は変えられないにしても，環境要因である生活習慣を変えることで，大部分の疾病の発症を制御することが可能であろう。

## 5．遺伝要因に対する生活習慣改善

前項で，本人の努力では変えられない宿命的なものとして，遺伝要因を挙げた。現在，遺伝要因は様々な方法で検出され（検出法については他書に譲る），い

表7-4　高血圧候補遺伝子

- ANP（Atrial Natriuretic Peptide）
- レニン
- アンジオテンシノーゲン（AGT）M235T 多型　M235アリル
- AT1受容体
- α-アデュシン（adducin，電解質チャンネル関係）Gly460Trp 多型
- 糖質コルチコイド受容体
- アドレナリン受容体（$\alpha_2$、$\beta_2$、$\beta_3$）
- アンジオテンシン変換酵素（ACE）DD 多型
- エンドセリン-1　Lys198Asn
- エンドセリン-1　A958G
- エンドセリン受容体
- グルコキナーゼ
- LPL
- アルドステロン合成酵素　T344C　TC＋CC 多型
- チロシン水酸化酵素
- Gタンパク$\beta_3$サブユニット（GNB3）C825T 多型
- 内皮型一酸化窒素合成酵素（eNOS）Glu298Asp 多型
- Naチャンネル$\beta$サブユニット
- カリクレイン
　　その他

表7-5　糖尿病候補遺伝子

- インスリン（異常インスリン症，異常プロインスリン症）
- ミトコンドリア（日本人は糖尿病の約1％）
- HNF4α（MODY1）
- グルコキナーゼ（MODY2）
- HNF1α（MODY3）
- INF-1（MODY4）
- HNF1β（MODY5）
- インスリン受容体
- アミリン
- IRS-1（Gly972Arg）
- IRS-2
- グリコーゲンシンターゼ（Met416Val）
- Neuro D（BETA2）
- PPARγ
- Calpain10
- β3アドレナリン受容体
- β2アドレナリン受容体
- レプチン，レプチン受容体
    その他

表7-6　高脂血症候補遺伝子

- LDL受容体
- リポタンパクリパーゼ（LPL）
- LCAT
- 肝性リパーゼ（HTGL）
- CETP
- MTP
- アポリポタンパク質（AI, B, CII, E）
- ABC-1
- PPARα
    その他

わゆる遺伝子診断が行われるようになっている．表7-4〜6に，それぞれ，高血圧，糖尿病，高脂血症の候補遺伝子と考えられているものを示した．ここに挙げた候補遺伝子は，1遺伝子1疾患というような原因遺伝子だけをリストしたわけではなく，多遺伝子1疾患のようないくつかの候補遺伝子の作用が重なり合って疾患を発症するものも含まれている．遺伝病と呼ばれるものは，1遺伝子1疾患で，必ず発症するタイプの遺伝子であるが，生活習慣病に関連する候補遺伝子の多くは，多遺伝子1疾患，あるいは遺伝子の素因を持っている上にさらに生活習慣の悪化が重なって発症する場合が多い．それゆえ，逆説的に論じると，生活習慣病は，多くの場合，遺伝的な素因を持ち合わせていても，その発症を食生活，生活習慣を改善することによって制御できるということである．

## 6．老化制御・長寿のための食生活

長寿というと，まず沖縄県が脳裏をよぎるくらいに，長寿県として知られている．それゆえ，長寿のメカニズムに興味を持つ多くの研究者は，沖縄県に目を向け調査研究がなされている．こうした中，2000年3月に，1996（平成8）年から3年間にわたって進められた厚生省長寿科学総合研究事業のとりまとめとして，『長寿の要因―沖縄社会のライフスタイルと疾病―』が出版された[8]。第1章として「気候・風土と長寿に関する研究」，第2章として「長寿要因―生活習慣病と食生活との関連―」，第3章として「沖縄県の疾病と疫学」，第4章として「長寿背景要因―疾病構造とライフスタイルを中心に―」となっており，長寿と遺伝子素因あるいは遺伝子発現制御との関連については踏み込まれていない．古くから長寿村や長寿家系が存在することから，人の寿命の決定に遺伝要因が重要なことは予想されている．しかし，例えば老化遺伝子と呼ばれるものは，現状では，寿命の決定要因としての遺伝子の作用は少なく，その多くは寿命に関わる調節遺伝子ということができる．それゆえ，同じ遺伝子タイプであっても，食環境，つまり栄養によって制御可能と考えられるようになっ

てきている。長寿村や長寿家系を食環境という観点から眺めると，一つの村や家系に共通する食習慣が，遺伝子の制御をしているとみることもできるのである。

### （1）寿命は遺伝情報によって支配されている

「寿命が遺伝情報によって支配されているという証拠は，個体レベルと細胞レベルの研究によって確認されている」といわれている[9]。個体レベルの研究では，酵母から人までを対象とした個体寿命と個体老化の解析があり，①動物種固有の最長寿命，②人の早老症や老化促進マウスなどの実験動物による寿命の研究，等が例に挙げられている。細胞レベルでの研究では，細胞の分裂寿命（細胞分裂限界），細胞老化（細胞周期を制御している因子）の研究があり，①繊維芽細胞の寿命，②細胞周期と細胞老化，③老化細胞と細胞の不死化から，その根拠としている。

いずれにしても，寿命を決定する因子は，遺伝子変異のような遺伝病や遺伝子多型の作用以外では，基本的には細胞老化に伴って発現量が変化する遺伝子（それは，転写調節因子とその他の各種タンパク質に分けられる）から推測することができる。

### （2）食事による遺伝子制御の証拠

先に，「長寿村や長寿家系を食環境という観点から眺めると，一つの村や家系に共通する食習慣が，遺伝子の制御をしているとみることもできる」としたが，これは，動物実験においても確認されている。すなわち，以前からよく知られていることであるが，食餌を自由摂食させた動物よりも食餌制限をした動物の方が，寿命が長いということはその一つである。このメカニズムは，まず第一に，食餌制限が加齢に伴う疾病の発症を遅延，軽減，あるいは抑制し，その結果として生存日数を延ばしているという考え方である。第二に，食餌制限が生体の生理的・代謝的機能の加齢による低下，減衰を遅延，軽減，あるいは抑制し，その結果として生存日数を延ばしているという考え方である[10]。もち

142　第7章　QOL改善および生活習慣病予防のための食と栄養

ろんその両者によってもたらされる結果とも言える。

　また，沖縄県人に関して次のような興味深い報告がなされている[11]。海外に移住している沖縄県人は，沖縄に住んでいる人ほど長命ではなく，循環器系疾患や腎病変が長寿を阻んでいるというのである。言い換えると，沖縄県人が長命なのは，沖縄に住んでいることによってもたらされるものであり，移住という手段によってその人の環境（主として食環境であろう）が変わってしまうと，もはや長命ではなくなってしまうのである。

　さらに，図7-6に示すようにLloydは高血圧の遺伝素因をもつ高血圧自然発症ラット（SHR）を食餌制限下で飼育し，その平均生存日数が自由摂食時の18

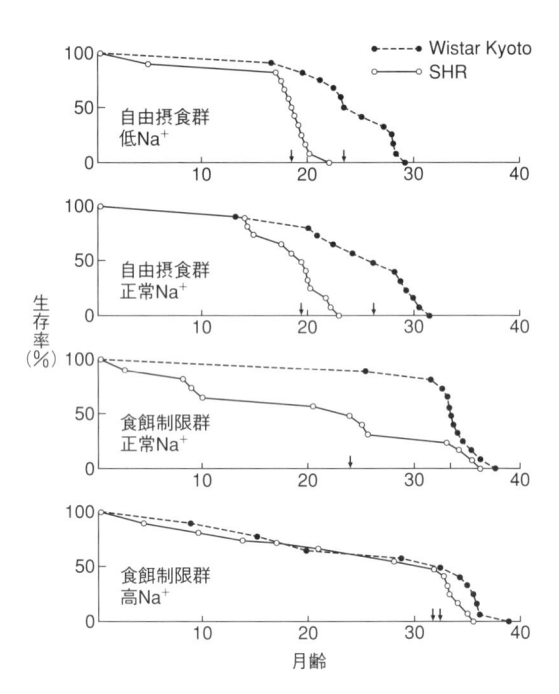

　　自由摂食群および食餌制限群は標準食をそれぞれ16および
　　7g/日摂取した．飼料中Na量は，低Na群，正常Na群および高
　　Na群で，それぞれ0.20, 0.54-0.43および1.15 mEq/100 g BW/日．

**図7-6　SHRの生存日数に対する食餌制限の影響**[5]

カ月齢から約30カ月以上まで大幅に延長されたと報告している[12]。しかもその死因は，高血圧関連疾患でないことを観察している。つまり，遺伝的素因を持ち合わせた動物においても，食餌すなわち栄養によってその疾患の発症が予防できる，言い換えると，遺伝性疾患の発症を栄養によって遺伝子発現を制御することで抑制できることを示したわけである。

　加齢によって発現量が変化する遺伝子を同定すれば，老化現象の解明に一歩近づけるであろうし，また，加齢によって発現量が変化する遺伝子のなかで，栄養あるいは食餌制限によってその発現量の変化を制御することが可能な遺伝子を同定すれば，老化防止の手立てに一歩近づくことになる。こうした観点からの試みが，現在では分子生物学の進歩によって可能となっている。DNA チップと呼ばれる DNA microarray を用いた方法や，differential display 法，PCR を用いた subtraction 法などが使われている。

## （3）加齢による遺伝子発現プロファイルの変化とカロリー制限による制御

　Lee らは，1999年に DNA microarray 法を用いて，加齢によって変化する遺伝子の発現レベルや，その変化をカロリー制限によって抑制できるか等を検討し，Science 誌に発表した[13]。この研究では，5カ月齢のマウス (adult) と30カ月齢のマウス (old) の骨格筋について検討し，microarray 上に載せられた6,347個の遺伝子のうち，加齢によって58個 (0.9%) が2倍以上に上昇し，55個 (0.9%) が半分以下に低下していたというものである。表7-7に示すように，増加したものの16%は，heat shock factors あるいは DNA のダメージで増加するとされる GADD45などのストレス応答性のものである。また，最大の増加率を示した synaptic vesicle protein に代表される神経系の要因が約9%を占めている。一方，低下するものとしては，エネルギー代謝に関連する遺伝子が約13%占めており，ミトコンドリアの機能や代謝に関連するものや，解糖系やグリコーゲン代謝に関与するものなどが低下している。さらに，生合成系，つまり，脂肪酸やコレステロール合成の関与するもの，タンパク合成に関与するものなども低下している。

## 表7-7 マウス骨格筋における加齢に伴う遺伝子発現量の変化[7]

ORF のカラムには，GenBank の accession number を示した．CR Prevention のカラムには，加齢に伴う遺伝子発現量の変化を，カロリー制限によってどの程度防げるかを示したものである．C：完全に防げるもの（>90%）．N：防ぐことのできないもの．部分的防げるものは，百分率で示した（20 −90%）．

| ORF | △ Age (fold) | Gene | | Function * | CR Prevention |
|---|---|---|---|---|---|
| W08057 | ↑3.5 | Heat Shock 27 kDa Protein | | Chaperone | C |
| M17790 | ↑3.5 | Serum Amyloid A Isoform 4 | | Unknown | N |
| AA114576 | ↑3.4 | Heat Shock 71 kDa Protein | | Chaperone | C |
| L28177 | ↑2.6 | GADD45 | | DNA damage response | 77% |
| M74570 | ↑2.4 | Aldehyde Dehydrogenase II | E | Aldehyde detoxification | 29% |
| AA059662 | ↑2.2 | Protease Do Precursor | | Protease | C |
| L22482 | ↑2.2 | HIC-5 | | Senescence and diferentiation | C |
| X99963 | ↑2.2 | rhoB | | Unknown | 87% |
| X65627 | ↑2.1 | TNZ2 | | RNA metabolism | 64% |
| X57277 | ↑1.8 | Rac1 | | JNK activator | C |
| AA071777 | ↑3.8 | Synaptic Vesicle Protein 2 | | Neurite extension | 51% |
| X53257 | ↑2.5 | Neurotrophin-3 | | Reinnervation of muscle | 50% |
| X78197 | ↑2.2 | AP-2 Beta | D | Neurogenesis | N |
| X88749 | ↑2.1 | mTGIF | | Differentiation | C |
| AA014024 | ↑2.1 | Dynactin | | Transport | 55% |
| X63190 | ↑2.1 | PEA3 | | Response to muscle injury | C |
| AA106112 | ↑3.8 | Mitochondrial Sarcomeric Creatine Kinase | A | ATP generation | C |
| AA061886 | ↑2.0 | Dihydropyridine-sensitive L-type Calcium Channel | F | Calcium channel | 67% |
| AA061310 | ↓4.1 | Mitochondrial LON Protease | | Mitochondrial biogenesis | C |
| W55037 | ↓2.9 | Alpha Enolase | | Glycolysis | 68% |
| V00719 | ↓2.6 | Alpha-Amyiase-1 | | Carbohydrate metabolism | N |
| M81475 | ↓2.5 | Phosphoprotein Phosphatase | | Glycogen metabolism | C |
| AA034842 | ↓2.1 | ERV1 | | mtDNA maintenance | 46% |
| AA106406 | ↓2.0 | ATP Synthase A Chain | A | ATP synthesis | N |
| AA041826 | ↓2.0 | IPP-2 | | Glycogen metabolism | C |
| L27842 | ↓2.0 | PMP35 | | Peroxisome assembly | 60% |
| Z49204 | ↓2.0 | NADP Transhydrogenase | | Glycerophosphate shunt | N |
| AA071776 | ↓1.9 | Glucose-6-Phosphate Isomerase | | Glycolysis | C |
| M13366 | ↓1.9 | Glycerophosphate Dehydrogenase | | Glycerophosphate shunt | C |
| AA107752 | ↓2.9 | EF-1-Gamma | | Protein synthesis | 63% |
| U22031 | ↓2.6 | 20S Proteasome Component TBP1 | | Protein turnover | 44% |
| AA061604 | ↓2.2 | Unp Ubiquitin Specific Protease | B | Protein turnover | C |
| AA145829 | ↓2.1 | 26S Proteasome Component TBP1 | | Protein turnover | C |
| L00681 | ↓2.1 | Unp Ubiquitin Specific Protease | | Protein turnover | N |
| U35741 | ↓2.0 | Rhodanese | | Mitochondrial protein folding | C |
| D83585 | ↓1.7 | Proteasome Z Subunit | | Protein turnover | C |
| D76440 | ↓2.9 | Necdin | | Neuronal growth suppressor | 47% |
| X75014 | ↓2.7 | Phox2 Homedomain Protein | D | Throphic factor | 65% |
| M32240 | ↓2.1 | GAS3 | | Myelin protein | 55% |
| M16465 | ↓3.4 | Calpactin I Light Chain | | Calcium effector | C |
| L34611 | ↓2.3 | PTHR | F | Calcium homeostasis | N |
| AA103356 | ↓2.2 | Calmodulin | | Calcium effector | N |
| D29016 | ↓6.4 | Squalense Synthase | C | Cholesterol/fatty acid synthesis | 52% |
| M21285 | ↓2.1 | Stearoy-CoA Desaturase | | PUFA synthesis | C |
| U73744 | ↓2.1 | HSP70 | E | Chaperone | N |

* Function： A Energy Metabolism　B Protein Metabolism　C Biosynthesis
　　　　　　 D Neuronal Factors　E Stress Response　F Calcium Metabolism

## 表7-8 マウス骨格筋におけるカロリー制限に伴う遺伝子発現量の変化[7]

ORFのカラムには，GenBankのaccession numberを示した．結果は，カロリー制限で飼育した30カ月齢のマウスと自由摂食させた同年齢のマウスを比較したものである．このリストには，加齢に伴う遺伝子発現量の変化をカロリー制限によって防いだもの（表7-7のCR Preventionのカラムに示したもの）は含まれていない．

| ORF | △CR (fold) | Gene | | Function* | |
|---|---|---|---|---|---|
| U05809 | ↑4.5 | Transketolase | | Pentose phosphate pathway | |
| W53351 | ↑4.1 | Fructose-bisphosphate Aldolase | | Glycolysis/Gluconeogenesis | |
| AA071776 | ↑3.5 | Glucose-6-Phosphate Isomerase | | Glycolysis/Gluconeogenesis | |
| U34295 | ↑2.3 | Glucose Dependent Insulinotropic Polypeptide | | Insulin sensitizer | |
| U01841 | ↑2.3 | Peroxisome Proliferator Receptor Gamma | | Insulin sensitizer | |
| L28116 | ↑2.0 | PPAR Delta | | Peroxisome induction | |
| D42083 | ↑1.9 | Fructose 1,6-bisphosphatase | A | Gluconeogenesis | |
| AA041826 | ↑1.9 | Protein Phosphatase Inhibitor 2 (IPP-2) | | Inhibition of glycogen synthesis | |
| U37091 | ↑1.8 | Carbonic Anhydrase IV | | $CO_2$ disposal | |
| M13366 | ↑1.8 | Glycerophosphate Dehydrogenase | | Electron transport to mitochondria | |
| AA119868 | ↑1.7 | Pyruvate Kinase | | Glycolysis | |
| AA145829 | ↑2.3 | 26S Protease Subunit TBP-1 | | Protein turnover | |
| AA107752 | ↑2.2 | Elongation Factor 1-gamma | | Protein synthesis | |
| W53731 | ↑2.1 | Signal Recognition Receptor Alpha Subunit | | Protein synthesis | |
| U60328 | ↑2.1 | Proteasome Activator PA28 Alpha Subunit | B | Protein turnover | |
| X59990 | ↑2.0 | mCyP-S1 (Cyclophilin) | | Protein folding | |
| W08293 | ↑1.9 | Translocon-Associated Protein Delta | | Protein translocation | |
| W57495 | ↑1.8 | 60S Ribosomal Protein L23 | | Protein synthesis | |
| X13135 | ↑4.7 | Fatty Acid Synthase | | Fatty acid synthesis | |
| X16314 | ↑2.5 | Glutamine Synthetase | | Glutamine synthesis | |
| AA137659 | ↑2.4 | Cytochrome P450-IIC12 | C | Steroid biosynthesis | |
| L32973 | ↑2.0 | Thymidylate Kinase | | dTTP synthesis | |
| X56548 | ↑2.0 | Purine Nucleoside Phosphorylase | | Purine turnover | |
| AA022083 | ↑2.0 | Huntingtin | D | Unknown | |
| D76440 | ↑1.9 | Necdin | | Growth suppressor | |
| AA062328 | ↓3.4 | Dna J Homolog2 | | Chaperone | |
| X63023 | ↓1.9 | Cytochrome P-450-IIIA | | Detoxification | |
| U03283 | ↓1.8 | Cyp1b1 Cytochrome P450 | | Detoxification | |
| U14390 | ↓1.8 | Aldehyde Dehydrogenase-3 | E | Detoxification | |
| X76850 | ↓1.8 | MAPKAP2 | | Unknown | |
| D26123 | ↓1.7 | Carbonyl Reductase | | Detoxification | |
| L4406 | ↓1.7 | Hsp105-beta | | Chaperone | |
| U40930 | ↓1.5 | Oxidative Stress-Induced Protein | | Unknown | |
| U66887 | ↓1.8 | RAD50 | | Double strand break repair | |
| AA059718 | ↓1.7 | DNA Polymerase Beta | F | Base excision repair | |
| W42234 | ↓1.6 | XPE | | Nucleotide excision repair | |
| D43694 | ↓1.8 | Math-1 | D | Differentiation | |
| D16464 | ↓1.7 | HES-1 | | Differentiation | |
| W13191 | ↓1.6 | Thyroid Hormone Receptor Alpha-2 | A | Thyroid hormone receptor | |

\* Function：A  Energy Metabolism　B  Protein Metabolism　C  Biosynthesis
　　　　　　D  Neuronal Factors　E  Stress Response　F  DNA Repair

カロリー制限に関しては，2カ月齢のマウスの自由摂食の76%のエネルギー量になるように制限されている。最も重要なことは，このカロリー制限で，加齢に伴う遺伝子発現量の変化が改善されたことである。加齢に伴って発現量が変化していたもののうち，29%は完全に（90%以上の改善），34%はある程度（20%から90%の改善）改善されているのである。つまり，カロリー制限マウスは，同年齢の自由摂食マウスよりも生物学的に若いことになる。

また，表7-8に示すように，カロリー制限は，エネルギー代謝や生合成系の亢進，タンパク質代謝回転を活性化させる方向へと作用する。カロリー制限によって51個の遺伝子が1.8倍以上に上昇し，57個が1.6倍以上に低下していた。増加したものの19%は，エネルギー代謝に関連したものである。また fatty acid synthase のような脂肪酸代謝に関連したものや，PPAR-gamma や delta のような転写因子なども増加している。さらに興味深いことは，insulin sensitizer といわれる glucose dependent insulinotropic polypeptide や PPAR-gamma の発現量が増加していることである。さらに，生合成系の活性化，タンパク質代謝の亢進などに関わるものが増加している。一方，低下するものとして，ストレス応答性のものや DNA の修復に関わる遺伝子の発現量が，12%占めている。

以上の結果をまとめると，表7-9のとおりである。これだけを見ると，生理学的な手法で導かれていた結論とほとんど同じであり，特に真新しさは感じられないが，この結論を支える遺伝子の発現レベルの証拠があるというところに意義がある。今後，益々このような報告が増えてくるものと考えられる。例えば，肝臓，脂肪組織，脳における検討などのように，各組織ごとの検討も行われるであろうし，また，エネルギー制限だけでなく，様々な栄養状態での検討もなされるであろう。こうした結果の積み上げによって，「長寿のための栄養による遺伝子制御」と銘打った指導ができるようになるであろう。また，differential display 法や PCR を用いた subtraction 法などからは，発現量の増減だけでなく，未知の遺伝子をクローニングすることも可能である。ひょっとすると近い将来，全く新しい老化遺伝子，あるいは，栄養によって制御される

表7-9 加齢およびカロリー制限によって誘発される生体反応の方向性[7]

| 加　齢 | カロリー制限 |
|---|---|
| ↑ストレス応答<br>　熱ショック反応の亢進<br>　DNA損傷に伴う遺伝子の発現<br>　　量増加<br>　酸化ストレスに伴う遺伝子の発<br>　　現量増加 | ↑タンパク質代謝<br>　合成及び代謝回転の亢進<br><br>↑エネルギー代謝<br>　糖新生，ペントースリン酸経路<br>　　の亢進 |
| ↓エネルギー代謝<br>　解糖作用の低下<br>　ミトコンドリアの機能低下 | ↑生合成<br>　脂肪酸合成の亢進<br>　ヌクレオチド-前駆物質の増加 |
| ↑神経損傷<br>　神経再生<br>　軸索伸展と発生 | ↓高分子の損傷<br>　熱ショックファクターの抑制<br>　解毒システムの抑制<br>　DNA修復の抑制 |

老化制御遺伝子がクローニングされるかもしれない。

## 7. おわりに

　今後，新たな疾病発症の遺伝子素因が明らかにされ，また老化制御遺伝子がクローニングされるものと思われる。そしてさらに，食事との関連性も明らかになり，より細かな指導・指針を出すことが可能になっていくものと思われる。言い換えると，Breslowの「七つの健康習慣」のような，集団あるいはすべての人を網羅するような指針ではなく，個人に対応した（個人の遺伝素因を考慮した）食生活指針が可能となる時代がくるものと考えている。それゆえ，今後ますます，集団に対する指針（生活習慣改善）と，個人に対する指針（生活習慣改善）を使い分けていかなければならないだろう。

## 文　献

1) 厚生省保健医療局地域保健・健康増進栄養課：健康日本21，2000．
2) 日本栄養士会編：健康日本21と栄養士活動，第一出版，2000．
3) 厚生統計協会：国民衛生の動向（厚生の指標臨時増刊），2000．
4) 東京都老人総合研究所 編：サクセスフル・エイジング─老化を理解するため─，ワールドプランニング，1998．
5) 祖父江逸郎(長寿科学振興財団)編：高齢者の生活と長寿科学，名古屋大学出版会，1991．
6) 柴田　博：動脈硬化の危険因子としての加齢(疫学)．現代医療 1991；22；2391-2394．
7) 生活習慣病予防研究会編：2000生活習慣病のしおり，社会保険出版社，2000．
8) 柊山　幸志郎編：長寿の要因─沖縄社会のライフスタイルと疾病─，九州大学出版会，2000．
9) 三木哲朗：老化遺伝子．新老年学(折茂　肇 編集代表)，東京大学出版会，1999，p217-228．
10) 藤田美明：栄養環境と老化．新老年学(折茂　肇 編集代表)，東京大学出版会，1999，p191-204．
11) 森口幸雄：海外の日本人百寿者．"日本人の百寿者"─生命の医学的究極像を探る─(田内　久，佐藤秩子，渡辺　務編)中山書店，1997，p277-282．
12) Lloyd T.: Food restriction increases life span of hypertensive animals. Life Sci 1984；34；401-407．
13) Lee CK. et al : Gene expression profile of aging and its restriction by caloric restriction Science 1999；285；1390-1393．

# 第3編
# ハイリスク高齢者の食と栄養管理

第8章　高齢者でみられる栄養障害の背景
　　　　　　　　　　　………………………藤田　美明

第9章　高齢者の栄養管理の実態
　　　　　　　　　　　………………………杉山みち子

第10章　高齢者に対する食と栄養管理の実践と方法
　　　　　　　　　　　………………………小松　龍史

第11章　高齢者の栄養管理をめぐる政策展開の可能性
　　　　　　　　　　　………………………小山　秀夫

# 第8章　高齢者でみられる栄養障害の背景

藤田　美明[*]

　近年の医療技術の進歩，衛生環境の改善，そして食生活の改善に伴う感染症等による死亡率の低下は，国民の平均寿命（0歳児の平均余命）を延長し，現在，女性は84歳を，男性は77歳をそれぞれ超えている。この平均寿命の延長は，1970年代までは主に乳幼児死亡率の低下により，その後は主に高齢期死亡率の低下によりもたらされてきた。その結果，総人口に占める65歳以上高齢者人口の割合は，現在の約17％から21世紀初頭には20～25％に達すると予測されている。これらの人達の健康維持をどのように図るかは，今後の大きな社会的課題である。

　加齢に伴う身体諸機能や社会的経済的自立能の低下，精神・心理的変化や喪失体験の増加は，食生活への影響を介して，高齢者が住み慣れた地域社会の自宅で健やかで豊かな生活を送る上で大きな脅威をもたらす原因となっている。この章では，高齢者の栄養障害，とくに緊急の対応を必要とする低栄養障害の背景を，身体機能の加齢変化，高齢者を取り巻く社会的環境の変化，およびQOLの面から考えてみる。

　この学問領域では，年齢を重ねているという意味を主に指す「高齢者」と，年齢要因と身体機能減衰の両者を包含した「老人」という用語が，様々に定義され使用されている（表8-1）。しかし，暦年齢と生理的年齢の間の大きな個人差を考慮し，最近，「老人」よりも「高齢者」という用語が広く使われるようになってきた。そして，75歳以上の後期高齢者を「老人」と定義しようという

---

[*]　川崎医療福祉大学医療技術学部臨床栄養学科

第8章 高齢者でみられる栄養障害の背景

表8-1 年齢区分と用語の定義

| | |
|---|---|
| 1．暦年齢による区分 | |
| 　一般的な分類 | |
| 　　25～35歳 | 成人前期（early adulthood） |
| 　　35～65歳 | 35～50歳：壮年期（early middle） |
| | 51～64歳：初老期（late middle） |
| | 老年期（late adulthood） |
| 　　65歳～ | 65～75歳　老年前期（young old） |
| | 75歳～　　老年後期（old old） |
| 　WHO定義による分類 | |
| 　　45～59歳 | 中年（middle age） |
| 　　60～74歳 | 年長者（The elderly）＝前期高齢者（young old） |
| 　　75歳～ | 年寄り（The aged）＝後期高齢者（old old） |
| 　　85歳～ | 超高齢者（very old） |
| 　ILO定義による分類 | |
| 　　65歳～ | 15歳未満，65歳以上従属人口（厚生省人口白書） |
| 　法律上の用語使用例 | |
| 　　45～64歳 | 中高年者等の雇用の促進に関する特別措置法 |
| 　　60歳 | 高齢者人材活用事業 |
| 　　60（F）/65（M）歳～ | 厚生行政基礎調査，国民生活実態調査の高齢者 |
| 　　70歳～ | 老人保健法の医療（寝たきり：65＜） |
| 　　65歳～ | 養護，特別養護老人ホーム（軽費老人ホーム：60＜） |
| 2．高齢化社会（aging society）と高齢社会（aged society） | |
| 　高齢化社会：全人口に占める65歳以上高齢者の割合が「～7％」 | |
| 　高齢社会　：10％＜，14％＜　または20～25％ | |
| 3．高齢者率 | 65歳以上人口に占める90歳以上人口の比率 |

考え方も論議されている。本章では，65歳以上の年齢層を主な対象とし，可能な限り「高齢者」という用語に統一して用いることとした。

## 1．身体的要因と栄養障害

　加齢に伴い，ほとんどすべての組織において，実質細胞の数が減少し組織重量は低下する。加齢に伴う重量減少がとくに著しい組織は，骨格筋，骨組織，

皮膚，および胸腺等である．これに対して，脳，心臓，肺臓など生命維持に直結している組織の重量減少は比較的緩やかで，これら以外の臓器の重量はそれらの中間の減少を示す（図8-1）．

これらと平行して，体構成成分では，タンパク質と細胞内水分の割合が低下するが，総体タンパク質量に占めるコラーゲンタンパク質の割合は，青年期の約25％から高齢期には30～40％まで増加する．一方，細胞外水分には大きな変化は認められず，体脂肪の割合は加齢に伴いむしろ増加する．組織の実質細胞数の減少は，その生理的・代謝的機能を減衰させ，生体機能の恒常性維持に障害を来し，生体老化を促進する．比較的多くの組織で加齢に伴い共通して起こる生体変化として，下記のものが挙げられる．

a．混濁腫脹　　尿細管，肝臓，心筋線維
　① ミトコンドリア呼吸エネルギー産生機構の損傷（？）膜透過性の亢進

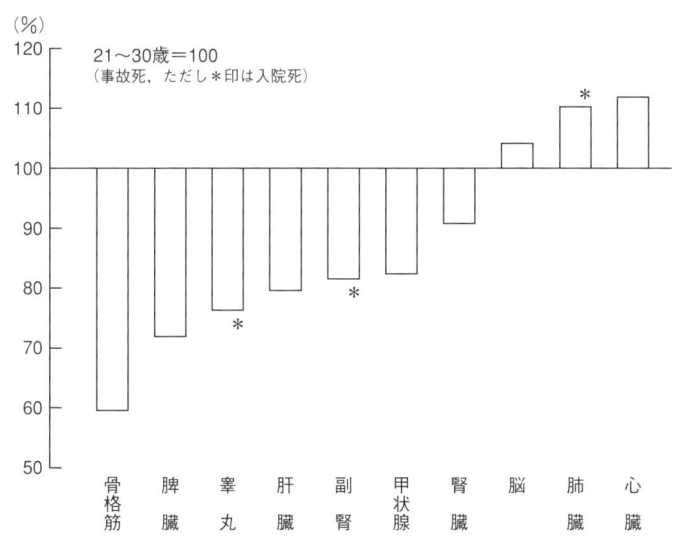

加齢に伴う臓器重量の減少の程度は臓器により一様でなく，体重の約40～45％を占める骨格筋は総量，体重当たりともその減少が顕著である．また胸腺は，老年者では確認ができないまでに減少する．

**図8-1　老齢期(71歳以上)における臓器重量(体重kg当たり)の変化**
　　　　(Korenchevesky,1961)

(?)

② 細胞外 Na の過剰（?）

b. 脂肪浸潤　　脂肪組織以外の細胞，とくに心臓，肝臓，腎臓
① 細胞内での脂肪の利用低下と合成亢進。
② 脂肪の細胞内流入の増加と細胞外流出の低下。
③ 脂質，エネルギーの相対的な過剰。
④ リン脂質代謝の異常。

c. アミロイド沈着　　脳・神経，心臓，血管，筋，消化管，肝，腎，副腎，脾
① 線維タンパク質を主成分とし，それに糖がついたもの。
② 色素コンゴーレッドで染色される。沈着の機構は不明。

d. リポフスチン沈着　　脳神経，心筋，肝臓，脾臓，胸腺，膵臓，副腎，骨格筋
① フリーラジカルが細胞膜リン脂質の不飽和脂肪酸などと反応して生成した脂質過酸化物が，ライソゾームの作用で不溶性の褐色残渣を形成。
② $\alpha$-トコフェロール，アスコルビン酸，$\beta$-カロテン，レチノール等には遊離基を除去する作用がある。
③ 過食や脂質過酸化物の摂取に注意。

e. 異常石灰化　　神経細胞，腎臓，血管，結合組織など
① 血中 Ca 塩が細かな顆粒として沈着・凝集する。
② 体内 Ca 分布の変化。

f. コラーゲンの増加と高次架橋　　結合組織，腱，血管，皮膚など
① 体タンパク質の25〜30%（高齢者：約40%）を占める。
② 3本のラセン線維からなるコラーゲン分子の分子内および分子間で，HO-Pro の水酸基由来のケトイミド基への水素結合，共有結合で架橋。
③ 硬度上昇，溶解性低下，細胞内外の物質交換能低下。
④ 含硫アミノ酸（架橋結合誘引），Vit.C（Pro の水酸化），Zn（Met の取り込み，架橋）Lys 代謝，脂質過酸化が関与。

g. 血管硬化と狭窄　　主として大動脈
　① コレステロール沈着，結合組織の増殖に石灰沈着が加わり，弾性低下と内腔狭窄を生じる。
　② 総エネルギーの過剰摂取に注意。
　③ K, Mg, Ca, Zn, 不飽和脂肪酸による予防効果。

## （1）生理的老化と老化のメカニズム

　生理的老化は，①すべての細胞や組織で例外なくみられる形態的，機能的変化であって，②個体に内在する機構により起こり，③時間の経過に依存した不可逆退行性の変化であると定義される。しかし，この生理的老化の過程は，個体を取り巻く様々な外的環境要因，例えば，放射線や薬剤などの物理・化学的環境，気温などの自然環境，病原性微生物などの生物学的環境そして食生活・栄養環境などの要因によって複雑に修飾され，個体がその生物学的特性の最長寿命を全うすることは極めて希である（非生理的老化，または病的老化という）。
　生体老化のメカニズムについては，様々な学説が提唱されているが，決定的な証拠はない。

　a. 遊離基説　　生体内での酸化反応で生じ，極めて反応性に富んだ「遊離基（フリーラジカル：free radicals）」は，細胞膜を構成するリン脂質中の不飽和脂肪酸と反応し，また脂質過酸化物を形成する。その結果，細胞膜は，構造上，機能上の損傷や変化を受けて正常な細胞機能が損なわれ，生体が機能的，形態的に変化することを老化と考える。生体には，フリーラジカルを除去する機構（スーパーオキシドジスムターゼやカタラーゼなど）を備えている。また，強力な抗酸化作用を有するビタミンE，とくに$\alpha$-トコフェロール，アスコルビン酸，$\beta$-カロテンなどの栄養素は，遊離基を除去し細胞膜リン脂質の過酸化を予防する働きがあると考えられている。

　b. 架橋説　　生体の力学的な支持体，血液と組織間の代謝物質の交換，感染に対する防護，傷の修復などの機能をもつコラーゲンやエラスチンなどの間葉組織の量，硬度，溶解性，弾力性，屈曲性等が変化し，生体機能が低下す

ると考える。このような変化は，血管，内臓器，皮膚などすべての組織で起こり，組織の弾力性，毛細血管基底膜の半透過性，腎糸球体ろ過機能，細胞内外の物質輸送能などの低下をもたらす。ビタミンC欠乏はコラーゲンタンパク質の架橋を司るプロリンの水酸化を阻害し，亜鉛欠乏はコラーゲンへのメチオニンの取り込みや架橋を損なう。

　c．DNAエラー説　　生体内のタンパク質生合成は，①DNA遺伝子情報に基づき，DNA依存RNAポリメラーゼの作用でメッセンジャーRNA(mRNA)が合成され，さらに②ポリゾーム上でmRNA遺伝子情報に対応する特定アミノ酸を結合したアミノアシルトランスファーRNA(tRNA)からアミノ酸を受け取り行われる。この説は，これら一連の過程でエラーが生じて，本来つくられるべきでない異種タンパク質が合成され，それが正常な細胞機能を低下させたり，生体内で突然出現した抗原として振舞い，老化が導かれると考える。生体には，異種タンパク質を分解する酵素が存在し，DNAのエラーを修復する機能も備わっている。しかし，その機能も加齢とともに低下する。

　d．自己免疫説　　生体には「自己」と「非自己」を識別し，対処する免疫機構が備わり，病原性微生物から防御されている。この説は，自己と非自己を識別する正常な免疫応答機能は，時間の経過とともに徐々に低下し，自己の組織や器官が抗原となり，それに対して抗体を産生する自己免疫反応が発現して老化が導かれると考える。

　e．代謝産物原因説　　腸内細菌や生体細胞自身が産生した有害物質や中間代謝産物が細胞内に蓄積され，細胞機能の低下により老化が導かれるという。リポフスチンの沈着や細胞膜へのカルシウム沈着などはその例である。

　f．消　耗　説　　生体が時間の経過とともに擦り減らされていくことが老化の原因と考える。栄養素欠乏による体構成成分の減少などはその一例である。

　g．プログラム説　　生体老化はプログラムされていると考える。細胞は，一定の分裂回数を越すとそれ以上は分裂しなくなり，細胞死（アポトーシス）が起こるという説である。この細胞分裂の回数は，染色体の末端にあるテロメア（染色体末端粒）の反復配列がDNA複製に伴って短くなることによりカウントさ

れており，テロメア長が一定の長さより短くなると細胞は分裂できなくなるという説である。

h．グリケーション説　　血中グルコースなど還元糖のカルボニル基が，タンパク質のアミノ基と非酵素的反応で結合（メイラード反応）し，その結果，タンパク質の機能が損なわれ（プロテアーゼ感受性や立体構造の変化など）老化がもたらされると考える。加齢に伴う血糖値の上昇は，この反応を高める要因となる。

### （２）高齢期の身体的変化

加齢に伴う生体組織への脂肪の浸潤，アミロイドの沈着，リポフスチンの沈着，異常石灰沈着，そしてコラーゲン線維の増加などは，生体組織に形態的，機能的変化をもたらし，栄養素の体内代謝に影響する。とくに不適切な栄養条件の下では，これら加齢変化は一層促進される。表8-2に，主要臓器における加齢変化を示した。

#### １）消化器系

a．感覚機能の低下　　高齢者にとって，三度の食事は，健康の源であると同時にリハビリテーションの機会でもあり，生きる意欲を高め自立を支援する重要な手段である。豊かな食事には，料理の味（味覚）だけでなく，美しく盛りつけられた料理を眺め（視覚），その香りを楽しみ（嗅覚），食器のふれ合う音を聴き（聴覚），口に運んでその感触を楽しむ（触覚）という要素が不可欠である。しかし，これらの感覚器は，加齢に伴う機能低下がとくに著しい組織である。料理の味付けに配慮するだけでなく，他の感覚機能も積極的に活用した食材料の選択，調理法の工夫，料理の盛り付けや彩り，添え物や食器の選択，季節感のあるメニューに配慮した食事づくりへの配慮が必要となる。

高齢者では一般的な動物性食品摂取量の減少や穀類に偏った食事に起因する亜鉛の摂取量の減少，味蕾細胞の減少等は，味覚認知閾値（味を識別できる最低濃度）の上昇をもたらす。80歳代の塩味認知閾値は，20歳代のそれの約4倍（0.28～0.30％）まで高まる。しかし，最近の報告では，高齢者における味覚閾値の上昇は，従来から指摘されてきたほど顕著ではないという。

## 表 8-2 生体変化と対応

| | |
|---|---|
| 感覚器： | 感覚器の感受性や識別能の低下。とくに塩味，甘味閾値の上昇<br>＊残存する感覚器機能を生かした個別の食事と食事環境の改善 |
| 消化器： | 残存歯の減少（10本以下）。粘膜腺細胞の萎縮による消化酵素の分泌量や活性低下。但し，高分子栄養素の消化吸収率の低下は少ない。<br>＊咀嚼・嚥下機能の低下に対応した栄養素密度の高い食事の提供 |
| 腎　臓： | 糸球体数・ろ過面積，クリアランス値・尿細管再吸収能の低下。<br>＊高タンパク質摂取（1.5g/kg BW ＜）への注意と減塩指導 |
| 肝　臓： | 重量（体重当り1.6～2.0%），肝血流量（60%）は低下するが，肝機能テストは大きな低下を示さない（大きな予備能力）。<br>＊栄養素の種類と量の適正配分。アルコール等嗜好品の適量摂取 |
| 循環系： | 重量減少は少ない。心拍出量は 1 回，1分当りとも低下（70～60%）。血液循環時間は成人期の1.5倍まで延長し，末梢循環抵抗が増大。<br>＊過剰エネルギーの是正，適正な動物性脂肪や食塩摂取の指導 |
| 脳： | 萎縮による重量の減少（95%），神経細胞の脱落（30～50%）。アルツハイマー型および脳血管型痴呆症による摂食障害<br>＊良質タンパク質とビタミン摂取，エネルギーと動物性脂肪の減少 |
| 骨格筋： | 重量減少（体重当り約60% まで）。主に筋原線維の数の減少。<br>＊身体活動量の減少に伴う食欲低下や骨折予防への対応 |
| 骨組織： | ホルモン分泌の変化や Ca 摂取量の減少等による骨質（コラーゲンと Ca）減少。骨粗鬆症による骨折の頻発と精神的，肉体的自立障害。<br>＊Ca，Vit.C，タンパク質の摂取やライフスタイルの改善指導 |
| 免疫機能： | 胸腺組織の顕著な萎縮。免疫機能の低下。低栄養で同様の障害発生<br>＊低栄養改善のための食生活・栄養管理（タンパク質不足の注意） |
| 適応能力： | 神経系・内分泌系機能の低下により，感受性や反応速度の低下と適応能の低下。<br>＊バランスのとれた食生活指導と規則正しい生活リズムの指導 |
| 代　謝： | 基礎代謝が低下。アルブミン合成能は低下するが総体タンパク質代謝は維持（但し骨格筋貢献度が低下，内臓器代謝の貢献度は上昇）<br>＊エネルギー主体の食事を改善し，十分な良質タンパク質の摂取 |
| 体組成： | タンパク質，骨組織，細胞内水分の割合は低下，脂質の割合は増加。<br>＊脂質過剰摂取の注意とバランスのとれた食事，適度な運動 |

味覚の改善には，歯磨き，口すすぎ，舌苔の除去などで口腔内を清浄に保つ一方，本人の目の前で調味料をかけるなど，視覚刺激を介した効果も有効である。嗅覚の低下には，香辛料，香味野菜やハーブなどの慣れ親しんだ香りを効果的に使用し，食欲を刺激して食事摂取量を高めることも期待できる。

　b．咀嚼・嚥下障害と対応　　加齢に伴い歯は欠落し，残存する歯も摩耗が著しく十分な咬合が困難となる。歯の欠損が10本以上になると咀嚼機能は明らかに低下するため，歯の治療や義歯装着による咀嚼機能の改善は，高齢者の低栄養障害を予防する上で，まず最初に取り組まねばならない重要な課題である。

　咀嚼の生理的意義は，食物から味覚を誘因する物質を引き出して食欲増進を図る一方，食物を嚥下可能な状態まで小さくし，消化酵素による化学的分解を容易にすることである。咀嚼はまた，反射的に下位消化管の分泌や運動機能を刺激するとともに，脳血流を刺激してその活動を高める。

　咀嚼機能の低下に対応した刻み食や流動食は，食事の水分含量や糖質を増やし栄養素密度を低下させるため，一度に多量の食事を摂れない高齢者では，低栄養を誘発する原因となる（図8-2）。とくに，用いる食品の種類が限定され，糖質を中心とした比較的柔らかい食品の摂取量は，タンパク質，ビタミン，ミ

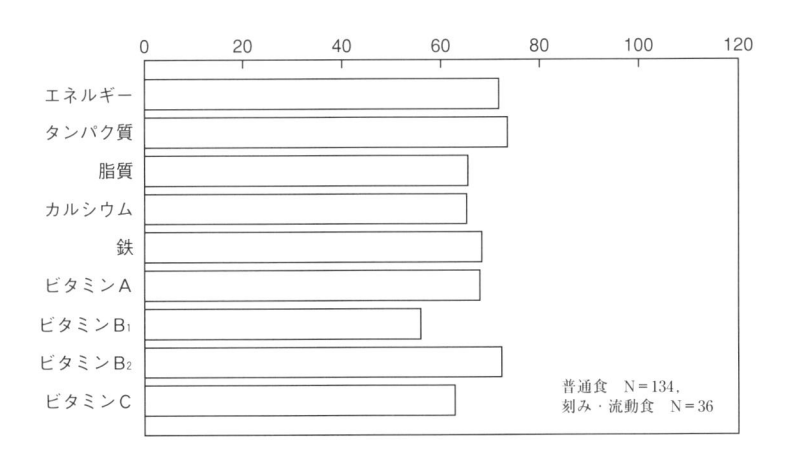

**図8-2　食事形態別栄養素摂取量**[1)]
（普通食を100とした時の刻み・流動食の割合）

普通食 N=134,
刻み・流動食 N=36

ネラルの摂取不足をもたらす。咀嚼・嚥下機能には大きな個人差が認められる。料理を一律に刻んだり軟らかくせず，それぞれの咀嚼能力に合わせた個別調理が原則となる。さらに，食事を摂るとき，おもにエネルギー源となる主食から食べ始めると，血糖値が早期に上昇し，副食を十分に摂っていないにもかかわらず満腹感が生じるため，できるだけ副食から摂り始める指導が望まれる。

　c. **食欲不振と対応**　　高齢期には，日常生活活動量の減少，風邪や発熱，便秘，心配ごとや悩み，精神的，肉体的ストレス，睡眠不足，消化管の病気など，様々な原因で食欲不振が起こり，食事摂取量の減少を介して低栄養をもたらすことがしばしばある。また多くの高齢者は，何らかの慢性疾病を抱え，その治療薬を常用していることが多い。それら治療薬のあるものは，長期の服用により，その副作用で食欲不振をもたらすのみならず，服用薬剤に対応して特定のビタミンやミネラルの吸収や代謝を障害することがある（表8-3）。その結果，

表8-3　主な薬剤と食事上の配慮

| | |
|---|---|
| 鎮痛解熱剤 | 長期服用により血清ビタミンCや葉酸濃度低下 |
| 　（アスピリン） | これらビタミンの補足 |
| 　（アセトアミノフェン） | 高炭水化物食の摂取による薬の吸収低下に注意 |
| 制酸剤 | |
| 　（水酸化アルミニウム） | P欠乏，吸収機能低下によるビタミンA，$B_1$欠乏 |
| 緩下剤 | 十分な水分補給。食欲低下やK欠乏への対応 |
| 血清脂質降下剤 | ビタミンA，D，E，Kおよび葉酸欠乏への対応 |
| 利尿剤 | 食塩制限，K，CaおよびMg補給 |
| 抗パーキンソン剤 | ビタミン$B_6$制限，高アミノ酸摂取の注意 |
| 抗感染症剤 | |
| 　（テトラサイクリン） | 乳製品，高鉄含有食品の摂取は服用3時間後に葉酸 |
| 　（スルファディアジン） | 摂取量を増加。薬は食事や十分量の水と服用 |
| 　（イソニアジト） | ビタミン$B_6$，ナイアシン，D摂取量を増加 |
| 抗炎症剤 | |
| 　（ベニシラミン） | ビタミン$B_6$およびZn要求の増加。総合ビタミン剤補足 鉄剤との同時服用をさけること |
| 血圧降下剤 | ビタミン$B_6$の補足 |

食事からの栄養素摂取量は十分であるにもかかわらず，服用薬剤に対応した特定栄養素の欠乏をもたらすことがあるため注意が必要である。

　d．消化吸収機能　　加齢に伴い，消化管粘膜の活性組織が減少して脂肪や結合組織が増加し，消化酵素，粘液，塩酸，膵アルカリなどの分泌量は減少する。また同時に，リパーゼ，アミラーゼ，ペプシンやトリプシンなど消化酵素の活性は，若年者の70～30％まで低下する（図8-3a）。さらに，神経調節機能の低下による消化管運動機能の低下は，食物の消化管内滞留時間を長くし，慢性の便秘をもたらす原因となる。食物線維の少ない食事や刻み食などの庇護食は，時として，この消化管運動を一層減退させるため，歯の脱落の程度や消化器系疾病の有無などを考慮し，適度に食物繊維を摂ることが必要である。食物繊維の摂取量の目安は，摂取エネルギー1,000kcal当たり10gである。

　これら消化管機能の加齢変化にもかかわらず，食事タンパク質，脂質，およ

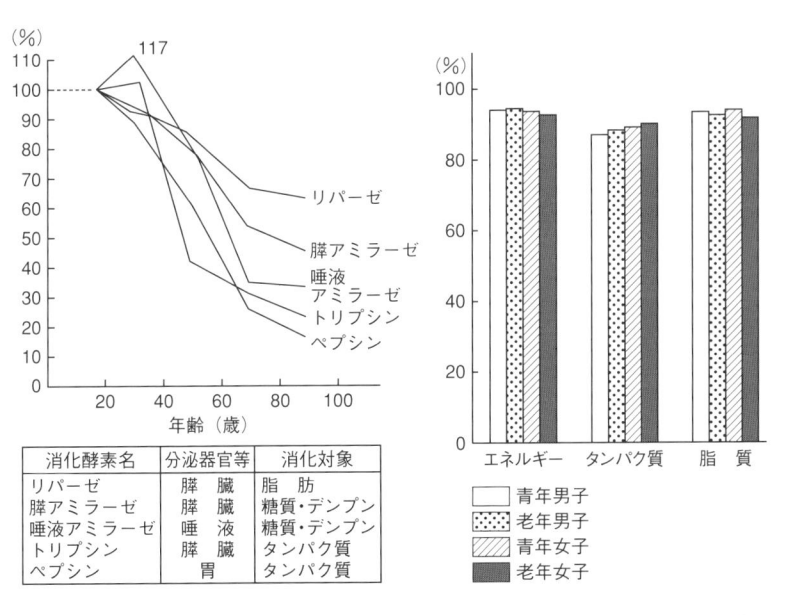

| 消化酵素名 | 分泌器官等 | 消化対象 |
|---|---|---|
| リパーゼ | 膵　臓 | 脂　肪 |
| 膵アミラーゼ | 膵　臓 | 糖質・デンプン |
| 唾液アミラーゼ | 唾　液 | 糖質・デンプン |
| トリプシン | 膵　臓 | タンパク質 |
| ペプシン | 胃 | タンパク質 |

図8-3a　消化酵素活性の加齢変化
(Meyer and Necheles)

図8-3b　消化吸収率の比較
(Southgate ら)

びエネルギーの消化吸収率は，老若間に大きな差を示さない(図8-3b)。高齢者では，吸収された栄養素を体内で代謝する諸臓器の機能も同時に低下しているため，摂取された栄養素が，体内での代謝，利用速度に応じてゆっくり消化され，吸収されることは，むしろ合理的で好都合なことであるかもしれない。消化管に障害のある場合を除き，消化吸収されやすいように過度に加工された食品の摂取は，腸管からの吸収速度を高め，血中濃度の急激な上昇をもたらすことがあるため注意が必要である。

### 2）タンパク質代謝

**a．骨格筋** 加齢に伴い，骨格筋量は総重量，体重当たりともに減少するが，その減少は筋の種類や部位により一様ではない。酸素の消費量が少なく短距離走やウエイトリフティングなど瞬発的な活動に有利な白筋は，筋原線維の数とその直径がともに低下する。これに対して，酸素消費量が大きくマラソンや登山など持久的，有酸素活動に有利な赤筋は，筋原線維の数は減少するが，直径の変化は比較的少ない。

加齢に伴う骨格筋量の減少は，日常身体活動や筋作業能を低下させる。骨格筋は，肝臓などに比べ，代謝活性は低いが総量が多いため(体重の40〜45%)，その重量減少は総体タンパク質代謝に大きな影響をもたらす。総体タンパク質代謝に占める骨格筋代謝の割合は，青年期の約27%から，高齢男子では約20%まで，高齢女子では約16%までそれぞれ低下する。しかし，結合組織のコラーゲンタンパク質の量は，青年期の約1.3〜1.5倍(総体タンパク質の30〜40%)まで増加する。

**b．肝臓** 肝重量は，50歳頃までは体重の約2.5%に安定しているが，その後，約1.6%〜2.0%まで急激に減少する。組織学的には，巨大多核細胞の増加や実質細胞の巨大化が進行し，細胞の大きさは不ぞろいになり，同時に細胞の空洞化が見られる。高齢者では，肝血流量は若齢者の約60%程度まで低下し，肝切除後の再生能は加齢とともに低下する。しかし肝臓は大きな機能的予備能力を備えているため，肝臓の加齢に伴う機能低下は他の諸臓器に比べ比較的少ない。

血清アルブミン値は加齢に伴い漸減し，その低下は生命予後と密接に関係していることが疫学研究で指摘されている。肝アルブミン合成能は，若齢期には食事タンパク質摂取量の変化に対応するが，高齢者では摂取タンパク質量にかかわらず低レベルに維持されていることが多い（表8-4）。それゆえ，高齢者の低血清アルブミン値改善のための食事タンパク質摂取量の増加は，時として，血清非タンパク性窒素（NPN）値の上昇を招くことがあるから注意が必要である。

　c．総体タンパク質代謝　　総体レベルのタンパク質合成量と分解量，N出納維持のための食事タンパク質必要量，内因性N排泄量には，老若間に大きな差は認められない。しかし，加齢に伴い，総体タンパク質代謝に占める骨格筋タンパク質代謝の割合は低下し，内臓器タンパク質代謝の割合は高くなる。このことは，良質タンパク質の概念は高齢者と若齢者では異なるかもしれないことを示唆する。

　d．腎の加齢変化と食事タンパク質　　腎臓は，加齢の影響を強く受ける組織の1つで，40歳前後からの変化が急激である。70歳以上高齢者では，30歳に比べ，重量で約70％（180g）まで，糸球体数及びろ過面積で50～70％（50～70万個及び0.8～1.0m²）まで低下する。また，糸球体ろ過量や腎循環血流量，尿細管再吸収能も同様に低下する。その結果，腎クリアランスは低下するが，血清非タンパク性窒素（NPN）濃度は，何れの年齢でもほぼ一定である。その理由は，高齢者でのタンパク質摂取量の減少や，骨格筋量の減少によるクレアチニン放出量の減少に相殺されることによる。それゆえ，高タンパク質食の長期摂取は，

表8-4　アルブミン合成に対する加齢と食タンパク質レベルの影響

| 標準タンパク質食 | | 低タンパク質食 | | |
|---|---|---|---|---|
| 青年者(5) | 老年者(6) | 青年者(5) | 老年者(6) | |
| 3.97±0.58 | 3.35±0.46 | 2.98±0.31 | 3.09±0.49 | % day$^{-1}$ |
| 186±30 | 149±22 | 140±15 | 147±36 | mg kg$^{-1}$・day$^{-1}$ |
| 6.16±1.22 | 4.89±0.68 | 4.57±0.64 | 5.56±1.51 | % whole body synthesis |

(Gersovitz M.et al)

血清 NPN 値を上昇させる原因となるため，食事タンパク質摂取量は1.0〜1.5g/kg の範囲におさめることが妥当である。食事タンパク質給与量を増加させる場合，植物性タンパク質は，動物性タンパク質に比べ腎障害を軽減させることがラットを用いた研究で報告されている。

### 3）エネルギー代謝

高齢者では，ブドウ糖負荷時のインスリン分泌と耐糖能が低下し，空腹時血糖値は上昇する。体脂肪量の増加は，組織のインスリン受容体の数とその結合能を低下させてインスリン感受性を低下させる。その結果，インスリンを介したグルコースの取り込みや酸化，アミノ酸輸送を低下させる。耐糖能は，低糖質食より高糖質食でより大きく改善される。食物繊維は，糖の吸収速度を遅らせて血糖値の上昇を緩やかにする。また，高齢者で比較的多く見られるクロミウム欠乏は糖不耐を招く。

**a．基礎代謝** 加齢に伴う活性組織量（LBM：lean body mass）の減少やエネルギー摂取量の低下は，基礎代謝の低下をもたらす。体重当たりの基礎代謝量は，20歳代に比べ70歳代では，男子で約16％，女子で約10％低下する。しかし活性組織量当りの基礎代謝は大きな加齢低下を示さない。

サイロキシンの代謝回転率は，20歳（88μg/日）から80歳（42μg/日）の間で約50％低下するが，甲状腺刺激ホルモン（TSH）による甲状腺の応答は低下していない。それゆえ，サイロキシン代謝回転率の加齢低下は，甲状腺機能の加齢低下というより，むしろ骨格筋など末梢活性組織量の減少によるサイロキシン要求量の低下に対応したものと考えられる。

**b．日常生活活動強度** 日常生活活動強度は，一般に加齢に伴い低下する。施設（特別養護，養護および軽費老人ホーム）高齢者113名で調べられた平均生活活動指数は，1.26±0.14の低値を示し，調査対象者の64％は現行エネルギー所要量の適用対象外である×1.3以下の低値を示している。

**c．エネルギー消費量** 基礎代謝や日常生活活動強度の低下により，エネルギー消費量は，45〜75歳の間で約200kcal/日，それ以上の年齢では約500kcal/日の減少が見込まれる。しかし，高齢者は暦年齢と生理的年齢の間に大きな個

人差を示すため，その生活活動強度や体位を考慮し，その所要量は弾力的に運用される必要がある。また高齢者では，糖質を主体とした食品からのエネルギー供給が多くなり，エネルギー摂取量がその消費量を充していてもタンパク質，ビタミン，ミネラルなどの必須栄養素の摂取が不十分になりがちとなるから注意が必要である。

d．エネルギー所要量　現行エネルギー所要量は，疾病を持たず自立している，いわゆる健常高齢者への適用を原則としているため，適用可能な最も低い生活活動指数は，基礎代謝量の×1.3倍である。しかし，上で述べたように，施設高齢者113名の64％は，現行栄養所要量における最低値（×1.3）より低い値を示す。それゆえ，現行エネルギー所要量に基づいて算定された食事エネルギーを生活活活動強度の低い高齢虚弱者に適用した場合，エネルギーの過剰給与をもたらし，残食の増加とエネルギー以外の必須栄養素の摂取不足をもたらすことがある。その消費量を上回る過剰のエネルギーを含む食事の給与には注意が必要である。高齢者の平均生活活動指数1.26±0.14に対応するエネルギー必要量は，26.2±5.2kcal/kg BW と見積もられている。

### 4）脂質代謝

体脂質の割合は，加齢に伴い増加する。骨格筋では，中性脂肪は加齢に伴い減少するが，リン脂質は早期に，コレステロール（Chol）は中年期からそれぞれ増加する。これに対して，皮膚の Chol は加齢とともに減少する。脳や腎臓ではいずれの脂質も加齢とともに増加するが，心臓での増加は比較的軽い。大動脈での Chol，とくにエステル型 Chol の加齢増加は顕著で，粥状動脈硬化の原因となる。

血清総 Chol 値は，加齢に伴い上昇すると考えられている。しかし，根菜類を主食とし動物性脂肪の摂取が少なく，肥満者も少なくないパプア・ニューギニア高地人では，血清 Chol 値の加齢上昇は認められない。また9年間の縦断研究の結果も，血清 Chol 値は加齢上昇しないことを示している。このことは，血清 Chol 値の加齢に伴う上昇は，エネルギーの過剰摂取や消費量減少による内因性合成の増大など，生活，食事要因と密接に関係していることを示してい

## 5）カルシウム代謝

ビタミンDおよびカルシウム（Ca）の欠乏は，小児ではクル病，成人では骨軟化症をもたらす。これらの疾患は，石灰化は不完全であるが骨萎縮は認められず，骨折を起こすことはまれである。生化学的には，血漿ビタミン$D_3$の減少，アルカリホスファターゼ活性の著増，尿中Ca排泄量の減少が特徴である。これに対し骨粗鬆症は，コラーゲンタンパク質およびCa量の両者が減少する骨萎縮で，骨の形態異常は少ないが重量が減少し，高齢期，とくに閉経期後女性で骨折が頻発する。生化学的には，血漿アルカリホスファターゼ活性値は正常で，尿中Ca排泄は正常または増加する。

骨塩密度（bone mineral density：BMD）は，20歳代に最大値（最大骨密度）に達し，その後は加齢に伴い低下する。それゆえ，骨粗鬆症予防の基本は，若齢期に十分量のCaやタンパク質を摂取し，その最大骨塩量を高めることにある。Ca出納の維持に必要な食事Ca量は，成人の7〜10mg/kg BWに対して高齢者では10〜18mg/kg BWの高値を示す。骨粗鬆症発症のメカニズムは現在も不明な点が多いが，以下のような要因が複雑に関係していると思われる。

① Ca吸収を促進する血清ビタミンDレベルの低下。
② 骨からのCa動員を促進する血清副甲状腺ホルモン（PTH）濃度の上昇。
③ エストロジェンなど骨形成同化ホルモン分泌量の減少。
④ Ca摂取不足と腸管吸収能の低下，および尿中，糞便中への排泄量の増加。
⑤ 骨コラーゲン形成に必要なビタミンCや亜鉛摂取量の低下。
⑥ 副腎皮質ホルモンなど骨同化ホルモン（多量では異化）分泌の緩慢な低下。
⑦ 慢性アシドージスによる骨からのCa動員。
⑧ 骨形成刺激因子である骨格筋収縮（運動）の減少。

## 6）水分補給

私達が1日に摂取する水分の約80％は，飲料等以外の食事中の含有水分に由来する。そのため，加齢に伴い日常生活活動レベルが低下して食事摂取量が減

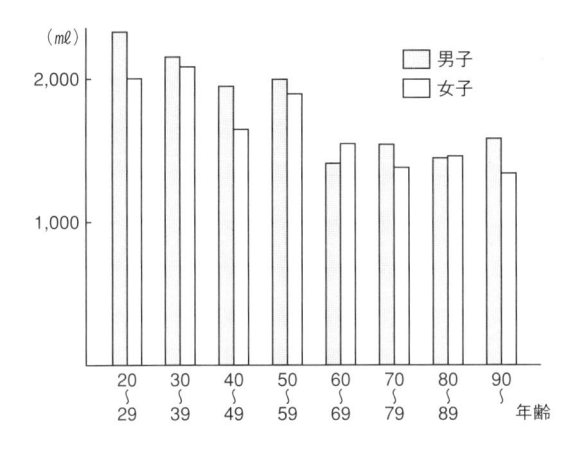

図8-4　各年代別水分摂取量（年平均）[2]

少すると，水分摂取量も同時に減少する（図8-4）。また高齢者では，渇きを感じる中枢の機能が低下し，水分不足の状態に陥っているにもかかわらずそれを感じなくなることが多い。さらに，排尿に伴う介護者の世話への気遣いや夜間の排尿頻度を減らすため，水分の摂取を意識的に減らすことも多くなる。高齢者が摂る普通の食事1,000kcal当たりの水分摂取量は，600～800mℓである。日々の尿量や発汗の有無等を考慮して，1日にコップ3杯程度の水分補給が望まれる。補給源としては，水，番茶，白湯などのほか，必要に応じてビタミンやミネラル等も同時に摂ることが可能なスポーツ飲料を利用することも効果的である。

## 2. 社会的要因と栄養障害

国民の1日総エネルギー摂取量に占める，タンパク質（protein），脂肪（fat）および糖質（carbohydrate）からのエネルギー供給比率（PFC比率）は，現在，それぞれ約13～15％，25～30％，および55～65％の範囲にある。国民の栄養素等摂取量は，平均値として見た場合はほぼ満足すべき状態にある。しかし，

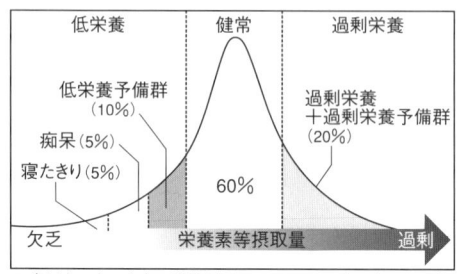

## 第8章 高齢者でみられる栄養障害の背景

```
 低栄養      健常      過剰栄養

   低栄養予備群            過剰栄養
     (10%)            ＋過剰栄養予備群
   痴呆(5%)                (20%)
  寝たきり(5%)    60%

   欠乏    栄養素等摂取量    過剰
```

60歳以上の人で適度に栄養を摂取しているのは約60％。約20％は栄養不足の人とその予備群，約20％は栄養が過剰な人とその予備群である．

**図8-5　60歳以上の栄養状態**

個々の栄養素別，および個人別では，エネルギーや動物性脂肪の過剰摂取に大きく偏った分布を示す．

　高齢者では，仕事や地域社会において役割を担っている約60％の活動的ないわゆる健常者の栄養素等摂取量は，その居住地域にかかわらず比較的良好である．これに対して，一人暮らし，家に閉じこもりがち，寝たきりなどで身体活動レベルの低い高齢者では，とくにタンパク質，カルシウム，鉄，ビタミンAやB₂摂取量が少ないことが指摘されている．高齢者には，痴呆や寝たきりなどで低栄養の改善が必要な人達が，その予備群を含め高齢者人口の約20％に達する．また一方，様々な生活習慣病を抱え栄養素の過剰摂取の是正が必要な人達も約20％認められる．そして残りの約60％の人達は，いわゆる健常高齢者である（図8-5）．

　このように食生活・栄養管理の上で異なる対応を必要とする複数グループ，とくに低栄養の改善を必要とするグループの存在は，成人期と異なる高齢期栄養指導の大きな特徴である．指導対象者が何れのグループの人達であるか，見極めた指導が必要である．さらに，いわゆる健常高齢者が虚弱高齢者に陥らないようにするための食生活・栄養指導が必要となる．低栄養の背景には，表8-5に挙げた様々な要因が横たわっている．これらの問題解決は，栄養の専門家のみでは困難であり，関連分野の専門家から成るチームケアが不可欠である．

表8-5　低栄養のリスクファクター

1. 歯や消化器に障害がある。
2. 身体が不自由で買物，調理，食事が困難である。
3. 一人暮らしで，しかも周囲の人々と殆ど交流がない。
4. 栄養の知識や食事に対する興味が乏しい。
5. 家に閉じ込もりがちで，あまり身体を動かさない。
6. 一日に摂取する食品の数が少ない。
7. 食欲がなく食事を抜かしたり，半分以上残すことが多い。
8. 慢性疾患の治療薬を常用している。
9. 精神的機能が低下している。
10. 食事に対する支出が少ない。

## (1) 公的支援体制

上に述べたような社会的背景を踏まえ厚生省は，1989年に「高齢者保健福祉推進10か年戦略（ゴールドプラン）」を制定し，1995年にはさらに改定して新ゴールドプランとして発足させた。その骨子は，医療，保健，福祉の観点から高齢者の生活を平等に支えることにあり，二つのアプローチで対応が進められてきた。その一つは，医療の場としての老人病院，生活の場としての特別養護老人ホーム，そして両者の機能を併せ持たせた老人保健施設などを整備，充実させ，高齢虚弱者のための密度の高い施設ケア体制を確立することにある。そしてもう一つは，高齢者が，住み慣れた地域社会の自宅で，健やかで豊かな日常生活を過ごすことができるように公的支援体制を整え，在宅ケアの推進を図ろうとするものである。デイケア，ショートステイ，およびホームヘルプサービスは，在宅ケアを支える三本柱となっている（図8-6）。さらに，高齢者への生活支援体制を法的に一元化し財政的基盤を整え，支援のためのマンパワーをより効果的に運用するため，平成12年4月から介護保険制度が新たに発足した。これらの公的支援体制を公正かつ効果的に活用するため，適切な啓蒙活動も大きな課題である。

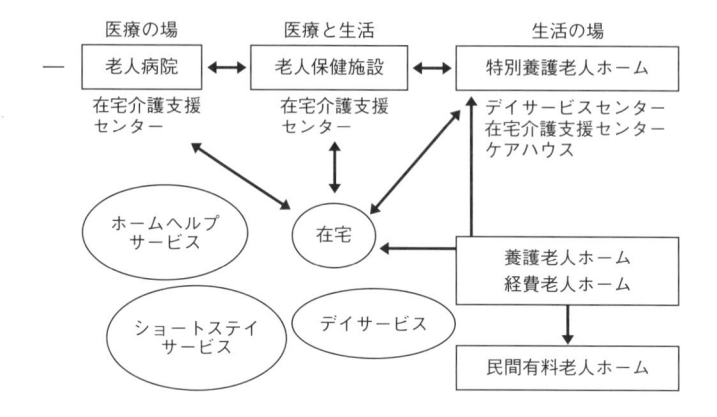

170　第8章　高齢者でみられる栄養障害の背景

図8-6　在宅ケアと施設ケアの関係

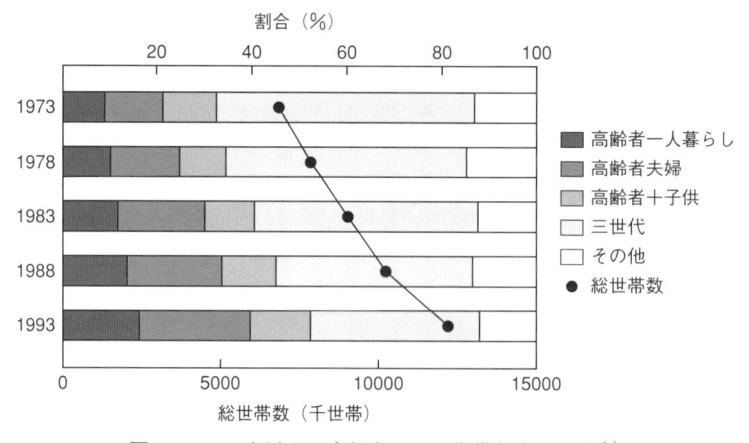

図8-7　65歳以上の高齢者のいる世帯割合の推移[3]

## （2）家族形態の影響

　近年の核家族化の進行に伴い，1973年から1993年の間に，高齢者世帯数は約2倍に増加した。この間に，高齢者一人暮らしと高齢夫婦世帯を加えた割合が約20％から40％まで倍増する一方，三世代世帯数の割合は55％から36％まで減少した（図8-7）。また，図8-8から明らかなように，高齢者一人暮らしと高齢

2．社会的要因と栄養障害　171

図8-8　家族類型の国際比較[4]

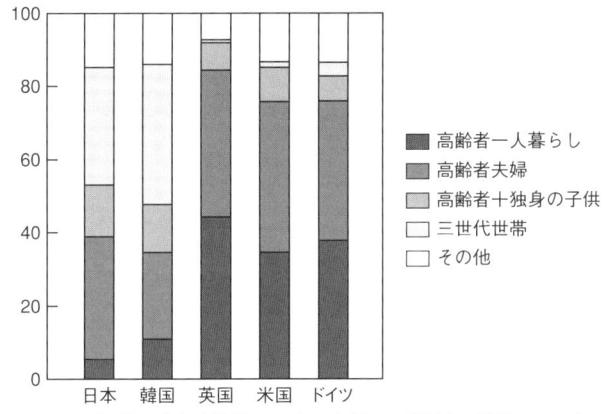

サンプル数：在宅高齢者1,000名，年齢：60歳以上，調査：1990年

凡例：高齢者一人暮らし／高齢者夫婦／高齢者＋独身の子供／三世代世帯／その他

夫婦世帯の割合は，欧米諸国では既に80%を上回っている。この結果は，今後の我が国においても，高齢者食生活支援の主な対象は，高齢者一人暮らしと高齢夫婦世帯になるであろうことを強く示唆している。

65歳以上高齢者のいる世帯のうち，高齢者の一人暮らし世帯と高齢夫婦世帯の割合は，我が国では40～50%の範囲にあるが，欧米諸国におけるそれは既に約80%に達している。我が国においても，今後，欧米化が進行するものと予測されており，高齢者在宅支援サービスの今後の在り方を示唆している。

一般に，食事の満足度は同居世代の数が増加するに伴い高まる。しかし，栄養素等の摂取量は，高齢夫婦世帯が最も良好で，同居する世代の数が増すと低下し，独居世帯では最も悪くなる（表8-6）。そしてこの世帯構成の違いは，女性よりも男性において大きな影響をもたらしている。また最近，複数世代が同居している世帯においても，女性の職場進出の高まりに伴い，昼間だけ独居となる高齢者が増加しつつあり，その単調な食生活への対応が迫られている。

表 8-6 栄養素摂取に対する世帯構成の影響[5]

|  |  | 高齢夫婦 | 数世代同居 | 独居 |
|---|---|---|---|---|
| 平均年齢／N | 男 | 70.9／25 | 75.5／33 | 74.5／14 |
|  | 女 | 69.2／27 | 76.6／34 | 74.9／21 |
| 摂取食品数 | 男 | 31.5±7.6 | 28.2±6.1 | 18.2±5.1 |
|  | 女 | 28.3±7.7 | 28.9±4.5 | 24.9±5.3 |
| エネルギー（kcal／d） | 男 | 2120±661 | 1758±447 | 1602±482 |
|  | 女 | 1495±299 | 1530±287 | 1484±235 |
| タンパク質（g／d） | 男 | 83.3±39.9 | 64.5±16.2 | 64.1±22.7 |
|  | 女 | 58.5±14.0 | 58.5±13.3 | 54.8±11.6 |
| 脂肪エネルギー（％） | 男 | 15.4±8.1 | 13.3±7.5 | 12.9±9.1 |
|  | 女 | 13.1±8.1 | 15.5±10.3 | 13.8±10.6 |

Mean±SD

## （3）食生活・栄養管理上の課題

### 1）施設高齢者

　現行エネルギー所要量は，疾病をもたず自立している，いわゆる健常高齢者への適用を原則としているため，適用対象の日常生活活動指数（基礎代謝の倍率）の最低値は，×1.3に設定されている。しかし，高齢者福祉施設（特別養護，養護，および軽費老人ホーム）で生活している高齢女性113名（平均年齢79.5±7.0歳）の平均生活活動指数は1.26±0.14で，全対象者の64％は現行エネルギー所要量における最低値である1.3より低いことが報告されている。

　その結果，現行所要量に基づいて，これら高齢虚弱者に給食サービスが実施された場合，エネルギーの過剰給与をもたらし，それに伴う残食量の増加は，エネルギー以外の他の必須栄養素の摂取不足をもたらす原因となる。寝たきりや家に閉じこもりがちで生活活動強度が著しく低い高齢虚弱者では，その消費量に見合った適正なエネルギーを含む給食サービスの提供が重要である。

　また，施設高齢者の多くは，施設から給与された給食以外に，個人的にも間食を摂っている。1日の栄養素等の総摂取量に占める個人的間食からの摂取割

2．社会的要因と栄養障害　173

表8-7　1日総摂取量に占める自由摂取食からの摂取割合

|  | エネルギー | タンパク質 | 脂質 |
|---|---|---|---|
|  | ％ | ％ | ％ |
| 特養 | 7.2±9.0 | 5.7±8.0 | 7.9±11.8 |
| 養護 | 13.6±8.4 | 11.0±7.7 | 15.2±11.3 |
| 軽費 | 31.5±15.0 | 29.7±15.9 | 39.1±18.3 |

特養：特別養護老人ホーム（n：27），養護：養護老人ホーム（n：51）
軽費：軽費老人ホーム（n：35）

合は，生活活動強度が高くなるに伴い増加する（表8-7）。給食への依存度の高い生活活動強度の低い高齢者では，栄養学的に配慮された食事の提供が重要である。これに対して，給食以外に個人的に間食を摂る機会の多い生活活動レベルの高い高齢者では，彼らが栄養学的に適切な間食を選択できるように，食生活・栄養に関する教育指導がより重要となる。

### 2）在宅高齢者

神奈川県下のホームヘルパー280名を対象とした調査報告（平成6年）によると，これらヘルパーの全訪問世帯1,847件のうち，76％の世帯においてヘルパーが何らかの食事支援に携わっている。在宅高齢者，とくに一人暮らしや高齢夫婦世帯への食生活支援において，ホームヘルパーは重要な役割を担っている。

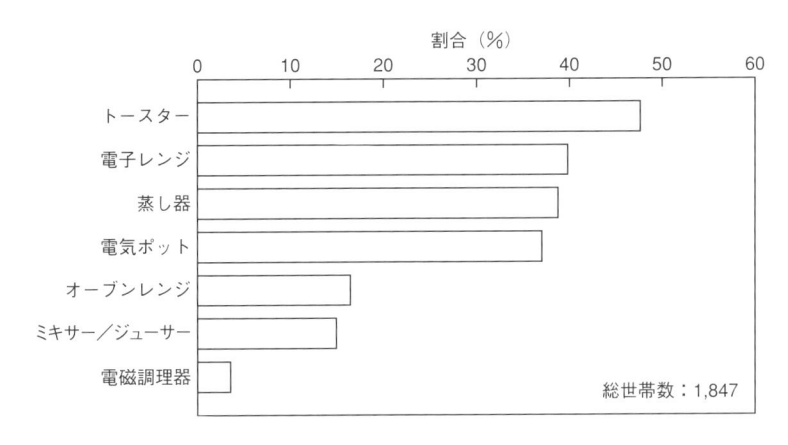

図8-9　ヘルパー対象者世帯における調理器具の所有状況[6]

その結果から，高齢者一人暮らしや高齢夫婦世帯における台所調理器具の所有状況は，最も高い普及率を示したトースターや電子レンジでも50％以下であった（図8-9）。また，台所設備の不備，少ない調理器具や食器類，不適切な衛生環境，そして煮物に偏った調理形態など，栄養学的な問題の原因となる多くの課題が指摘されている。これらの結果は，在宅の一人暮らしや高齢夫婦世帯の食生活・栄養状態の改善には，対象者の生活環境の実態を的確に把握し，それぞれに対応した柔軟な個別指導が不可欠であることを強く示している。

### （4）食生活改善のための指導

#### 1）食事の配分と摂り方

食事は，喫食者のライフスタイルに対応した適切な時間に提供されることが望ましい。健康を維持するために「どのような栄養素が1日にどれだけ必要か」を示した栄養所要量については，詳細な数値が提示され，それに基づいた指導がなされてきた。しかし，「その栄養素（食事）をどのように摂るか」ということに関する指導は十分になされていない。

食事を1日数度に分けて摂る大きな意義の一つは，生体機能を維持し身体活動に必要なエネルギー供給源である血糖値を適切なレベル（80〜100mg/100mℓ）に維持することにある。しかし，加齢に伴い胃が萎縮して一度に摂ることのできる食事量が少なくなっている高齢者では，食事と食事の間に適切な血糖値を維持することが困難となる。それゆえ，高齢者では，食事を摂る間隔や量の配

表8-8 高齢糖尿病患者の血糖および血清インスリンに対する頻回食の効果[7]

|  |  | 3回食 | 12回食 | 変化（％） |
| --- | --- | --- | --- | --- |
| 血糖 | (mmol/L) | 11.11±1.03 | 9.60±0.90 | −12.7±3.6** |
| インスリン | (pmol/L) | 336±49 | 276±52 | −20.1±5.8* |
| Cペプタイド | (pmol/L) | 1621±191 | 1490±196 | −9.3±2.5** |
| TG | (mmol/L) | 3.63±0.59 | 3.32±0.54 | −8.4±3.2* |

3回食：08:00　12:00　16:00　　12回食：08:00〜17:30
年齢：64.1±3.7（男女）
食事：1,536±58kcal/d（Fat:31%　Prot:16%　CHO:53%）
運動／食物繊維・豆類／マグネシウム／クロミウム／頻回食

分など，食事摂取の時間的要素についても，1日3食という既成概念にとらわれず，家族の食事時間に拘束されないそれぞれのライフスタイルに合わせた改善が必要である。例えば，1日の総摂取量が同じ場合は，食事摂取頻度の増加は高齢糖尿病患者の血清生化学値を改善することが知られている（表8-8）。

通常の日常生活活動を営んでいる高齢者では，起床時間1時間当たり約100kcalの食事が望ましいようである。例えば，12:00の昼食に400～500kcalの食事しか摂れない場合，次の適切な食事時間は16:00～17:00頃となる。また，1日の生活活動強度に大きな差がない生活をしている高齢者では，各食事のウエイトを均一にし，栄養学的に配慮された間食を第4番目の食事として位置づけ，1日4回食を導入することも必要である。

### 2）食物嗜好

食物嗜好は，高齢者の栄養状態を決定づける大きな要因となっている。現在の我が国の高齢者では，複雑に調理加工した料理より，食材料そのものの持ち味を生かした和食タイプの料理が一般に好まれ，若齢者の食物嗜好とは対照的である（表8-9）。一方，国民栄養調査の世帯主年齢階層別の食品群別摂取量をみると，世帯主年齢の上昇に伴い，いも類，豆類，果実類，野菜類などの植物性食品の摂取量が増加し，これとは逆に油脂類，小麦類，肉類，乳・乳製品類

表8-9 高齢者の食事の特徴

1. 獣鳥肉類より魚介類
2. パンより米，麵類
3. 西洋野菜より日本野菜
4. 動物性食品より植物性食品
5. 乳処理よりみそ処理調理
6. 混合調理より単品調理
7. マヨネーズ，バター，ケチャップよりしょうゆ，みそ，酢
8. シチュー，スープよりみそ汁
9. 油処理より煮込み処理
10. 高齢者の好きな食べ物
    （ごはん，菓子パン，うどん，そば，すし，混ぜごはん，刺身，天ぷら，うなぎ，茶わんむし，豆腐，お浸し，ごま和え，酢のもの，野菜煮込み）

などの摂取量は減少する。

　現在の我が国の高齢者におけるこの特徴的な食物嗜好は，生体機能の加齢変化に起因するというより，むしろ，知的理解度，身体活動レベル，家族構成，居住地域，職業，教育歴，社会的地位などの社会的要因に大きく影響されている。このことは，現在の我が国の高齢者で見られる特徴的な食物嗜好は，必ずしも高齢者における普遍的な特徴ではないかも知れないことを示唆している。現在の若齢集団が高齢期に達したとき，現在の高齢者と同様の食物嗜好を示すか否かについては，興味深いことである。

### 3）摂取食品数

　日々に摂取する食品の種類を増やす指導は，知的理解力の低下した高齢者の栄養素摂取のバランスを改善する上でとくに効果的である。栄養状態の良好な都市部の高齢男女で調べられた平均摂取食品数は，24～26種類のほぼ望ましい状態にある。これに対して，独居高齢者36名の平均摂取食品数は，8.4±3.1と報告されている。高齢者の摂取食品数が少ない背景には，市販食品の購入，包装単位が大きいことがその背景にある。市販食品の多くは，家族数4～5名の標準世帯を想定し包装，販売されているため，一人暮らしや高齢夫婦世帯がそれらの食品を購入した場合，同じ食品を数日にわたり食べなければならないという問題をもたらしている。包装・販売単位を小さくし，妥当な価格の商品を提供することは，食品流通業界の今後の課題である。

### 4）調理形態

　高齢者は，芋類，豆類，野菜類などの植物性食品を用いた煮物調理を一般に好む傾向にある（図8-10）。煮物調理は，①伝統的な和風料理であり，②調理器具が鍋1つとコンロで済み，③後片付けが簡単で，④多様な食材が使えて変化が付けられ，⑤食べ易く，⑥好みで味付の調整が可能で，⑦手間が掛からず，⑧食後に加熱することで保存が可能で，⑨比較的安価な材料で料理ができるなど，高齢者が求める多くの簡便性を備えている。

　しかし，煮物調理は，油脂類，肉類，乳類など動物性食品の使用頻度を低下させ，結果として，タンパク質，カルシウム，鉄，脂溶性ビタミンなどの不足

2. 社会的要因と栄養障害　177

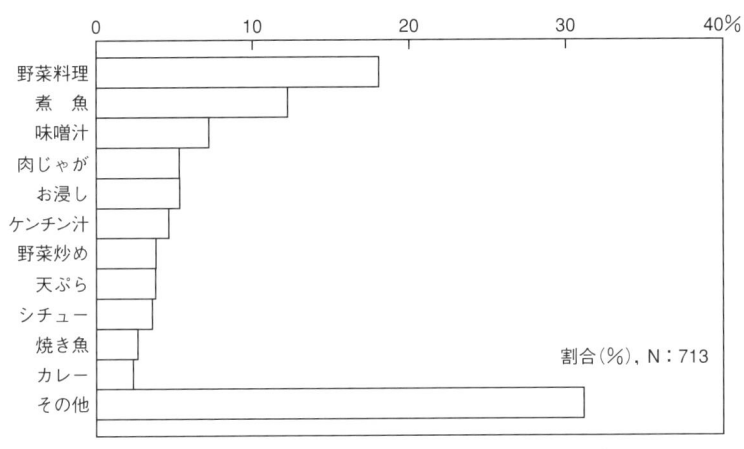

図8-10　ヘルパーが対象者宅で作る頻度の高い料理

をもたらす危険度を増す。焼く，蒸す，ゆでる，揚げる，炒めるなどの多様な調理法を取り入れる一方，これら調理法を用いた市販の調理済み食品に少し手を加えて再調理し，上手に利用する指導も必要である。

## （5）疾病予防のための指導

### 1）骨粗鬆症の予防

疫学調査の結果によると，加齢に伴う大腿骨頚部骨折頻度は，低タンパク質・低Ca摂取地域で明らかに高くなる。牛乳や乳製品は効率的なCa供給源であるが，わが国の年間消費量は北欧諸国の20～30%に過ぎず，Ca摂取量もほぼそれに対応している。しかし一方，疫学調査の結果によると，大腿骨頚部骨折頻度の加齢に伴う上昇は，Ca摂取量の多い欧米諸国より，Ca摂取量の少ないわが国の方がむしろ低くなっている（図8-11）。また，1日のエネルギー必要量が僅か1,000～1,200kcalの高齢者の食事において，牛乳の摂取のみでCa所要量を充たすことには，食品構成の面からも困難なことが多い。

骨粗鬆症の発症には，食事Ca不足以外に様々な要因が関係している。例えば，1日約100g以上の高タンパク質摂取は，メチオニンやシスチンなどの含硫アミノ酸の摂取量を増加させ，アシドージスによる尿中Ca排泄量の増加を

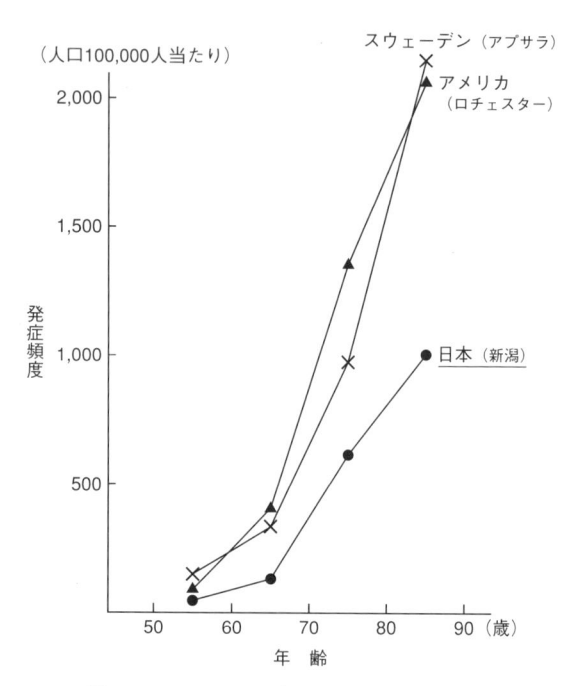

図8-11　大腿骨頚部骨折出現率の国際比較
(日本：高橋ら，1987年より)

表8-10　想定される骨粗鬆症のリスクファクター

| | |
|---|---|
| 遺伝的素因 | 糖尿病（アシドージス？） |
| 人種（Caucasians ＞ Blacks） | 制酸剤の常用（Al ゲル剤） |
| 性別（女性＞男性） | 性機能不全（estrogen 分泌の低下） |
| 低体重（重力負荷？） | 高食物繊維食（ウロン酸，フィチン酸） |
| 運動不足（骨細胞刺激？） | 高穀類食（フィチン酸） |
| 日光浴不足（寝たきり高齢者） | 高タンパク質食（100g/d ＜：S-アミノ酸） |
| 各種のストレス | 高食塩（＋4 mg 尿中 Ca/g NaCl） |
| 喫煙習慣 | 高リン摂取（2,000 mg/d ＜） |
| アルコール中毒 | 高カフェイン？ |

もたらし，Ca摂取量が十分な条件下（1,200mg/日）においてもCa出納を負にする。適度なリンの摂取（1,000～2,000mg/日）は，高タンパク質摂取時の尿中Ca排泄の増加を抑制するが，2,000mg/日以上の摂取は，カルシウム出納を負にし，副甲状腺機能の亢進を来す。低体重や運動不足がリスク要因であることもよく知られている。Caの摂取量を高める指導と同時に，骨粗鬆症の危険因子（表8-10）を可能な限り軽減する，食を含めたライフスタイル全体に対する指導が重要である。

### 2）貧血の予防

高齢者では，鉄欠乏性，悪性，出血性，および低タンパク性貧血の発症頻度が高くなる。その原因は，様々な原因による食欲不振や摂取食品の種類の減少により，赤血球生成時の核酸合成に必要なビタミン$B_{12}$や葉酸，ヘモグロビンの基材となる鉄やタンパク質の摂取量が低下することによる。また，胃粘膜の萎縮による塩酸分泌量の減少は，食事鉄の吸収を低下させる。さらに，潰瘍や痔疾などの出血性疾患の増加は，高齢者における貧血の大きな原因となっている。高齢者の鉄欠乏性貧血の主要な原因として，以下のことが挙げられる。

① 吸収率の高いヘム鉄（肉類など）摂取量の減少と，吸収率の低い非ヘム鉄（植物性食品類）摂取量の増加。
② 鉄吸収を促進する胃塩酸分泌量の減少とビタミンC不足。
③ 慢性消化管出血の増加。
④ 鉄輸送に関与するトランスフェリンなどのタンパク質合成能の低下。

体外への鉄排泄量は約1mg/日と推定され，これに食事鉄の平均吸収率10％を考慮し，高齢者の鉄所要量は，計算値より高い10mg/日に設定されている。しかし，鉄吸収率の高いヘム鉄を多く含む動物性食品の摂取量が減少し，吸収率が低く，また鉄吸収を妨げる成分を多く含む植物性食品に偏った高齢者の特徴的な食物嗜好は，鉄欠乏性貧血をもたらす大きな原因となっている（表8-11）。

### 3）痴呆の予防

現在，65歳以上高齢者の5～6％は痴呆患者であり，その約80％は自宅で，

表8-11 植物性食品と動物性食品の鉄吸収率の比較

| 植物性食品 | | 動物性食品 | |
|---|---|---|---|
| 食品 | 吸収率 | 食品 | 吸収率 |
| 米 | 0.9 | 牛 乳 | 2.8 |
| ホウレン草 | 1.3 | 鶏 卵 | 3.0 |
| 黒 豆 | 2.0〜2.6 | 但し乳幼児 | 11.0 |
| トウモロコシ | 3.2〜4.2 | 魚 肉 | 8.0 |
| レタス | 4.0 | ヘモグロビン | 7.0〜11.0 |
| 小 麦 | 5.1 | 肝 臓 | 14.5 |
| 大 豆 | 6.9 | 獣 肉 | 22〜25 |

吸収促進因子：胃塩酸，ビタミンCなど
吸収阻害因子：タンニン酸，フィチン酸塩，シュウ酸塩，制酸剤など

約20％は老人福祉施設や病院で生活している。ヒトの脳は，約140億の神経細胞からなり，その平均重量は，男性では1,350g，女性では1,250gである。しかし，成人期以降，脳神経細胞は，1日に約10〜15万個の割合で減少し，60歳頃以降になると，脳重量は約100gも軽くなり，様々な機能低下をもたらす。生体が1日に消費する総エネルギー量の約1/5は，わずか1kg強の脳によって消費されている。その主なエネルギー源であるグルコース（血糖）の代謝には，ビタミン$B_1$などのB複合体が重要な働きをしている。とくに，ビタミン$B_2$，$B_6$，$B_{12}$および葉酸は，神経伝達物質の体内合成や分解に必須の栄養素である（表8-12）。またリン脂質やタンパク質は，脳神経細胞を構成する主要な成分である。

　a．痴呆予防のための食生活指導　　老年期痴呆のうち，脳重量の減少を特徴とするアルツハイマー型の痴呆は，その発症のメカニズムが不明で，治療法も十

表8-12 神経伝達物質とビタミンの関与

| 神経伝達物質 | 合成に関与 | 分解に関与 |
|---|---|---|
| アセチルコリン | $B_6$ $B_{12}$ 葉酸 | |
| ノルアドレナリン | $B_2$ $B_6$ $B_{12}$ 葉酸 C | $B_2$ $B_{12}$ 葉酸 |
| ドパミン | $B_6$ | $B_2$ $B_{12}$ 葉酸 |
| セロトニン | $B_6$ | $B_2$ $B_{12}$ 葉酸 |

分に分かっていない。これに対して，脳出血や脳梗塞により脳血流が途絶え，脳神経細胞が壊死して起こる脳血管性の痴呆は，弾力性のある丈夫な血管づくりと，高血圧，動脈硬化および脳血栓予防の食事指導で対応が可能である。

　b．丈夫な血管づくり　　丈夫な血管づくりの基本は，脂質含量の少ない良質の動物性タンパク質を十分に摂ることである。良質タンパク質は，神経伝達物質の前駆体であるトリプトファン，フェニルアラニン，チロシンなどを豊富に含んでいる。

　c．高血圧の予防　　高血圧の予防には，食塩の摂取量を10g/日以下に減らし，十分なカリウム，マグネシウム，カルシウムを摂取することが必要である。また，ワカメに多く含まれるアルギン酸は，食塩（Na）を吸着し体外に排泄する作用があることが指摘されている。さらに，十分量の良質なタンパク質の摂取は，尿素排泄量の増加を介してNaの体外排泄を促進し，魚肉タンパク質に多く含まれるメチオニンやタウリンは交感神経を抑制し血圧を下げることが，高血圧自然発症ラット（SHR）を用いた動物実験で確かめられている。

　d．動脈硬化の予防　　動脈硬化の予防には，動物性脂肪やコレステロール（Chol）含量の多い食品の摂取を減らす一方，①降Chol作用をもたらす水溶性食物繊維のマンナン（コンニャク，山芋，里芋）やペクチン（野菜，果物），大豆タンパク質の適度な摂取，②消費量に見合った食事エネルギー摂取でCholの内因性合成を抑制することが必要である。食事の1日の総摂取量が同じ場合，食事の回数を1日1～2回食から4回食にすると，肝Chol合成の低下とLDL受容体の増加を介して，血清総CholやLDL-Cholの低下をもたらすことが知られている。

　適度なリノール酸摂取が血中Chol降下作用を示すことも報告されている。リノール酸の1日必要量は，エネルギー比1～2％（3～5g/日）で，日本人の平均摂取量は，約10g/日と見積もられている。しかし，リノール酸の多量摂取（30～50g/日）は，胆石形成の亢進，乳がんや結腸がんの促進，免疫抑制による感染症の増加，皮膚細胞の老化促進，プロスタグランディン・インバランス等の副作用をもたらすことが報告されている。その最大許容量は，エネルギ

一比8%（15g/日）程度である。

　**e. 脳梗塞の予防**　しそ実油は，その構成脂肪酸の約65%が$\alpha$-リノレン酸で占められている。$\alpha$-リノレン酸は，エイコサペンタエン酸（EPA），そしてドコサヘキサエン酸（DHA）合成の前駆体となる。EPA や DHA は，血小板凝集抑制（血栓溶解）作用を示すプロスタグランディン $I_3$（$PGI_3$）の前駆体となるが，血小板凝集（血栓形成）作用を示すトロンボキサン $A_3$（$TXA_3$）を合成しない。しかし，しそ実油の$\alpha$-リノレン酸は極めて容易に酸化されるため，しそ実油を摂るより，EPA や DHA を豊富に含む魚油（背の青い魚類）を直接摂ることが望ましい。また，レシチンなどリン脂質を豊富に含む卵黄や大豆の摂取も脳梗塞の予防に有効とされている。脂肪酸の望ましい摂取比率は以下の通りである。

脂肪酸の望ましい摂取比率

| 飽和脂肪酸： | 1価不飽和脂肪酸 | ： | 多価不飽和脂肪酸 | |
|---|---|---|---|---|
| （動物性脂肪） | （ナタネ油，オリーブ油） | | （サフラワ油，コーン油／魚油） | |
| 3.0 | 4.0 | | 3.0 | |
| | | | n-6系 ： | n-3系 |
| | | | （リノール酸） | （IPA） |
| | | | （アラキドン酸） | （DHA） |
| | | | 80% | 20% |

## 3．食のQOLと栄養障害

　近代における科学技術の高度な発達は，物質的な面において人々の生活を便利で豊かなものにしてきた。しかし一方，ともすれば，簡便性，経済性，効率性を第一に考える気風と精神面での人間疎外をもたらしてきた。

　医療の場，例えば末期がんの患者においては，患者が一分一秒でも長生きできるように，最新の医療技術が駆使されている。しかし，人生の最後の時を，人間性を失わず，親しい人達に囲まれ，心安らかに過ごし，尊厳をもって死を

迎えるために，患者の身体的，精神的苦痛の緩和と排除に努め，患者の希望に沿ってその生命の質を高めるケアや援助の重要性が認識されつつある。

QOL（Quality of life）という言葉は，生命の質，生活の質という意味を表し，医療や福祉の場，そしてまた，国や地域における広い意味での健康水準を表す指標等の中でしばしば使われている。QOLの概念についての歴史は古く，ソクラテスは「何よりも大切にすべきは，ただ生きることだけでなく，よく生きることである」と述べ，生存の「質」を問う考え方は古代から受け継がれている。

### （1）QOLを構成する要素と評価指標

QOLを構成する基本的要素は，医療，精神保健，社会科学，福祉等の各分野で少しずつ異なり，必ずしも統一概念が示されているわけではない。Flanaganが提案しているQOL構成因子は，以下の5領域からなっている。

#### 1）身体的・物理的幸福感
① 快適な衣食住の確保とそれに対する今後の期待など，物理的幸福感と社会・経済的な安定感。
② 障害，病気，事故，老化の問題からの解放など，健康と安全の確保。

#### 2）他者との関係
① 配偶者や家族との愛情，世話，相互理解やコミュニケーション，帰属感，承認，献身など。
② 友人や隣人との趣味，活動，物の見方の共有感など。

#### 3）社会的，活動的
① 保護された権利のもとに，自由意志と自己決定にもとづく他者への援助や支援，そして様々な社会活動への参加。
② 居住地域の生活環境，公的サービスや制度の充実などを含めた都市や国の行政などへの満足度。

#### 4）個人的発達と充足
① 自己理解を深めて将来の方向を知り，意志決定や人生計画を立てること。

② 仕事や家庭に興味や価値（やりがい）を見いだし，目標を立ててそれに挑戦して成し遂げ，満足感が得られること。

5）余暇活動
① スポーツ，映画，音楽，演劇，芸術活動，旅行や観光などに受動的，能動的に参加し，家庭，社会組織，クラブなどで他の人との交流や趣味を深めるとともに，自身の人間性を高めること。
②個人の余暇活動を支える設備や制度の充実。

## （2）在宅食生活支援におけるQOL評価指標

QOLは，もともと個人に帰属する問題であり，それぞれが抱える問題の実態を的確に把握し，それに沿った対応が基本となる。表8-13は，いくつかの側面について，QOLのレベルを3段階に評価する指標を示した。

## （3）食の視点から見たQOL

日常生活の中で食生活の占める比重は高齢者ではとくに大きく，精神的に豊かな食生活はQOL改善に大きな役割を果たす。とくに，満足感や生きがい感など精神的，心理的充実感の形成は，その食生活と密接な関係にある。食を介したQOL改善は，2つのステップに分けられる。

その第1ステップは，「快感情」→「喜び感」→「幸福感」→「満足感」を形成する過程である。この過程に関与する食事要因は，一般に受動的で，①三度の食事の心配がない，②好きなものが食べられる，③食事が美味しく楽しい，などで満たされることが多い。

第2ステップは，「満足感」→「自分は役立っている，期待されている，精神的，肉体的に自立しているという自覚」→「使命感」→「生きがい感」の形成される過程である。「生きがい感」が形成されると，生活観は能動的になり，健康を保持することの重要性について自覚と認識が高まり，食生活改善への意欲が生まれ，食を介したQOL向上に大きな成果が期待できる。

表 8-13　QOL の評価区分

| 区　分 | 内　　容 |
| --- | --- |
| 身体活動面 | ① 自立している<br>② 一部介助等を必要とするが，ほぼ自立している<br>③ 高度な介助が必要，または寝たきり |
| 疾病の有無 | ① ほとんど診療を受けていない<br>② ときどき診療を受ける<br>③ ほぼ定期的に診療を受けている |
| 社会活動面 | ① 地域活動，老人クラブ，ボランティア活動などにいつも積極的に参加，交流している<br>② 地域活動，老人クラブ，ボランティア活動などにときどき参加，交流している<br>③ 社会的活動にはほとんど参加せず，家に閉じこもりがちで周囲との交流はない |
| 就労面 | ① 定期的に就労している<br>② 不定期であるが仕事を持っている<br>③ 就労していない |
| 経済面 | ① 経済的に自立している<br>② 経済的にほぼ自立しているが，一部援助を受けている<br>③ 生活保護を含めた第三者の援助を全面的に受けている |
| 家族形態 | ① 複数世代の家族と生活している<br>② 高齢者夫婦世帯<br>③ 一人暮らし世帯 |
| 福祉サービスの利用 | ① 全く利用していない<br>② たまに利用することがある<br>③ ほぼ定期的に利用している |
| 精神面 | ① 非常に良好でなんら問題はない<br>② 普通である<br>③ 痴呆などの症状が認められる |

## （4）食事の二つの機能と QOL

食事には，二つの機能を充たしていることが必要である。食事に求められる第一の機能は，喫食者が，その健康を維持・増進し，また，疾病の予防や治療

に必要な栄養素を過不足なく摂取（供給）するという栄養学的側面の機能である。そして第二の機能は，その食事が喫食者の食文化や食習慣，食物嗜好を満たし，自由意志に基づく食事の選択が可能で，美味しく，主観的な満足感や生活の豊かさをもたらすと同時に，食事を介して人間関係の改善をもたらすなど，喫食者の社会性を高める側面の機能である。

食を介したQOL向上には，まず食事の第一の機能の改善を図り，その上でさらに，第二の機能を何処まで高められるかにあるといえる。とくに，ホスピスやターミナルケアの場においては，この第二の機能の充実に主眼をおいた食生活が患者のQOL向上に大きな役割を果たす。

### （5）QOLを高める食生活

食生活を通してQOLの向上を図るためには，以下に示す食生活・栄養上の主観的，客観的諸問題の改善がまず必要である。

#### 1）食事の第一の機能の充足

以下のチェックが必要である。

① 生活活動レベルに対応した食事エネルギーを摂っているか。
② 食事のPFCバランスは適切か。
③ 摂取食品数は1日25～30種類を満たしているか。
④ 主食と主菜と副菜，および動物性と植物性食品がバランスされているか。
⑤ 給与量が適切で残食が少ないか。
⑥ 間食の内容が糖質や脂質に偏っていないか。
⑦ 食材料が加工・調理済み食品等に偏っていないか

#### 2）食事の第二の機能の充足

a．適時・適温食の提供　美味しく豊かな食事の基本は，それぞれの料理に応じて，温菜は温かく冷菜は冷たく適温で提供されているか，また，喫食者のライフスタイルに対応した食事の時間，回数，量であるかのチェックが必要である。

b．適切な給与法　摂取された栄養素が体内で有効に利用されるためには，

適切な食事給与法の選択が不可欠である。経口法による食事は，経管栄養法に比べその体内利用効率が高いだけでなく，精神的な満足感を高める上でも最良の方法である。経管栄養法は，摂取障害がある場合に限って利用されるべきである。症状の回復に合わせ，可及的かつ速やかに経口摂取法に切り換えるべきである。さらに経口摂取において，利用者の身体状況に合った適切な形態の食事が提供されるためのチェックポイントは以下の通りである。

① 咀嚼・嚥下機能に対応した食事を摂ることができるか。
② 食器や什器はその料理形態や喫食者の身体状況に合っているか。
③ 嗜好に合った料理や調理形態の選択が可能か。

**c．感覚機能を生かした食事**　感覚機能を積極的に生かした食事は，食事の美味しさ，楽しさ，精神的満足感の基本であり，食のQOL向上に不可欠である。料理は，味付けに工夫するだけでなく，食材料の選択，調理法の工夫，料理の盛りつけ，色彩感，添え物の活用，陶磁器や木製の食器，季節感のあるメニューで，その他の感覚機能をも積極的に活用した食事づくりが必要である。チェックポイントは以下の通りである。

① 食器類は使いやすく食べやすいか。
② その料理に適した食器類が使われているか。
③ 料理は盛りつけや彩りにも配慮されているか。
④ メニューに季節感や新鮮さが盛り込まれているか。
⑤ 食材料は多様で新鮮か。
⑥ 味覚だけでなく，視覚，聴覚，嗅覚，触覚にも配慮されているか。

**d．食事環境の整備**　快適で清潔な環境の中で安心して食べられる食事はQOL改善の第一歩であり，食事環境を改善することに努力を惜しまないことである。とくに身体に障害を持った人達の居室から食卓への移動時の介助体制や設備，自力による喫食を促進するための食事自助具の活用，励ましや声掛けの励行，そして料理内容の説明など，摂食行動への支援は，食の第二の機能を高める重要な要素である。チェックポイントは以下の通りである。

① 台所の設備が完備しそれを有効活用しているか。

② 居室から食卓への移動に問題はないか。
③ 食事の場はいつも快適で清潔か。
④ 食器，テーブルや椅子などが身体状況にマッチしているか。
⑤ 身体に障害がある場合，適切な食事自助具を活用しているか。
⑥ 食事の場はいつも和やかであるか。

**e．個別対応と信頼関係の醸成**　食物嗜好や喫食状況，食事に対するニーズは多様であり，これらを的確に把握した記録の作成は，個別対応を進める上で不可欠である。また，提供された食事を安心して食べられるためには，食事を提供する側と食べる側の信頼関係の醸成が不可欠である。言葉遣いや立ち居振舞いに優しさといたわりが大切であり，日頃から，豊かな感性を磨くことに心がけることが必要である。

また，すべてに経済性や効率，規格が重んじられる現在，食の分野でも均一化が進行し，集団や家庭で，同じ食器を用いて食事を摂ることが多くなっている。古くから，我が国では，最も使いやすい食器のサイズは，お箸は使用する人の身長の15％，お碗の直径と高さはそれぞれ8％と4％と言い伝えられている。料理や食器を，喫食者それぞれの身体的な特性に合わせる個別対応の考え方は，食生活からQOLを改善する基本である。

**f．社会的支援体制の整備**　健康と食生活・栄養に関する様々な情報が氾濫している現在，人々が自身の判断に基づいて正しい情報を選択できる能力を備えることが不可欠である。そのためには，地域社会において，食品の成分や栄養学的な特徴，加工・調理済み食品，食品衛生，栄養素とその働き，身体の機能と代謝，食事療法などに関する基礎的知識を習得できる支援体制が必要である。また，高齢者の知的理解度や理解速度に対応した適切なメディアの開発が必要である。そのためには，健康や食生活・栄養に関して，学習する場や機会があるか，困った時に相談できる人が身近にいるか，そして公的支援制度について知っているか，啓蒙することが必要である。

**g．QOLを高める訪問指導**　地域保健活動とケア・コーディネーションにおける大きな目標の一つは，在宅高齢者に関わる様々な専門職が連携し，訪問指

導を通して在宅高齢者の健康の維持・増進と自立を支援すると同時に，その介護者への支援を通して，在宅高齢者のQOL向上を図ることにある。在宅高齢者の自立支援における問題点と対応上の基本は，以下のようである。

問題点：
① ADLの著しい低下による介護量の増加。
② 高齢者自身の衛生環境の悪化。
③ 痴呆症状の発現による問題行動とそれによる家族関係の不調和。
④ 疾病に起因する栄養状態の悪化と体力の低下。
⑤ 適切な情報の欠如。

対応：
① どのような対応が相手の理解を得られるか，相手の立場に立ち受けとめる。
② 何をどのように支援すれば，対象者やその介護者のQOL向上に結び付くかを的確に判断する。
③ 高齢者は，自分の生活スタイルの急激な変化を望まないため，本人の自己決定を尊重する。
④ 客観的に評価するためのカウンセリング技術を習得する。

## 4．おわりに

最近の加工・調理済み食品の普及や外食利用頻度の増加は，食事づくりを介して家族の健康に対して主婦が担ってきた役割の一端を，食品，外食産業が担う時代になりつつある。また，国民の健康指向の増大に対応して，様々な食品や情報が氾濫しつつある。これらの適切な選択と利用は，高齢者の食生活を便利で豊かなものにする大きな可能性を秘めている。しかし同時に，高齢者が誤った食生活の犠牲になる危険性をも高めている。国民生活の変化に伴い，市販の加工・調理済み食品や外食を，栄養学的な視点から上手に活用するための指導が不可避な時代となりつつある。食品，外食産業界が「自分たちは国民の健

康維持に大きな役割を担っている」という自覚を高めることは，今後の大きな課題の一つである。

**文　献**
1 ) 福岡県：寝たきり老人食生活実態調査報告書，1982.
2 ) 関本　博ほか：老年者の疾病と栄養の留意点．臨床栄養 1988；73-7；805-509.
3 ) 国民生活基礎調査　平成5年版.
4 ) 総務庁長官官房老人対策室：老人の生活と意識．第3回国際比較調査報告書，中央法規，1992.
5 ) 熊江　隆ほか：高齢者の栄養素摂取に及ぼす家族構成の影響．日本公衛誌 1986；33 (12)；729-739.
6 ) 藤田美明，河井光枝：栄養士のための在宅高齢者用栄養教育マニュアル，日本栄養士会栄養指導研究所，p66-81.
7 ) Jenkins DJA.：Am J Clin Nutr 1992；55；461-467.

# 第9章　高齢者の栄養管理の実態

杉山　みち子[*]

## 1．ケア現場における高齢者の栄養問題

　これまでの病院食の基本的理念は，患者の栄養状態を改善するには病院食を量的にも質的にも向上させることであり，そのために給食の内容や制度の改善が推進されてきた。そこで，患者に対する栄養管理は良質な給食を提供するための献立，調理，給食管理に重点が置かれてきた。しかし，病院食の質と量が確保されていれば法的には病院食だけで十分な栄養管理ができると規定されているにもかかわらず，実際には，病院内栄養失調は存在する。

　米国においては，1970年代に入って初めて最先端の医療が行われていた大病院の入院患者の約半数に病院内栄養失調（Hospital Malnutrition）がみられたことが報告された[1,2]。病院入院患者の Hospital Malnutrition とは，人間の生存と活動に基本的に関わるタンパク質・エネルギー低栄養状態（Protein Energy Malnutrition：PEM）を言う[3,4]。当時の米国における栄養政策上の関心は，すでに肥満，心臓病，糖尿病などの過剰栄養対策であり，PEM の問題は発展途上国の問題として見なされていたので，Hospital Malnutrition は社会問題として取り上げられた。

　その後も，依然として大規模な都市型付属病院から小規模な地域病院まで各病院入院患者の PEM は，おおよそ40～50％という高頻度で観察されてきた（表9-1）[5,6]。しかも，そのほとんどを65歳以上の高齢患者が占めていた。この

---

[*]　国立健康・栄養研究所臨床栄養部臨床栄養指導室長

表 9-1 入院患者における PEM の出現頻度[5,6]

| 著者 | 年 | 内容 | 人数 | % |
|---|---|---|---|---|
| Bistrain BR. | 1974 | 外科 | 131 | 43 |
| Bistrain BR. | 1976 | 一般内科 | 251 | 44 |
| Hill GL. | 1977 | 一般外科 | 105 | 50 |
| Merritt RJ. | 1979 | 小児科急性期 | 129 | 36 |
|  | 1979 | 小児科慢性期 | 129 | 47 |
| Weinser RL. | 1979 | 全科 | 134 | 48 |
| Willard MD. | 1980 | 一般 | 200 | 32 |
| O'Leary JR. | 1982 | 全科 | 1,113 | 86 |
| Biena R. | 1982 | 成人 | 93 | 28 |
|  | 1982 | 高齢者 | 59 | 61 |
| MacEvoy | 1983 | 急性期老人病棟 | 294 | 11 |
| Kamath SK. | 1986 | 一般（33病院） | 3,047 | 40 |
| Coats KG. | 1988 | 一般 | 228 | 38 |
| Mcwhirter JP. | 1994 | 大学病院一般 | 400 | 40 |
| Potter K. | 1995 | 急性期老人病棟 | 325 | 68 |
| Giner M. | 1996 | ICU | 129 | 43 |
| Mears E. | 1996 | 内科,外科,産婦人科 | 95 | 50 |
| Savio GCD. | 1996 | 股関節置換術 | 103 | 66 |
| Chima CS. | 1997 | 一般 | 173 | 32 |
| Rady MY. | 1999 | 心臓外科 | 2,743 | 12 |
| Flaccadori E. | 1999 | 急性腎不全 | 309 | 42 |

問題は，病院給食管理の限界を明らかにすることになったので，医師，看護婦，栄養士，薬剤師などの専門チームによる栄養サポートチームシステムへと転換した。さらに1980年代以降のメディケアへの DRG/PPS（Diagnostic Related Groups /Prospective Payment System；診断群別予見支払い制度）が導入され，1990年代には栄養スクリーニング推進財団（Nutrition Screening Initiative：NSI）が設立され，PEM の栄養スクリーニング，アセスメント，栄養ケアのシステム化が行われ，高齢者ケアの現場に普及していった[7]。

近年では，急性期病院，リハビリテーション，長期ケアにおいて高齢入院・入所患者の PEM は，平均在院日数を延長させる大きな要因の１つと見なされるようになった。そのため，高齢患者の PEM は急性期病院での問題に止まら

ず,リハビリテーション・ケア,さらには在宅ケアへと引き継がれていく問題となった[5-10]。

## 2. 施設入居,在宅訪問対象高齢者の栄養状態の実態

わが国においては,1995(平成7)年から4年間厚生省老人保健事業推進等補助金研究「高齢者の栄養管理サービスに関する研究」(主任研究員 松田朗,分担研究者 小山秀夫,杉山みち子)の一環として,施設入居,在宅訪問対象高齢者の栄養状態の実態が明らかにされた[3,4,11)]。

当研究での調査対象者は,8地域15病院(介護力強化病院入院管理料)入院患者(女性722人:平均年齢81.8±7.6歳,男性326人:平均年齢80.0±8.5歳),福井県内9病院の在宅訪問患者(女性102人:平均年齢81.3±6.6歳,男性77人:平均年齢79.5±6.8歳)ならびに10病院外来患者(女性140人:平均年齢74.9±6.1歳,男性128人:平均年齢73.4±5.5歳),熊本県日本赤十字社熊本健康管理センターの人間ドック受診者(女性446人:平均年齢69.5±4.5歳,男性610人:平均年齢70.1±4.9歳)であった(調査期間:1996年10月から1998年1月)。

栄養アセスメントの手法は,各施設栄養士,看護婦を対象に,「高齢者の栄養アセスメントのためのマニュアル」[12)]を用いて1日研修を実施した。この場合の身体計測項目(体重,下腿周囲長,上腕周囲長,上腕三頭筋皮脂厚,肩甲骨下部皮脂厚)は,米国 Abbott Laboratories Co. Ltd. の手法に準じ,検者内誤差ならびに検者間誤差を指定誤差内とした。プレテスト成果は一旦回収して誤差を確認した。身長は測定困難な者が60%以上観察されたので,測定項目から除外した[13)]。血液生化学検査は,身体計測実施1週間前後内の早朝空腹時血液を採取し,血清アルブミン(BCG法),血清タンパク質(ビューレット法),血清総コレステロール(酵素法),ヘモグロビン(シアンメトヘモグロビン法)を測定した。血液生化学検査は各施設関連検査会社に依頼し,標準血清を用いて検査会社間の誤差調整を行った。安静時エネルギー消費量(resting energy expenditure:REE)測定には,細谷式携帯用簡易熱量計(METAVAINE, VINE社)を用いた。

マスク装着後30秒間の安静時間を置いた後，3分間の分時平均酸素濃度から1日のREEを算出した。なお，REEの棄却条件は，$VO_2$ 0.08l/min以下，VE 2.7l/min以下とした。食事調査は簡易式食物摂取状況調査表（厚生省1977）を用いて，信頼性，再現性を施設入居高齢者において検証後[14]，過去1か月間の習慣的な食品群の摂取状況について，本人あるいは介護者に面接調査を行った。

### （１）血清アルブミン値

血清アルブミン3.5g/dl以下の者は，米国のヘルスケア現場ではPEMの中等度リスク者の判定基準となっている。全国8地域15か所の病院において入院患者の女性695人中39.4％，男性306人中42.8％にも血清アルブミン3.5g/dl以下の者が観察された（図9-1）[3,4,11]。この場合，病院によっては30～50％の割

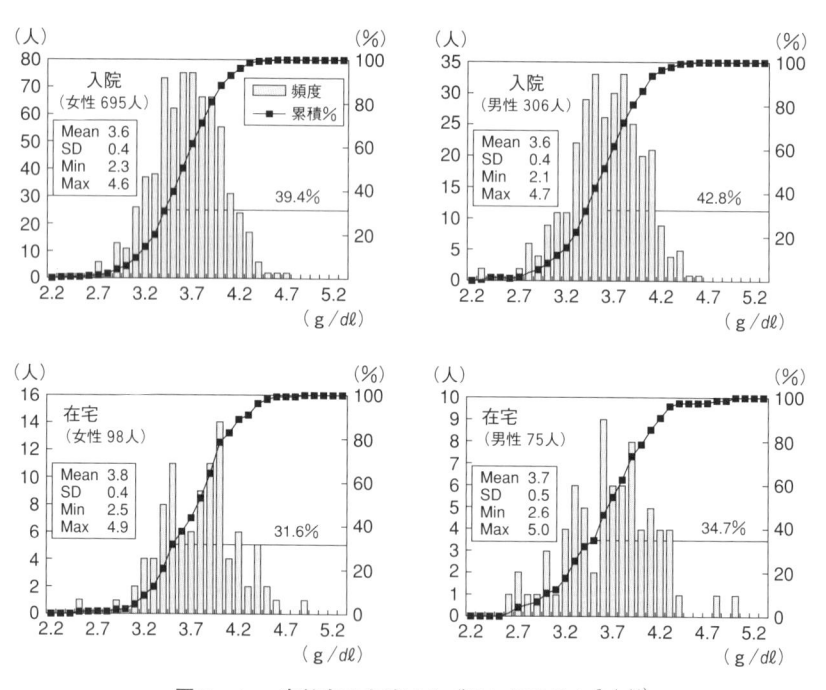

図9-1a 高齢者の血清アルブミン値の分布 [3,4,11]

合で血清アルブミン3.5g/dℓ以下の者が存在していた。在宅訪問患者（福井県）では女性98人中34.7％，男性75人中31.6％であった。しかし，病院外来高齢患者では約1割，地域在住の自立高齢者では1割にも満たなかった。なお，この場合の日常生活動作（Barthel Index 総点）の平均値は，入院患者女性57.9，男性52.8，在宅訪問患者女性57.1，男性49.2，外来患者女性97.1，男性97.5，人間ドック受診者は男女とも100であり，日常生活活動の低下した者ほど高い割合で血清アルブミン3.5g/dℓ以下の者が観察され，Barthel Index 総点が0の日常生活すべてに介助を要する者では，6割以上にも及んでいた。

また，入院・在宅訪問患者の総タンパク質，ヘモグロビン，総コレステロール値の平均値も自立度の高い人間ドック受診者に比べて低値を示した。それゆえ，PEMはわが国の高齢者ケア現場に主要な栄養問題であった。

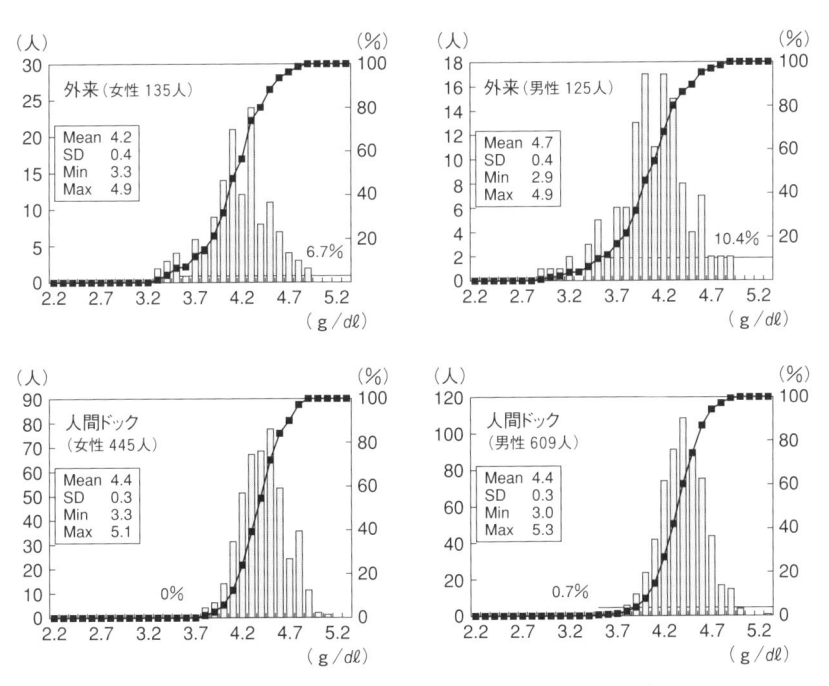

図9-1b　高齢者の血清アルブミン値の分布[3, 4, 11]

## （2）身体計測値

　各身体計測値の平均値は，いずれも人間ドック受診者，外来患者，入院患者，在宅訪問患者の順に低値を示した。日常生活動作（Barthel Index）の評価が行われた女性1,400人，男性1,136人の各身体計測値から，性別・日常生活動作得点別の身体計測パーセンタイル表を作成し，高齢者ケア現場において活用できるようにした[3,4,15]（表9-2 a, b：198～199ページ参照）。また，この過程における身長計測可能者は，入院高齢者1,048名中37.6％に過ぎないという高齢者の身体計測上の基本的問題が提示された[3,4,13]。欧米では膝高の計測値からの身長の予測式を用いている場合もあるが，予測式は集団の平均的な者には適用できるが，個別には大きな誤差を生じる者が半数近く存在することが確認された[3,4,13]。そこで，高齢者の身体計測はBMIを基準にするよりも，その減少率，あるいは前述の性別・日常生活動作得点別の身体計測パーセンタイル値との比較検討を行うことが適当と考えられた。

　入院高齢者のうち1年間の体重減少者は，女性473人中53.7％，男性194人中45.4％であり，このうち1年間に体重減少率5％以上の者が女性45.3％，男性47.7％，10％以上が女性21.3％，男性18.2％，15％以上が女性7.1％，男性11.4％であった[3,4,15]（図9-2）。1年間に5％以上ならびに10％以上の体重減少者は，そうでない者に比べて，1年後の褥瘡がある，喫食状況の低下，日常生

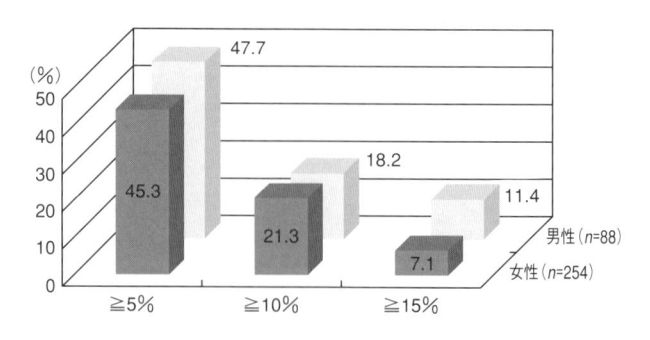

図9-2　ケア対象高齢者の1年間の体重減少率[3,4,15]

表9-3 体重減少率と身体計測値減少率との相関関係[3, 15]

| | 女性 | | | 男性 | | |
|---|---|---|---|---|---|---|
| | 人数 | $r$ | $R^2$ | 人数 | $r$ | $R^2$ |
| 下腿周囲長 | 424 | 0.49** | 0.24 | 166 | 0.54** | 0.29 |
| 上腕周囲長 | 414 | 0.47** | 0.22 | 148 | 0.57** | 0.33 |
| 上腕三頭筋皮脂厚 | 403 | 0.38** | 0.14 | 159 | 0.20** | 0.04 |
| 肩甲骨下部皮脂厚 | 412 | 0.21** | 0.05 | 160 | 0.31** | 0.10 |
| 上腕筋周囲長 | 393 | 0.20** | 0.04 | 139 | 0.39** | 0.15 |
| 上腕筋面積 | 393 | 0.17** | 0.03 | 139 | 0.37** | 0.14 |

\*\* : $p<0.01$

活活動動作指標であるBarhtel Indexの食事，移乗，トイレ，歩行，更衣，排便，排尿などの各項目の低下に有意に高いリスク比が認められた[3, 15]。

一方，寝たきりの高齢者で体重測定が困難な場合には，1年間の体重減少率との相関性の高い下腿周囲長や上腕周囲長の減少率を用いることが適当であると考えられた（表9-3）[3, 15]。

### （3）安静時エネルギー消費量（REE）

携帯用簡易熱量計を用いて実測したREE値は，入院患者女性965±245kcal／日，男性1,084±319kcal／日，在宅訪問患者女性1,181±285kcal／日，男性1,130±400kcal／日，外来患者女性1,302±369kcal／日，男性1,461±432kcal／日，人間ドック受診者女性1,660±330kcal／日，男性1,902±464kcal／日であった（図9-3）[3, 4, 16]。すなわち，人間ドック受診者，外来患者，在宅訪問患者，入院患者の自立度の高い順にREEの平均値は低下した。

REEに関連する栄養アセスメント項目を$Z$変換後，年齢を補正した回帰係数の絶対値が大きい項目は，女性では血清アルブミン，ADL，体重，下腿周囲長，男性ではADLが最も大きく，次いでヘモグロビン，血清アルブミン，下腿周囲長が正の相関を示し，男女ともにうつ状態指標（SDS），常用医薬品数は負の相関を示した[11, 16]。さらにステップワイズ法で重回帰分析を行い，女性ではSDS，年齢，体重，薬剤数がREEとの関連項目として（$r^2=0.50$），男性で

表 9-2-a　性別・日常生活動作得点別の身体測定パーセンタイル表《女性》[3,4,15]

| | ADL得点 | 人数 | 平均値 | | S.D. | パーセンタイル | | | | | | |
|---|---|---|---|---|---|---|---|---|---|---|---|---|
| | | | | | | 5% | 10% | 25% | 50% | 75% | 90% | 95% |
| 体重(kg) | 0 | 46 | 35.1 | ± | 6.72 | 23.6 | 26.4 | 29.9 | 34.6 | 41.1 | 44.0 | 47.2 |
| | 5-20 | 119 | 40.1 | ± | 7.50 | 28.5 | 31.3 | 35.6 | 40.1 | 44.5 | 50.2 | 53.8 |
| | 25-40 | 86 | 42.3 | ± | 7.79 | 30.0 | 31.6 | 36.0 | 42.4 | 48.6 | 52.5 | 54.5 |
| | 45-60 | 121 | 42.0 | ± | 8.55 | 29.9 | 32.0 | 35.3 | 41.2 | 47.3 | 52.5 | 57.5 |
| | 65-80 | 140 | 44.1 | ± | 8.80 | 32.5 | 34.2 | 37.4 | 42.8 | 49.6 | 54.5 | 61.0 |
| | 85-95 | 174 | 44.1 | ± | 8.00 | 32.8 | 34.5 | 37.9 | 43.9 | 49.6 | 55.5 | 59.3 |
| | 100 | 666 | 50.1 | ± | 8.53 | 37.0 | 39.3 | 44.5 | 49.5 | 54.9 | 61.4 | 65.1 |
| 下腿周囲長(cm) | 0 | 52 | 22.7 | ± | 2.78 | 18.0 | 18.8 | 20.4 | 22.7 | 25.0 | 26.5 | 26.8 |
| | 5-20 | 116 | 25.6 | ± | 3.54 | 20.2 | 21.1 | 23.2 | 25.2 | 28.0 | 30.2 | 31.8 |
| | 25-40 | 84 | 26.8 | ± | 3.54 | 20.2 | 22.1 | 24.3 | 26.8 | 29.5 | 31.5 | 33.1 |
| | 45-60 | 121 | 27.8 | ± | 3.73 | 22.6 | 23.3 | 25.3 | 27.4 | 30.0 | 31.8 | 33.9 |
| | 65-80 | 137 | 29.1 | ± | 3.31 | 23.9 | 25.4 | 26.9 | 28.9 | 31.0 | 33.5 | 34.9 |
| | 85-95 | 172 | 29.1 | ± | 3.07 | 24.1 | 25.2 | 27.2 | 28.9 | 31.1 | 33.2 | 34.4 |
| | 100 | 662 | 32.0 | ± | 3.59 | 27.2 | 28.2 | 30.0 | 31.6 | 33.7 | 36.0 | 37.6 |
| 上腕周囲長(cm) | 0 | 52 | 20.2 | ± | 3.02 | 14.5 | 15.8 | 18.1 | 20.2 | 22.7 | 24.1 | 25.0 |
| | 5-20 | 120 | 22.0 | ± | 3.62 | 16.2 | 17.1 | 19.5 | 22.0 | 24.4 | 27.3 | 28.3 |
| | 25-40 | 79 | 22.5 | ± | 3.43 | 16.9 | 18.1 | 20.0 | 22.5 | 25.4 | 26.6 | 27.8 |
| | 45-60 | 120 | 23.2 | ± | 3.52 | 17.1 | 18.6 | 20.3 | 23.0 | 25.3 | 28.1 | 29.7 |
| | 65-80 | 135 | 23.6 | ± | 3.65 | 17.3 | 19.1 | 21.1 | 23.6 | 26.2 | 28.3 | 30.1 |
| | 85-95 | 167 | 23.5 | ± | 3.65 | 18.3 | 18.9 | 20.8 | 23.4 | 25.8 | 27.8 | 29.7 |
| | 100 | 662 | 25.8 | ± | 3.01 | 20.7 | 21.9 | 24.1 | 25.8 | 27.8 | 29.4 | 30.2 |
| 肩甲骨下部皮脂厚(mm) | 0 | 50 | 8.7 | ± | 3.97 | 1.6 | 4.1 | 6.0 | 8.0 | 11.3 | 13.9 | 16.9 |
| | 5-20 | 116 | 10.7 | ± | 5.51 | 4.0 | 4.7 | 7.0 | 10.0 | 13.8 | 18.0 | 22.3 |
| | 25-40 | 77 | 11.5 | ± | 5.47 | 5.5 | 6.0 | 8.0 | 10.0 | 13.0 | 20.0 | 24.0 |
| | 45-60 | 117 | 13.8 | ± | 7.01 | 5.0 | 6.0 | 9.0 | 12.0 | 18.0 | 23.1 | 27.7 |
| | 65-80 | 138 | 14.5 | ± | 7.42 | 6.0 | 7.0 | 9.5 | 12.1 | 18.0 | 26.0 | 29.1 |
| | 85-95 | 171 | 13.6 | ± | 6.60 | 6.0 | 6.0 | 8.5 | 12.0 | 18.0 | 24.0 | 26.2 |
| | 100 | 662 | 22.1 | ± | 9.20 | 8.0 | 10.0 | 15.0 | 22.0 | 28.0 | 34.0 | 38.0 |
| 上腕三頭筋皮脂厚(mm) | 0 | 52 | 10.6 | ± | 5.73 | 2.0 | 3.5 | 8.0 | 10.0 | 13.0 | 17.4 | 22.9 |
| | 5-20 | 108 | 10.7 | ± | 5.88 | 4.0 | 4.0 | 6.0 | 10.0 | 14.0 | 19.1 | 22.6 |
| | 25-40 | 77 | 11.6 | ± | 6.46 | 4.0 | 4.9 | 7.0 | 11.0 | 14.3 | 20.2 | 23.6 |
| | 45-60 | 117 | 12.2 | ± | 5.38 | 4.0 | 5.8 | 8.0 | 12.0 | 14.0 | 19.6 | 22.0 |
| | 65-80 | 134 | 13.4 | ± | 7.03 | 4.0 | 5.0 | 8.0 | 13.5 | 18.0 | 21.0 | 26.5 |
| | 85-95 | 170 | 13.0 | ± | 5.51 | 5.0 | 6.0 | 9.0 | 12.0 | 18.0 | 20.9 | 22.7 |
| | 100 | 662 | 19.0 | ± | 7.10 | 8.0 | 9.7 | 14.0 | 18.0 | 23.0 | 28.0 | 31.0 |
| 上腕筋周囲長(cm) | 0 | 52 | 16.9 | ± | 2.19 | 13.8 | 14.2 | 15.4 | 16.5 | 18.7 | 19.8 | 21.1 |
| | 5-20 | 106 | 18.8 | ± | 2.62 | 14.6 | 15.6 | 16.8 | 18.6 | 20.8 | 22.0 | 23.8 |
| | 25-40 | 75 | 18.8 | ± | 2.78 | 13.3 | 14.9 | 17.2 | 18.7 | 21.0 | 22.1 | 23.1 |
| | 45-60 | 116 | 19.4 | ± | 2.60 | 15.2 | 16.5 | 17.7 | 19.4 | 21.3 | 23.1 | 24.1 |
| | 65-80 | 134 | 19.4 | ± | 2.57 | 15.1 | 16.6 | 17.8 | 19.3 | 21.0 | 22.5 | 23.8 |
| | 85-95 | 164 | 19.3 | ± | 2.76 | 15.1 | 16.2 | 17.7 | 19.2 | 20.7 | 22.6 | 23.4 |
| | 100 | 660 | 19.9 | ± | 2.43 | 16.0 | 16.9 | 18.4 | 19.9 | 21.5 | 22.9 | 23.9 |
| 上腕筋面積(cm²) | 0 | 52 | 23.1 | ± | 6.18 | 15.2 | 16.2 | 18.9 | 21.6 | 27.8 | 31.3 | 35.5 |
| | 5-20 | 106 | 28.8 | ± | 7.98 | 16.9 | 19.4 | 22.4 | 27.5 | 34.5 | 38.6 | 45.0 |
| | 25-40 | 75 | 28.7 | ± | 8.05 | 14.0 | 17.7 | 23.6 | 28.0 | 35.0 | 38.9 | 42.5 |
| | 45-60 | 116 | 30.6 | ± | 8.26 | 18.4 | 21.7 | 24.9 | 29.9 | 36.0 | 42.6 | 46.3 |
| | 65-80 | 134 | 30.5 | ± | 7.90 | 18.1 | 21.9 | 25.3 | 29.6 | 35.3 | 40.5 | 45.0 |
| | 85-95 | 164 | 30.3 | ± | 9.14 | 18.3 | 20.8 | 25.0 | 29.4 | 34.0 | 40.7 | 43.5 |
| | 100 | 660 | 32.1 | ± | 7.90 | 20.4 | 22.8 | 26.9 | 31.5 | 36.8 | 41.7 | 45.6 |

2．施設入居，在宅訪問対象高齢者の栄養状態の実態

表9-2-b　性別・日常生活動作得点別の身体測定パーセンタイル表《男性》[3,4,15]

| | | | | | | パーセンタイル | | | | | | |
|---|---|---|---|---|---|---|---|---|---|---|---|---|
| | ADL得点 | 人数 | 平均値 | | S.D. | 5% | 10% | 25% | 50% | 75% | 90% | 95% |
| 体重(kg) | 0 | 20 | 48.4 | ± | 8.41 | 32.2 | 36.8 | 41.9 | 48.5 | 56.2 | 60.0 | 60.7 |
| | 5－20 | 74 | 46.2 | ± | 7.99 | 33.7 | 37.1 | 41.5 | 44.7 | 52.0 | 57.9 | 61.5 |
| | 25－40 | 38 | 46.5 | ± | 8.23 | 33.0 | 35.4 | 41.0 | 45.5 | 52.7 | 58.5 | 60.3 |
| | 45－60 | 70 | 49.7 | ± | 8.59 | 36.7 | 38.7 | 42.6 | 50.3 | 54.8 | 61.5 | 66.7 |
| | 65－80 | 76 | 50.0 | ± | 8.74 | 35.5 | 37.9 | 44.4 | 49.7 | 55.2 | 60.7 | 64.0 |
| | 85－95 | 61 | 53.0 | ± | 8.46 | 39.3 | 40.8 | 48.2 | 53.0 | 59.1 | 63.8 | 64.5 |
| | 100 | 760 | 59.2 | ± | 8.78 | 44.5 | 47.9 | 53.2 | 59.3 | 65.2 | 70.1 | 73.4 |
| 下腿周囲長(cm) | 0 | 23 | 25.3 | ± | 2.80 | 21.7 | 22.0 | 22.6 | 25.0 | 27.8 | 29.3 | 30.8 |
| | 5－20 | 83 | 26.2 | ± | 3.57 | 20.8 | 21.6 | 23.5 | 25.6 | 28.8 | 31.6 | 32.6 |
| | 25－40 | 38 | 27.7 | ± | 3.64 | 19.9 | 22.3 | 24.9 | 28.4 | 30.9 | 32.0 | 32.9 |
| | 45－60 | 70 | 28.9 | ± | 3.00 | 24.5 | 25.5 | 26.5 | 28.7 | 31.1 | 32.4 | 34.1 |
| | 65－80 | 74 | 29.5 | ± | 3.32 | 24.1 | 25.2 | 27.5 | 29.4 | 31.8 | 34.1 | 35.5 |
| | 85－95 | 57 | 31.4 | ± | 3.50 | 25.8 | 26.6 | 29.5 | 31.4 | 33.1 | 36.3 | 37.0 |
| | 100 | 760 | 33.7 | ± | 3.38 | 28.5 | 29.8 | 31.8 | 33.8 | 35.6 | 37.3 | 38.5 |
| 上腕周囲長(cm) | 0 | 21 | 22.7 | ± | 3.01 | 19.7 | 19.8 | 20.3 | 21.1 | 25.1 | 27.7 | 29.3 |
| | 5－20 | 75 | 23.0 | ± | 3.10 | 19.1 | 19.8 | 20.8 | 22.8 | 24.7 | 26.8 | 27.4 |
| | 25－40 | 37 | 22.6 | ± | 3.16 | 19.2 | 19.9 | 22.3 | 25.2 | 26.5 | 28.5 | 30.5 |
| | 45－60 | 64 | 24.5 | ± | 3.30 | 17.6 | 19.2 | 20.4 | 23.1 | 24.4 | 26.1 | 28.3 |
| | 65－80 | 62 | 24.1 | ± | 3.19 | 19.0 | 19.9 | 21.2 | 24.0 | 26.5 | 28.4 | 29.2 |
| | 85－95 | 57 | 25.2 | ± | 2.82 | 21.2 | 22.0 | 23.1 | 25.0 | 26.5 | 29.4 | 31.2 |
| | 100 | 755 | 27.3 | ± | 2.81 | 22.7 | 23.9 | 25.6 | 27.4 | 29.0 | 30.5 | 31.3 |
| 肩甲骨下部皮脂厚(mm) | 0 | 19 | 11.8 | ± | 4.69 | 6.0 | 7.0 | 9.0 | 11.0 | 14.0 | 19.0 | 20.0 |
| | 5－20 | 81 | 10.5 | ± | 4.83 | 4.0 | 5.2 | 7.0 | 10.0 | 13.0 | 17.0 | 21.4 |
| | 25－40 | 38 | 9.6 | ± | 5.10 | 4.0 | 4.0 | 6.0 | 8.0 | 11.3 | 18.0 | 20.3 |
| | 45－60 | 69 | 12.3 | ± | 5.19 | 6.0 | 6.0 | 8.0 | 12.0 | 14.3 | 18.0 | 22.0 |
| | 65－80 | 72 | 12.1 | ± | 4.58 | 4.8 | 6.6 | 9.5 | 11.7 | 15.0 | 19.7 | 21.2 |
| | 85－95 | 58 | 13.8 | ± | 5.13 | 6.0 | 8.0 | 10.0 | 13.0 | 18.0 | 20.0 | 23.1 |
| | 100 | 759 | 18.2 | ± | 7.32 | 8.0 | 9.0 | 13.0 | 18.0 | 22.0 | 28.0 | 30.0 |
| 上腕三頭筋皮脂厚(mm) | 0 | 23 | 9.2 | ± | 3.89 | 2.4 | 4.0 | 6.0 | 9.0 | 12.0 | 15.4 | 16.0 |
| | 5－20 | 77 | 9.3 | ± | 4.56 | 4.0 | 5.0 | 6.0 | 8.0 | 12.0 | 15.0 | 19.3 |
| | 25－40 | 37 | 9.7 | ± | 5.81 | 3.0 | 3.8 | 6.0 | 8.0 | 12.0 | 19.2 | 21.8 |
| | 45－60 | 69 | 10.1 | ± | 5.16 | 4.0 | 5.0 | 6.0 | 9.0 | 12.0 | 18.0 | 21.3 |
| | 65－80 | 72 | 10.4 | ± | 5.37 | 4.0 | 5.0 | 7.6 | 9.0 | 12.0 | 18.4 | 21.0 |
| | 85－95 | 56 | 12.0 | ± | 6.02 | 4.9 | 6.0 | 8.0 | 10.5 | 14.5 | 21.3 | 24.0 |
| | 100 | 760 | 10.7 | ± | 4.59 | 5.0 | 6.0 | 8.0 | 10.0 | 12.0 | 16.0 | 19.0 |
| 上腕筋周囲長(cm) | 0 | 20 | 20.1 | ± | 2.64 | 16.7 | 16.9 | 17.9 | 20.0 | 21.4 | 24.0 | 26.5 |
| | 5－20 | 70 | 20.1 | ± | 2.86 | 15.0 | 16.4 | 18.0 | 20.1 | 21.8 | 23.3 | 24.1 |
| | 25－40 | 35 | 19.6 | ± | 2.60 | 14.7 | 15.4 | 17.8 | 19.6 | 21.5 | 23.2 | 23.7 |
| | 45－60 | 63 | 21.3 | ± | 2.68 | 16.8 | 17.3 | 19.4 | 21.5 | 23.4 | 24.8 | 25.5 |
| | 65－80 | 61 | 20.8 | ± | 2.51 | 17.0 | 17.4 | 18.7 | 20.7 | 22.6 | 24.4 | 25.9 |
| | 85－95 | 54 | 21.5 | ± | 2.43 | 17.8 | 18.5 | 20.0 | 21.2 | 22.8 | 25.3 | 26.6 |
| | 100 | 755 | 23.9 | ± | 2.73 | 19.5 | 20.7 | 22.4 | 24.0 | 25.6 | 27.0 | 27.8 |
| 上腕筋面積(cm²) | 0 | 20 | 32.6 | ± | 8.87 | 22.1 | 22.8 | 25.5 | 31.8 | 36.4 | 45.7 | 56.1 |
| | 5－20 | 70 | 32.7 | ± | 9.35 | 18.0 | 21.4 | 25.8 | 32.3 | 37.8 | 43.3 | 46.4 |
| | 25－40 | 35 | 31.0 | ± | 7.83 | 17.2 | 18.8 | 25.4 | 30.6 | 36.8 | 42.8 | 44.8 |
| | 45－60 | 63 | 36.7 | ± | 9.05 | 22.5 | 23.9 | 30.0 | 36.9 | 43.4 | 48.8 | 51.9 |
| | 65－80 | 61 | 34.9 | ± | 8.51 | 23.1 | 24.2 | 27.8 | 34.2 | 40.5 | 47.5 | 53.4 |
| | 85－95 | 54 | 37.4 | ± | 9.17 | 25.1 | 27.3 | 31.8 | 35.8 | 41.5 | 51.1 | 56.2 |
| | 100 | 755 | 46.1 | ± | 10.51 | 30.1 | 34.0 | 40.1 | 45.8 | 52.2 | 58.1 | 61.6 |

は薬剤数，ADL，体重，SDS の 4 項目（$r^2=0.42$）が抽出された。一方，高齢入院患者の REE を用いて高 REE 群（REE75％タイル値以上の者）を区分し，39項目の疾患並びに38項目の常用医薬品それぞれの有無によるオッズ比を調べたところ，高 REE 群で有意なオッズ比を示す項目は，女性の自立神経作用薬，慢性閉塞性肺疾患，腰痛症，変形性関節症，健胃消化薬，男性の悪性腫瘍・消化器系，鎮痛・消炎薬，不整脈，慢性閉塞性肺炎，睡眠薬であった[11, 16, 17]。

このようにケア対象高齢者の REE 値は広範囲に分布し，個人差が大きく，また，体重や ADL，うつ状態，医薬品数，疾患の種類など多様な要因が関連していた。それゆえ，PEM 改善のために栄養補給計画を作成するにあたって，エネルギー補給量は，実測した REE 値を用いることが望ましい。

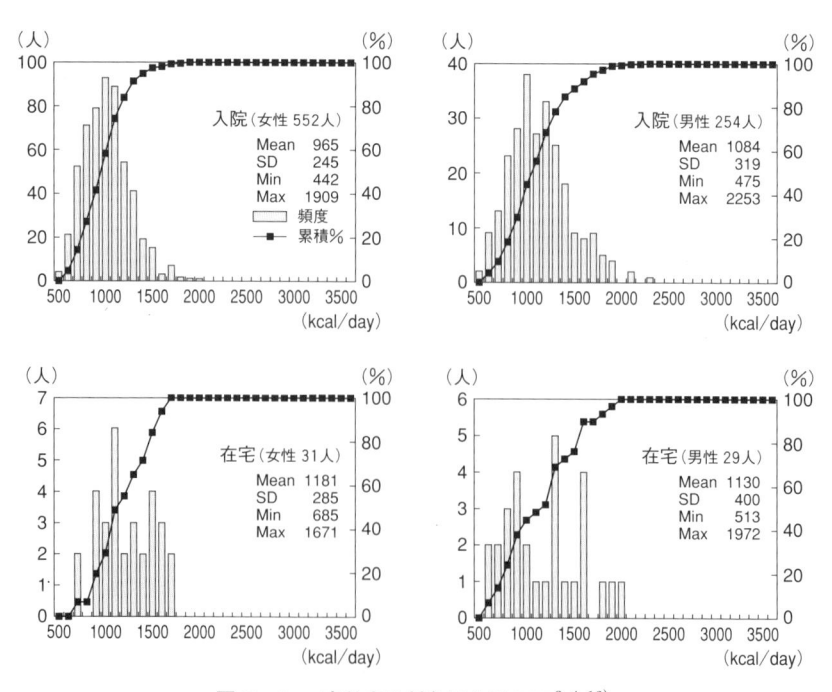

入院（女性552人）
Mean 965
SD 245
Min 442
Max 1909
□ 頻度
■ 累積％

入院（男性254人）
Mean 1084
SD 319
Min 475
Max 2253

在宅（女性31人）
Mean 1181
SD 285
Min 685
Max 1671

在宅（男性29人）
Mean 1130
SD 400
Min 513
Max 1972

図 9‑3a　高齢者の対象区分別 REE[3, 4, 16]

## （4）身体状況・医薬品使用・生活習慣など

入院・在宅訪問患者では，「痴呆」「便秘」が3割以上観察された（表9-4）[3,11]。また，在宅訪問患者では「食事介助を要する」は2割以上，「褥瘡」は1割前後であった。「便秘」は外来患者，人間ドック受診者（女性）でも1割を超えていた。SDS得点（高得点ほど抑うつ状態が強いことを示す）は，入院患者女性52.3±7.3点，男性51.3±7.7点と抑うつ状態が高く，在宅訪問患者の女性45.0±7.2点，男性40.7±7.2点，外来患者の女性で40.4±7.8点，男性38.1±7.8点，人間ドック受診者の女性で30.5±6.2点，男性で29.0±6.7点であった。

栄養補給法は，経口摂取が可能な者がほぼ90％以上であり，食事療法（主に慢性疾患に対する）は，入院・在宅訪問患者の女性3割以上，男性2割前後に実

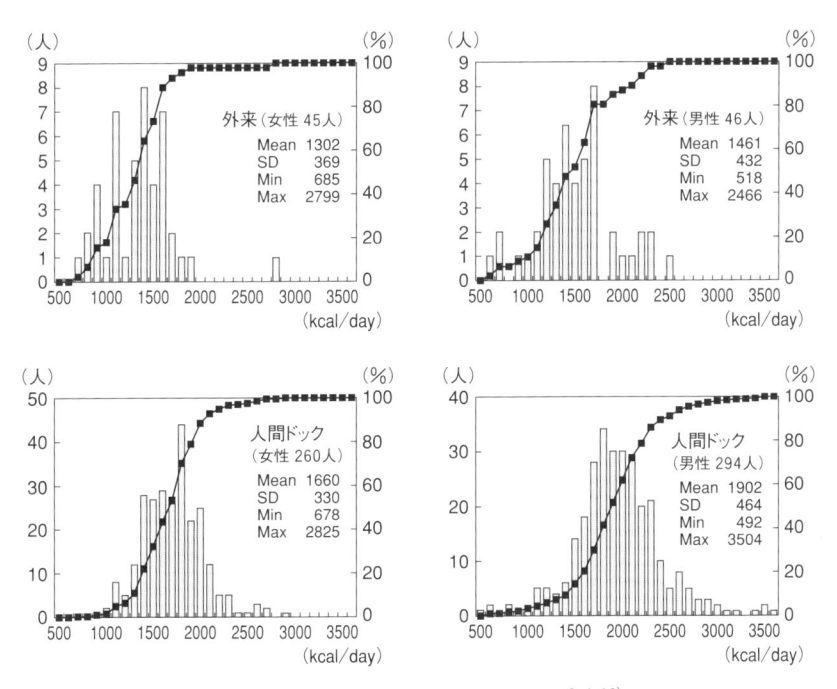

図9-3b　高齢者の対象区分別REE[3,4,16]

## 表9-4 栄養アセスメントの結果 ―臨床診査― [3, 11]

| 女 性 | 入院患者(722人) 人数 | % | 在宅訪問患者(102人) 人数 | % | 外来患者(140人) 人数 | % | 人間ドック受診者(446人) 人数 | % |
|---|---|---|---|---|---|---|---|---|
| **精神・身体状況** | | | | | | | | |
| 痴呆がある | 307 | 42.5 | 40 | 39.2 | 11 | 7.9 | 0 | 0.0 |
| 精神的問題がある | 100 | 13.9 | 9 | 8.8 | 3 | 2.1 | 2 | 0.4 |
| 麻痺がある | 144 | 19.9 | 34 | 33.3 | 3 | 2.1 | 1 | 0.2 |
| 脱水状態である | 3 | 0.9 | 2 | 2.0 | 0 | 0.0 | 0 | 0.0 |
| 浮腫がある | 71 | 9.8 | 7 | 6.9 | 0 | 0.0 | 0 | 0.0 |
| 褥そうがある | 14 | 1.9 | 11 | 10.8 | 0 | 0.0 | 0 | 0.0 |
| 便秘をしている | 237 | 32.8 | 39 | 38.2 | 19 | 13.6 | 67 | 15.0 |
| 下痢をしている | 16 | 2.2 | 2 | 2.0 | 1 | 0.7 | 10 | 2.2 |
| 体重減少 | 63 | 8.7 | 10 | 9.8 | 4 | 2.9 | 9 | 2.0 |
| 体重増加 | 55 | 7.6 | 9 | 8.8 | 6 | 4.3 | 8 | 1.8 |
| 食欲不振 | 33 | 4.6 | 7 | 6.9 | 2 | 1.4 | 6 | 1.3 |
| 喫食状況が悪い | 37 | 5.1 | 6 | 5.9 | 1 | 0.7 | 0 | 0.0 |
| 食事介助を要する | 73 | 10.1 | 22 | 21.6 | 1 | 0.7 | 0 | 0.0 |
| **障害状況** | | | | | | | | |
| 90%以上の仰臥状態 | 65 | 9.0 | 27 | 27.0 | 1 | 0.8 | 0 | 0.0 |
| 車椅子介添え移動 | 195 | 27.0 | 14 | 14.0 | 2 | 1.5 | 0 | 0.0 |
| 車椅子自立移動 | 93 | 12.9 | 1 | 1.0 | 2 | 1.5 | 0 | 0.0 |
| 歩行移動,介添え | 101 | 14.0 | 8 | 8.0 | 9 | 6.9 | 0 | 0.0 |
| 歩行移動,自立 | 268 | 37.1 | 50 | 50.0 | 116 | 89.2 | 446 | 100.0 |
| **栄養補給** | | | | | | | | |
| 経 口 | 719 | 99.6 | 87 | 85.3 | 137 | 97.9 | 446 | 100.0 |
| 経 腸 | 1 | 0.1 | 10 | 9.8 | 0 | 0.0 | 0 | 0.0 |
| 静 脈 | 2 | 0.3 | 0 | 0.0 | 0 | 0.0 | 0 | 0.0 |
| **食事療法** | | | | | | | | |
| 無 | 485 | 67.2 | 64 | 62.7 | 88 | 62.9 | 446 | 100.0 |
| 有 | 237 | 32.8 | 38 | 37.3 | 52 | 37.1 | 0 | 0.0 |

| 男 性 | 入院患者(326人) 人数 | % | 在宅訪問患者(77人) 人数 | % | 外来患者(128人) 人数 | % | 人間ドック受診者(609人) 人数 | % |
|---|---|---|---|---|---|---|---|---|
| **精神・身体状況** | | | | | | | | |
| 痴呆がある | 120 | 36.8 | 27 | 35.1 | 2 | 1.6 | 0 | 0.0 |
| 精神的問題がある | 25 | 7.7 | 6 | 7.8 | 0 | 0.0 | 1 | 0.2 |
| 麻痺がある | 126 | 38.7 | 34 | 44.2 | 11 | 8.6 | 7 | 1.1 |
| 脱水状態である | 6 | 0.8 | 0 | 0.0 | 1 | 0.8 | 0 | 0.0 |
| 浮腫がある | 12 | 3.7 | 3 | 3.9 | 0 | 0.0 | 0 | 0.0 |
| 褥そうがある | 8 | 2.5 | 9 | 11.7 | 0 | 0.0 | 0 | 0.0 |
| 便秘をしている | 94 | 28.8 | 28 | 36.4 | 14 | 10.9 | 52 | 8.5 |
| 下痢をしている | 2 | 0.6 | 2 | 2.6 | 0 | 0.0 | 20 | 3.3 |
| 体重減少 | 37 | 11.4 | 10 | 13.0 | 4 | 3.1 | 19 | 3.1 |
| 体重増加 | 20 | 6.1 | 7 | 9.1 | 5 | 3.9 | 11 | 1.8 |
| 食欲不振 | 11 | 3.4 | 6 | 7.8 | 1 | 0.8 | 3 | 0.5 |
| 喫食状況が悪い | 11 | 3.4 | 4 | 5.2 | 2 | 1.6 | 0 | 0.0 |
| 食事介助を要する | 42 | 12.9 | 17 | 22.1 | 1 | 0.8 | 0 | 0.0 |
| **障害状況** | | | | | | | | |
| 90%以上の仰臥状態 | 34 | 10.4 | 22 | 29.3 | 0 | 0.0 | 0 | 0.0 |
| 車椅子介添え移動 | 80 | 24.5 | 12 | 16.0 | 2 | 1.6 | 0 | 0.0 |
| 車椅子自立移動 | 72 | 22.1 | 5 | 6.7 | 3 | 2.5 | 0 | 0.0 |
| 歩行移動,介添え | 30 | 9.2 | 10 | 13.3 | 5 | 4.1 | 0 | 0.0 |
| 歩行移動,自立 | 110 | 33.7 | 26 | 34.7 | 112 | 91.8 | 609 | 100.0 |
| **栄養補給** | | | | | | | | |
| 経 口 | 326 | 100.0 | 70 | 90.9 | 127 | 99.2 | 609 | 100.0 |
| 経 腸 | 0 | 0.0 | 4 | 5.2 | 0 | 0.0 | 0 | 0.0 |
| 静 脈 | 0 | 0.0 | 1 | 1.3 | 0 | 0.0 | 0 | 0.0 |
| **食事療法** | | | | | | | | |
| 無 | 244 | 74.8 | 61 | 80.3 | 82 | 64.1 | 609 | 100.0 |
| 有 | 82 | 25.2 | 15 | 19.7 | 46 | 35.9 | 0 | 0.0 |

施されていた（表9-4）。

　重複疾患数は入院患者で3～4個，在宅訪問患者，外来患者では3.5個前後，人間ドック受診者では2個前後であった。疾患の高頻度出現項目は，脳梗塞後遺症は入院患者の女性4割，男性5割近くに，在宅訪問患者は男女とも5割以上，慢性便秘症は，入院患者の男女とも4割と高い割合で観察されたが，在宅訪問患者では，女性7.8%，男性18.2%と比較の低い割合であった[3,11]。一方，人間ドック受診者では出現頻度20%を超える疾患は観察されなかった。

　常用医薬品数は，入院・在宅訪問患者，外来患者では平均3個以上であり，使用率の高かった薬品は，入院患者では下剤が男女とも55%を超え，次いで降圧薬，健胃消化薬，在宅訪問患者の女性は脳循環代謝改善薬36.3%，降圧薬29.4%，抗潰瘍薬26.5%，男性は脳循環代謝改善薬41.6%，下剤40.3%，抗潰瘍薬33.8%であった。人間ドック受診者において5%以上の頻度で常用している医薬品は観察されなかった[3,11]。

　簡易食物摂取調査による過去1か月間の習慣的な食品群の摂取状況では，エネルギー供給源としての主食を朝，昼，夕とも摂取しない者は，在宅訪問患者の約14%前後に観察された（表9-5）。主要なタンパク質供給源である「魚，肉，大豆製品」をほとんど食べない者の割合は，在宅訪問患者の男女ともに朝食で30%に近くに観察され，昼，夕食でも他に比べて比較的高い割合であった[3,11]。

　本調査の在宅訪問患者，外来患者，人間ドック受診者群の対象者が一地区に限定され，在宅訪問患者，外来患者の対象数も少なかったことから，その栄養状態を普遍的にとらえることには問題があるかもしれない。しかし，福井県内の在宅訪問患者は全国8施設の入院患者と同様に，PEMリスク者が多いことは明らかであり，施設・在宅訪問患者の栄養管理サービスの導入は早急に必要であると見なされる。

## 3．高齢者ケア現場での栄養管理の実施状況

　このように高齢者ケア現場での最大の栄養問題はPEMであるにもかかわら

表9-5 高齢者の食物摂取状況 [3, 11)]

| | 入院患者 | | 在宅訪問患者 | | 外来患者 | | 人間ドック受診者 | |
|---|---|---|---|---|---|---|---|---|
| | 女性<br>(656人) | 男性<br>(294人) | 女性<br>(98人) | 男性<br>(75人) | 女性<br>(137人) | 男性<br>(128人) | 女性<br>(445人) | 男性<br>(608人) |
| | % | % | % | % | % | % | % | % |
| **1. 主食の欠食率** | | | | | | | | |
| 　朝　食 | 0.5 | 0.0 | 14.3 | 0.0 | 0.7 | 0.0 | 2.7 | 0.0 |
| 　昼　食 | 0.3 | 0.3 | 13.3 | 4.0 | 0.0 | 0.8 | 1.3 | 0.2 |
| 　夕　食 | 0.0 | 0.0 | 11.2 | 4.0 | 0.7 | 3.9 | 1.8 | 2.8 |
| **2. 魚, 肉, 大豆製品をどれ位たべていますか。** | | | | | | | | |
| 　朝　食 | | | | | | | | |
| 　　食べない | 15.4 | 12.2 | 27.6 | 24.0 | 30.7 | 24.2 | 4.9 | 4.9 |
| 　　少し食べる | 35.5 | 27.6 | 38.8 | 32.0 | 35.0 | 33.6 | 64.9 | 62.2 |
| 　　普通に食べる | 47.9 | 58.2 | 33.7 | 42.7 | 34.3 | 39.8 | 30.1 | 32.9 |
| 　　たっぷり食べる | 1.2 | 1.4 | 0.0 | 1.3 | 0.0 | 2.3 | 0.0 | 0.0 |
| 　昼　食 | | | | | | | | |
| 　　食べない | 2.0 | 2.7 | 15.3 | 5.3 | 6.6 | 8.6 | 0.9 | 0.3 |
| 　　少し食べる | 20.6 | 10.9 | 30.6 | 30.7 | 34.3 | 23.4 | 37.5 | 33.1 |
| 　　普通に食べる | 76.4 | 84.7 | 51.0 | 62.7 | 58.4 | 64.8 | 60.7 | 63.2 |
| 　　たっぷり食べる | 0.9 | 1.7 | 2.0 | 1.3 | 0.7 | 3.1 | 0.9 | 3.5 |
| 　夕　食 | | | | | | | | |
| 　　食べない | 1.2 | 0.7 | 12.2 | 6.7 | 1.5 | 0.8 | 0.0 | 0.0 |
| 　　少し食べる | 18.0 | 10.2 | 26.5 | 20.0 | 9.5 | 10.2 | 14.2 | 10.7 |
| 　　普通に食べる | 78.4 | 86.7 | 59.2 | 72.0 | 83.2 | 76.6 | 76.0 | 70.1 |
| 　　たっぷり食べる | 2.3 | 2.4 | 2.0 | 1.3 | 5.8 | 11.7 | 9.9 | 19.2 |
| **3. 卵は1日に何個位食べますか。** | | | | | | | | |
| 　食べない | 4.0 | 4.1 | 17.3 | 6.7 | 15.3 | 7.0 | 6.5 | 5.3 |
| 　食べたり食べなかったり | 55.9 | 55.1 | 41.8 | 41.3 | 44.5 | 53.9 | 44.5 | 39.6 |
| 　1個位 | 38.1 | 38.4 | 36.7 | 49.3 | 38.0 | 36.7 | 49.0 | 54.1 |
| 　2個以上 | 1.4 | 2.0 | 3.1 | 2.7 | 2.2 | 2.3 | 0.0 | 1.0 |
| **4. 乳製品について** | | | | | | | | |
| 　①牛乳を飲んでいますか。 | | | | | | | | |
| 　　全然飲まない | 22.1 | 16.7 | 31.6 | 26.7 | 24.1 | 25.0 | 13.7 | 15.3 |
| 　　時々飲む | 23.2 | 21.4 | 26.5 | 28.0 | 23.4 | 25.8 | 18.0 | 21.1 |
| 　　毎日1本 | 51.7 | 56.8 | 38.8 | 41.3 | 50.4 | 40.6 | 59.8 | 53.0 |
| 　　毎日2本以上 | 3.0 | 5.1 | 3.1 | 4.0 | 2.2 | 8.6 | 8.3 | 10.7 |
| 　②毎日のように食べる乳製品 | | | | | | | | |
| 　　ヨーグルト | 12.3 | 5.8 | 24.5 | 20.0 | 13.1 | 8.6 | 11.5 | 11.0 |
| 　　スキムミルク　大さじ何杯 | 0.0 | 0.0 | 0.0 | 0.0 | 2.2 | 0.0 | 4.7 | 1.8 |
| 　　チーズ(一切れ5mmの厚さとして) | 0.5 | 1.7 | 9.2 | 8.0 | 10.9 | 10.2 | 8.5 | 5.4 |
| 　　その他 | 0.0 | 100.0 | 0.0 | 101.3 | 0.0 | 100.0 | 0.0 | 100.0 |
| **5. エネルギーやタンパク質を補うための栄養補給食品を利用していますか。** | | | | | | | | |
| 　ほとんど利用していない | 0.0 | 0.0 | 51.0 | 58.7 | 82.5 | 79.7 | 57.5 | 47.2 |
| 　時々利用している | 0.0 | 0.0 | 6.1 | 4.0 | 7.3 | 4.7 | 0.0 | 0.0 |
| 　毎日利用している | 0.0 | 0.0 | 21.4 | 10.7 | 3.6 | 3.1 | 0.0 | 0.3 |

ず，ケア現場の医師や栄養関係者によって，PEMのリスク者は多くの場合見過ごされてきた．また，PEM予防・改善のための適切な栄養管理サービスもほとんど実施されてきていない状況にあった．

このことは，筆者が参加した厚生省長寿科学総合研究事業—褥瘡治療・看護・介護・介護機器の総合評価ならびに褥瘡予防に関する研究—（主任研究者大浦武彦）において，全国205施設，655症例褥瘡患者の栄養ケア関連指標からも確認することができる[18,19]．例えば，この全国調査において血清アルブミンの測定が行われていたのは61%であり，他の血液生化学的項目が75〜90%であるのに比べて低率であった．また，体重の値が不明な症例が43%と高い頻度でみられ，定期的な体重測定値が回収された症例は12〜14%と非常に少なかった．この結果は，わが国の高齢者ケア現場では基本的な栄養状態の評価・判定が実施されていないことを明らかにし，褥創予防・治療の側面からも，体重ならびに血清アルブミンの定期測定の実施が提唱された[18,19]．

一方，筆者が検討委員の一人として参加した平成11年度福井県高齢者栄養管理推進事業では，福井県内の高齢者ケアに従事する583施設を対象として，福井県栄養ケアシステム実態調査が行われた．その結果，「栄養士による栄養指導の業務量が少ない」と答えた施設は52.1%であり，特に老人保健施設78.6%，特別養護老人ホーム69.6%と高齢者福祉施設の栄養指導業務量が少ないことが問題となった．また，「高齢者の低栄養状態改善に努力している」施設は87.7%であるにもかかわらず，「低栄養状態を積極的に見つけ改善に向けて努力している」施設は14.4%にすぎず，「看護婦・介護スタッフから相談があったときに改善に向けて努力している」施設が73.3%であり，PEM改善に向けての積極的な取り組みはほとんど行われていなかった．さらに，「訪問栄養指導を実施している」施設は6.4%と未だわずかであった．

また，平成11年に全国各地域で開催された「高齢者の栄養管理」関連の講演・研修会に出席した栄養士775名を対象に簡便なアンケート用紙を配布し，栄養管理業務の現状を検討した．調査対象となった栄養士の平均年齢は37.4歳であり，平均勤務年数のは12.4年であった．

結果は,「栄養アセスメントの講義を受講したことのある者」60.3%,「栄養アセスメントを実施したことのある者」15.0%,「栄養ケア・プランの策定に関する講義を受講したことのある者」41.5%,「栄養ケア・プランを策定したことのある者」13.4%,「病棟訪問を毎日習慣的に行っている者」29.3%,「ケア・カンファレンスに参加している者」36.4%であった。一方,職務満足感は,「栄養士として現状に満足している者」17.0%,「将来に不安を感じている者」は70.2%であった。自己申告による一日を100とした実施業務内訳は,給食管理55.5%,栄養管理(栄養指導含めて)20.9%,運営管理18.5%,その他21.0%であった。この場合,若い年代ほど1日の業務中の給食管理業務は高い割合を占め,25歳未満では70.1%,60歳以上では31.7%であり,逆に,栄養指導を含めた栄養管理は年齢が高くなるにつれて高い割合を示した。なお,栄養管理業務割合5%以下の低率者では「栄養士として現状に満足している者」は8.9%と極めて低く,「将来に不安を感じている者」は79.7%と高値を示した。

したがって,高齢者ケア現場では早急にPEM改善のために患者個々人への栄養ケアを実施できるように,効率的なシステム転換が図られなければならない。さらに,これらのシステム上の転換は,高齢者の健康状態や自立度の維持・向上に貢献するばかりでなく栄養士自身の職務満足感の向上へも寄与するものと考えられる。

## 4. 栄養管理サービスの構築の現状

PEMは人間が生存するのに重要な栄養素であるタンパク質と活動するためのエネルギーが不足した状態である。高齢者は慢性的なエネルギーやタンパク質の補給不足,あるいは疾患や損傷などによる生理的ストレスが負荷されてPEMに陥りやすい。

高齢者がPEMに陥ると日常生活活動の低下,感染症の誘発,在院日数の延長,医薬品使用数の増大,余命の短縮などがもたらされる。そこで,高齢者の自立した日常生活を支援し介護状態を軽減するためにも,PEMリスク者をで

## 4. 栄養管理サービスの構築の現状

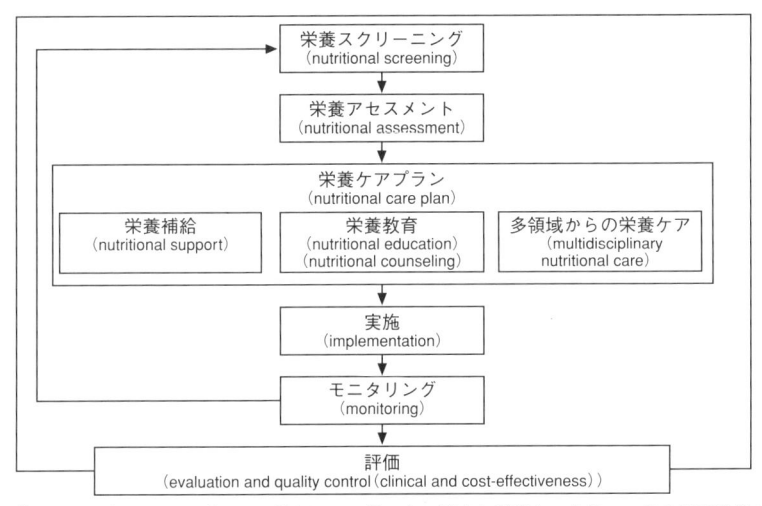

```
                    栄養スクリーニング
                  (nutritional screening)
                           ↓
                    栄養アセスメント
                  (nutritional assessment)
                           ↓
    ┌──────────────────────────────────────────────┐
    │              栄養ケアプラン                    │
    │          (nutritional care plan)              │
    │  ┌──────────┐ ┌──────────┐ ┌──────────────┐ │
    │  │ 栄養補給  │ │ 栄養教育  │ │多領域からの栄養ケア│ │
    │  │(nutritional│ │(nutritional│ │(multidisciplinary│ │
    │  │ support) │ │ education)│ │ nutritional  │ │
    │  │          │ │(nutritional│ │   care)      │ │
    │  │          │ │counseling)│ │              │ │
    │  └──────────┘ └──────────┘ └──────────────┘ │
    └──────────────────────────────────────────────┘
                           ↓
                        実施
                   (implementation)
                           ↓
                     モニタリング
                     (monitoring)
                           ↓
                        評価
 (evaluation and quality control (clinical and cost-effectiveness))
```

定　義：ヘルスケア・サービスの一環として、個々人に最適な栄養ケアを行い、その実務遂行上の機能や方法手順を効率的に行うためのシステム．
ゴール：栄養状態を改善し、クオリティ・オブ・ライフを向上させること．
高齢者においては、自立した日常生活を維持できる期間を少しでも長くすること．
条　件：QOLの向上が栄養状態の改善よりも優先される場合は除外．
構　造：
　1）栄養スクリーニング
　　　対象者の栄養状態のリスクを判定するために、関連要因を明らかにする過程である．
　　　施設入所・訪問開始24～72時間以内に、急性期病院では24時間以内に実施される．
　2）栄養アセスメント
　　　栄養リスク者の改善指標やその程度を評価・判定する過程である．
　　　栄養状態の直接的評価方法（臨床診査、臨床検査、身体計測）と間接的評価方法（食事調査）を実施する．また、安静時エネルギー代謝の測定を行う．
　3）栄養ケアプラン
　　　1人の対象者に1つの実行可能な栄養ケア計画を、対象者のケアに関わる人々で協議し決定した内容を文章化したものである．
　　　いつ、どこで、だれが、なにを、どのように実施するかが最低限記載される．次の3つの柱で策定される．
　　（1）栄養補給：
　　　　適正なエネルギーならびに栄養素の補給量、補給方法（食事、食事＋栄養食品、強制経腸栄養、静脈栄養）を策定する．
　　　　エネルギー補給量は、実測した安静時エネルギー消費量に基づく算定が奨励される．
　　（2）栄養教育：
　　　　対象者とのコミュニケーションが成立していることが前提である．
　　　　ＰＥＭ改善のための知識、態度を変化させ、適正な生活習慣へと変容させる．
　　（3）多領域からの栄養ケア：
　　　　栄養状態には、対象者の身体的・精神的問題、経済的、社会的問題が大きく関わる．そのため、栄養関係者ばかりでなく、医師、歯科医師、看護婦、保健婦、薬剤師、ソーシャルワーカー、リハビリテーション、臨床心理士などの専門家が、必要に応じて栄養ケアプランに参画し協議する必要がある．
　4）モニタリング
　　　栄養ケアプランに実施上の問題（対象者の非同意・非協力、合併症、栄養補給方法の不適正、協力者の問題など）がなかったかを評価・判定する過程である．問題の修正は、直ちに実行する．栄養状態が改善されれば、関係者で協議し栄養管理サービスを終了させる．
　5）質とコストの評価
　　　栄養ケアプランの有効性は、栄養状態、疾病状態、日常生活動作、well-beingなどの改善目標がどの程度達成されたかによって評価する．さらに、経済的評価は合併症、在院日数、再入院、医薬品利用数などから行う．

図9-4　Nutrition Care and Management：NCM[3, 4]

きるだけ簡便にかつ早期に発見し，リスクの軽減・解消のための適切な栄養管理サービス（Nutrition Care and Management：NCM）を提供することが必要である（図9-4）[3,4]。このようなNCMは，前述の厚生省「高齢者の栄養管理サービスに関する研究」において定義され，そのシステム構築のための基盤研究がすすめられた。平成8年からは当プロジェクトチームの調査協力施設や関連の研修参加者などの施設への導入がすすめられてきている。この場合，病院・施設ならびに在宅訪問サービスにPEM予防のためにNCMを導入できるかは，入院・入所・訪問時から効率的な栄養スクリーニングが導入できるかどうかにかかっていると言える。

1990年代半ばになって，米国では栄養ケア・マネジメント研究所（Nutrition Care Management Institute：NCMI）が設立され，医療経済学者が中心となって全米20病院を抽出し，内科・外科患者（在院日数7日以上，1か月以内で退院した17歳以上の者，在院期間中の死亡者は除外）2,485名の臨床記録をもとに平均在院日数とPEMの関連，さらには早期の栄養管理導入の効果に関する調査研究が行われた[1,6,21,22]。

その結果，入院患者が有するPEMリスクと平均在院日数とは有意に相関した。また，入院3日以内の早期から栄養管理が行われると平均在院日数は，約2.1日減少することが明らかになった。調査対象病院の平均月間入院患者のPEMリスク者は60人であり，年間に短縮可能な推定患者日数の合計は，1,512人（2.1日×60人×12月）となり，これに患者1日当たりの推定変動費697ドルを乗じると年間約100万ドルが削減可能額となる。各病院の規模を調整し相互比較を容易にするため，内科・外科病床の1床当たり年間削減可能額を計算すると8,294ドルと，かなりの高額になるとの試算結果が示された。

これらのことから，栄養管理によって患者のPEMを入院時早期に改善することによる医療経済的効果は極めて大きく，平均在院日数の短縮が実現できるかどうかは，医療関連機関がどの程度早期に栄養スクリーニングを実施し，適切な栄養管理を導入するシステム化ができるかどうかにかかっていると言える。

さらにNCMの評価は，医療の質の評価構成要素である，構造（structures），

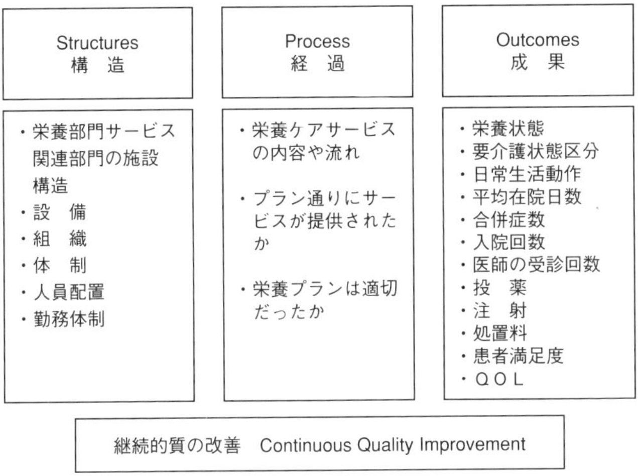

## 5. コミュニティー・ケアへの展開

| Structures 構造 | Process 経過 | Outcomes 成果 |
|---|---|---|
| ・栄養部門サービス関連部門の施設構造<br>・設　備<br>・組　織<br>・体　制<br>・人員配置<br>・勤務体制 | ・栄養ケアサービスの内容や流れ<br>・プラン通りにサービスが提供されたか<br>・栄養プランは適切だったか | ・栄養状態<br>・要介護状態区分<br>・日常生活動作<br>・平均在院日数<br>・合併症数<br>・入院回数<br>・医師の受診回数<br>・投　薬<br>・注　射<br>・処置料<br>・患者満足度<br>・QOL |

継続的質の改善　Continuous Quality Improvement

図9-5　栄養ケア・サービスの質の評価

経過（process），成果（outcomes）評価を行うことになる（図9-5）。栄養・健康指標としては，患者の退院時の栄養状態，合併症，日常生活活動度，費用効果の指標には，経費ばかりでなく，在院日数，入院回数，医師の受診回数，投薬・注射・処置料，退院後の介護ケア・サービス状況などがある。最終的にNCMは，より少ない費用で質の高いサービスが提供される必要があり，患者のクオリティ・オブ・ライフ（QOL）や患者満足感なども評価される必要がある。

筆者らのNCMプロジェクト・チームは，厚生省の補助金を得た研究期間終了後もNCM推進のために自主的に研究活動ならびに栄養士研修などを継続してきている。

## 5．コミュニティー・ケアへの展開

高齢者の健康目標は，単に死亡率や有病率を低減させることではなく，快適で生きがいのある日常生活を送れることである。このためには，単にADLを

確保するだけではなく，生活機能を保持増進することが望まれている。高齢者にとって自立度が低下することは，日常生活全般の健康感を規定する重要な問題である。そこで，「低栄養 – PEM」は，「閉じこもり」，「転倒」などとともに高齢者の生活機能（自立）を阻害する要因と見なされる。厚生省老人保健事業第4次計画として「健康度評価（ヘルスアセスメント）事業」において「低栄養状態予防のためのアセスメント—自己チェック表」（表9-6）を作成したが，これは高齢者のPEM及びその誘因を身体状況，入院，薬剤，食習慣，社会支援，生活活動の自立・身体活動，メンタルヘルスなどの項目から早期に効率的に把握することを目的に作成されている[23]。

当自己チェック表に対する対応については表9-7に示した。また，福井県における県民栄養調査対象者ならびに県内通所介護サービスを実施している施設の通所高齢者全1,451名を対象として，日常生活自立度別各チェック項目の回答状況を表9-8に示した[23]。

高齢者がPEMを予防・改善し，自立して生きがいのある期間を延長するためには，高齢者自身による自己観察・自己評価，あるいは家族やコミュニティの人々による食事を含めた生活習慣改善支援によるところが大きい。PEMに関する啓発を行い，PEMの誘因があれば適時，専門家に相談し対処することが必要である。また，適正なエネルギー・タンパク質補給を行うための食べ方や食べさせ方，消化・吸収を亢進するためのリハビリテーションやレクレーション，食欲を増大させるためのコミュニケーションや環境整備，食事の自立支援等についての適正な情報提供，さらには宅配など食事サービス等の取り組みが必要になってくる[24]。

NCMをコミュニティ・ケアの一環として展開するためには，保健・医療・福祉などの公的支援機関はもとより，栄養補助食品，料理サービス，宅配サービス，在宅経腸・静脈栄養管理などにおいて民間部門の参画も必要である。また，住民が「栄養管理はみんなのために」という共通の価値観を持てるようになることが必要である。そのためにはコミュニティの人々が栄養管理サービスへのニーズ，苦情，要望などのアセスメント，資源の開発や有効利用の方途の

表9-6 低栄養状態予防のためのアセスメント―自己チェック表[23]

| | | PEM リスクのチェック項目 | チェック欄 |
|---|---|---|---|
| 身体状況 | 1 | この6ヶ月間に,以前に比べて体重減少（5％以上がめやす）してきていますか。 | ☐ |
| | 2 | この6ヶ月間に,以前に比べて身体の筋肉や脂肪がおちてきていますか。 | ☐ |
| | 3 | 歯や口腔,飲み込みの問題がありますか。 | ☐ |
| | 4 | 下痢が続いたり,下剤を常用していますか。 | ☐ |
| | 5 | 便秘が続いていますか。 | ☐ |
| 入院・薬剤利用 | 6 | 最近,入院・手術などを経験しましたか。 | ☐ |
| | 7 | 1日に5種類以上の薬を飲んでいますか。 | ☐ |
| 食習慣 | 8 | 1日に食べるのは2食以下ですか。 | ☐ |
| | 9 | 主食（ご飯など）を食べる量が少なくなってきていますか。 | ☐ |
| | 10 | 主菜（肉,魚などのおかず）を食べる量が少なくなってきていますか。 | ☐ |
| | 11 | 牛乳・乳製品をあまり食べないですか。 | ☐ |
| 社会支援 | 12 | 毎日,一人で食事をしていますか。 | ☐ |
| | 13 | 経済的な理由により十分な食事をすることができないことがありますか。 | ☐ |
| 身体活動・生活活動の自立 | 14 | 日常的に身体を動かさなくなってきましたか。 | ☐ |
| | 15 | 食事姿勢や食べる動作に不自由を感じていますか。 | ☐ |
| | 16 | 自分(あるいは料理担当者が)で,食べ物を買いに行くのに不自由を感じますか。 | ☐ |
| | 17 | 自分(あるいは料理担当者が)で,食事の支度をするのに不自由を感じますか。 | ☐ |
| メンタルヘルス | 18 | 食べる気力がなくなってきましたか。 | ☐ |
| | 19 | 食べるのが楽しいと感じなくなってきましたか。 | ☐ |

表9-7 タンパク質・エネルギー低栄養状[態]

| | | PEMリスクのチェック項目 | 栄養学的に考えられる状態 |
|---|---|---|---|
| 身体状況 | 1 | この6ヶ月に、以前に比べて体重減少（5％以上がめやす）してきていますか。 | エネルギー摂取量の減少、消化・吸収効率の低下、あるい[は]消費エネルギー量の増大などが考えられます。消費エネ[ル]ギー量は、疾患によっても亢進する場合があります。6ヶ[月]は一応の目安です。 |
| | 2 | この6ヶ月間に、以前に比べて身体の筋肉や脂肪がおちてきていますか。 | タンパク質やエネルギーの摂取量の減少、運動量の減少[な]どが考えられます。6ヶ月は一応の目安です。 |
| | 3 | 歯や口腔、飲み込みの問題はありますか。 | 食物摂取が十分にできなくなり、二次的にはPEMとな[る]可能性があります。 |
| | 4 | 下痢が続いたり、下剤を常用していますか。 | 水分や栄養素の喪失の可能性があります。便秘のため下[剤]を常用する場合なども同様です。 |
| | 5 | 便秘が続いていますか。 | 消化管機能の低下により消化・吸収効率が低下すること[が]考えられます。 |
| 入院・薬剤 | 6 | 最近、入院などを経験しましたか。 | 生理的なストレスにより、血清アルブミン値が低下する[こ]とが考えられます。 |
| | 7 | 1日に5種類以上の薬を飲んでいますか。 | 定期的に多種の服薬をしている方は、栄養状態も良くな[い]可能性が高いことが指摘されています。 |
| 食習慣 | 8 | 1日に食べるのは2食以下ですか。 | 食事回数が少ないと、摂取量は減少し、PEMを来す可[能]性があります。 |
| | 9 | 主食（ご飯など）を食べる量が少なくなってきていますか。 | 主食摂取量の低下はエネルギーやタンパク質不足の原因[と]なります。1週間続けて通常の80％以下しか摂取できな[い]時にはPEMに陥りやすいので注意しましょう。 |
| | 10 | 主菜（肉、魚などのおかず）を食べる量が少なくなってきていますか。 | 主菜摂取量の低下は、タンパク質、脂肪等の不足の原因[と]なります。1週間続けて80％以下しか摂取できない時に[は]PEMに陥りやすいので注意しましょう。 |
| | 11 | 牛乳・乳製品をあまり食べないですか。 | 牛乳・乳製品は良質タンパク質の給源なので、その摂取[不]足は、PEMの原因となります。 |
| 社会支援 | 12 | 毎日、一人で食事をしていますか。 | 一人で食事をされる方は、気づかないうちに摂取量が低[下]したりする可能性があると言われています。 |
| | 13 | 経済的な理由により十分な食事をすることができないことがありますか。 | 極端な貧困状況でなくても、経済状況が理由で食物摂取[量]が低下することがあります。 |
| 身体活動・生活活動の自立 | 14 | 日常的に身体を動かさなくなってきましたか。 | 日常の身体活動量の低下は高齢者の場合、エネルギー過剰より[、]むしろ食欲が低下したり、摂取量が不十分になる場合があります。 |
| | 15 | 食事姿勢や食べる動作に不自由を感じていますか。 | 食事姿勢や食事動作が不適切なために、食欲が低下した[り]、摂取量が不十分になる場合があります。 |
| | 16 | 自分（あるいは料理担当者）で、食べ物を買いに行くのに不自由を感じますか。 | 食欲があっても、買い物のための外出が困難、食事の支[度]が困難、などの外的要因が、栄養状態の低下につながって[い]ることがあります。 |
| | 17 | 自分（あるいは料理担当者）で、食事の仕度をするのに不自由を感じますか。 | |
| メンタルヘルス | 18 | 食べる気力がなくなってきましたか。 | 意欲の低下は、食物摂取量の低下だけでなく、自律神経系[や]ホルモンなどに影響を及ぼし、消化・吸収効率の低下な[ど]もきたすと言われています。 |
| | 19 | 食べるのが楽しいと感じなくなってきましたか。 | うつ的な状態が認められる場合は、栄養摂取への影響も考[慮]する必要があります。 |

防のためのチェック項目とその対処方法

| 高齢者ご自身や家族の対処 | 専門家の対処 |
|---|---|
| 期的に体重測定をします。エネルギー，たんぱく質を十に摂取します。専門職に相談し，栄養アセスメント・栄指導を受けて下さい。 | 栄養アセスメント，栄養指導，医療機関受診 |
| ネルギーやたんぱく質を十分に摂取します。身体状況にわせた筋トレーニングをします。定期的な体重測定をす。専門職に相談し，栄養アセスメントや栄養指導を受て下さい。 | 栄養アセスメント・栄養指導，運動指導，医療機関受診 |
| 療機関受診，保健専門職の指導のもとに口腔内衛生や予的管理をして下さい。 | 口腔内・嚥下・咀嚼機能のアセスメント，口腔内衛生，歯科治療，摂取・嚥下リハビリテーション |
| 痢が続いている場合には，医師に相談して下さい。便秘の改ためには運動不足の解消，水や食物繊維を十分に摂取して，活のリズムを改善して下さい。専門職へも相談してください。 | 原因疾患の治療，下剤常用の検討と改善 |
| 秘の改善のためには運動不足の解消，水や食物繊維を十に摂取して，生活のリズムを改善して下さい。継続する合には，医療機関を受診して下さい。 | 便秘のアセスメント，栄養指導，運動指導 |
| 重減少があれば主治医に報告。退院後のPEM予防のため体重，喫食率などのモニタリング，栄養指導の問い合わせ。 | 栄養アセスメント，栄養指導 |
| 題があれば医師への相談，報告。 | 医療品の栄養状態への影響評価，改善の検討 |
| 事量，食事回数の改善。 | 栄養アセスメント，栄養指導，食事・調理サービス |
| きなものを食べたり，食事回数をふやしたり，栄養補助品も利用します。また，栄養士にも相談して下さい。 | 栄養アセスメント，栄養指導，食事・調理サービス |
| きなものを食べたり，食事回数をふやしたり，栄養補助品も利用します。また，栄養士にも相談して下さい。 | 栄養アセスメント，栄養指導，食事・調理サービス |
| 乳・乳製品を積極的に摂取するようにします。乳糖不耐症のあ場合には，スキムミルク，アイスクリームやケーキなどの菓子，製品なども利用します。乳性たんぱくや大豆たんぱくを主原料にた栄養補助食品も活用します。また，栄養士にも相談して下さい。 | 栄養指導，食事・調理サービス |
| じこもり予防，社会活動への参加。 | 社会活動支援，食事・調理サービス，市民ボランティアへの協力要請 |
| ーシャルワーカー等への相談。 | 社会・経済的援助，サービスの提供 |
| 常身体活動量の増大，運動。 | 運動指導，レクリエーション指導，リハビリテーション |
| 事姿勢の改善，食事関連家具・器具の改善，リハビリテーションの実施，視力，食事の姿勢保持，食事の自立など関するアセスメントの問い合わせ。 | 視力，食事の姿勢保持，食事の自立などに関するアセスメント，食事姿勢を維持した食事の自立を支援するための食器・机・椅子の改善，リハビリテーション |
| 合食宅配サービス，専門職への問い合わせ。 | 保存食に関する情報提供，食事・調理サービス，給食宅配サービスの情報提供 |
| 便な食事，調理の実施，食事・調理サービス・給食宅配ービスの利用。 | 調理環境の整備・改善，簡単な食事，調理方法の指導，食事・調理サービス，宅配情報の提供 |
| じこもり予防，家族内カウンセリング，社会活動への参加，メンタルカウンセリングへの相談，医療機関受診（う状態への対応）。 | メンタルカウンセリング，家族内カウンセリングの指導，社会活動支援，基礎疾患の除去 |
| じこもり予防，家族内カウンセリング，社会活動への参加，メンタルカウンセリングへの相談。 | メンタルカウンセリング，家族内カウンセリングの指導，社会活動支援 |

杉山，西村が低栄養状態予防のためのアセスメント—自己チェック表—の活用法の検討会にて作成（注意事項）それぞれの質問項目に該当する場合には，現在治療中の疾患悪化や潜在的な疾病の可能性も否定できないので，医療機関受診や保健医療専門職への相談を念頭において対応する。

214　第9章　高齢者の栄養管理の実態

表9-8　PEM予防のための自己チェック表の日常生活自立度別回答率（福井県県民栄養調査対象者ならびに県内通所介護サービス利用高齢者1451名）[23]

| | | 総数 | J-0（正常） | J-1 | J-2 | A-1 | A-2 | B-1 | B-2 | C-1 | C-2 |
|---|---|---|---|---|---|---|---|---|---|---|---|
| | n | 1451 | 349 | 315 | 327 | 220 | 140 | 37 | 36 | 10 | 17 |
| 1．この6ヶ月間に、以前に比べて体重減少（5％以上）がみやすくしていますか。 | はい n | 258 | 50 | 55 | 51 | 43 | 35 | 8 | 7 | 3 | 6 |
| | はい % | 17.8 | 14.3 | 17.5 | 15.6 | 19.5 | 25.0 | 21.6 | 19.4 | 30.0 | 35.3 |
| 2．この6ヶ月間に、以前に比べて身体の筋肉や脂肪がおちてきていますか。 | はい n | 423 | 78 | 88 | 83 | 74 | 57 | 18 | 11 | 4 | 10 |
| | はい % | 29.2 | 22.3 | 27.9 | 25.4 | 33.6 | 40.7 | 48.6 | 30.6 | 40.0 | 58.8 |
| 3．歯や口腔、飲み込みの問題がありますか。 | はい n | 309 | 48 | 72 | 61 | 54 | 35 | 12 | 10 | 3 | 14 |
| | はい % | 21.3 | 13.8 | 22.9 | 18.7 | 24.5 | 25.0 | 32.4 | 27.8 | 30.0 | 82.4 |
| 4．下痢が続いたり、下剤を常用していますか。 | はい n | 218 | 29 | 48 | 53 | 39 | 21 | 10 | 8 | 5 | 5 |
| | はい % | 15.0 | 8.3 | 15.2 | 16.2 | 17.7 | 15.0 | 27.0 | 22.2 | 50.0 | 29.4 |
| 5．便秘が続いていますか。 | はい n | 306 | 46 | 66 | 79 | 52 | 35 | 11 | 12 | 1 | 4 |
| | はい % | 21.1 | 13.2 | 21.0 | 24.2 | 23.6 | 25.0 | 29.7 | 33.3 | 10.0 | 23.5 |
| 6．最近、入院・手術などを経験しましたか。 | はい n | 267 | 51 | 64 | 48 | 53 | 27 | 13 | 5 | 2 | 4 |
| | はい % | 18.4 | 14.6 | 20.3 | 14.7 | 24.1 | 19.3 | 35.1 | 13.9 | 20.0 | 23.5 |
| 7．1日に5種類以上の薬を飲んでいますか。 | はい n | 399 | 62 | 101 | 96 | 74 | 37 | 13 | 7 | 4 | 5 |
| | はい % | 27.5 | 17.8 | 32.1 | 29.4 | 33.6 | 26.4 | 35.1 | 19.4 | 40.0 | 29.4 |
| 8．1日に食べるのは2食以下ですか。 | はい n | 154 | 20 | 40 | 35 | 35 | 11 | 6 | 3 | 1 | 3 |
| | はい % | 10.6 | 5.7 | 12.7 | 10.7 | 15.9 | 7.9 | 16.2 | 8.3 | 10.0 | 17.6 |
| 9．主食（ご飯など）を食べる量が少なくなっていますか。 | はい n | 477 | 92 | 115 | 118 | 81 | 43 | 12 | 8 | 2 | 6 |
| | はい % | 32.9 | 26.4 | 36.5 | 36.1 | 36.8 | 30.7 | 32.4 | 22.2 | 20.0 | 35.3 |
| 10．主菜（肉・魚などのおかず）を食べる量が少なくなっていますか。 | はい n | 422 | 87 | 97 | 101 | 70 | 39 | 12 | 6 | 4 | 6 |
| | はい % | 29.1 | 24.9 | 30.8 | 30.9 | 31.8 | 27.9 | 32.4 | 16.7 | 40.0 | 35.3 |
| 11．牛乳・乳製品をあまり食べないですか。 | はい n | 569 | 124 | 130 | 132 | 90 | 54 | 11 | 16 | 3 | 9 |
| | はい % | 39.2 | 35.5 | 41.3 | 40.4 | 40.9 | 38.6 | 29.7 | 44.4 | 30.0 | 52.9 |
| 12．毎日、一人で食事をしていますか。 | はい n | 614 | 138 | 156 | 152 | 82 | 60 | 19 | 5 | 1 | 1 |
| | はい % | 42.3 | 39.5 | 49.5 | 46.5 | 37.3 | 42.9 | 51.4 | 13.9 | 10.0 | 5.9 |
| 13．経済的な理由により十分な食事をすることができないことがありますか。 | はい n | 58 | 14 | 16 | 15 | 6 | 4 | 3 | 5 | 0 | 1 |
| | はい % | 4.0 | 4.0 | 5.1 | 4.6 | 2.7 | 2.9 | 8.1 | 13.9 | 0.0 | 5.9 |
| 14．日常的に体を動かさなくなってきましたか。 | はい n | 657 | 87 | 126 | 173 | 119 | 90 | 22 | 22 | 8 | 10 |
| | はい % | 45.3 | 24.9 | 40.0 | 52.9 | 54.1 | 64.3 | 59.5 | 61.1 | 80.0 | 58.8 |
| 15．食事姿勢や食べる動作に不自由を感じていますか。 | はい n | 250 | 13 | 37 | 49 | 53 | 46 | 15 | 19 | 6 | 12 |
| | はい % | 17.2 | 3.7 | 11.7 | 15.0 | 24.1 | 32.9 | 40.5 | 52.8 | 60.0 | 70.6 |
| 16．自分（あるいは料理担当者が）で、食べ物を買いに行くのに不自由を感じますか。 | はい n | 468 | 32 | 86 | 134 | 92 | 72 | 21 | 21 | 5 | 5 |
| | はい % | 32.3 | 9.2 | 27.3 | 41.0 | 41.8 | 51.4 | 56.8 | 58.3 | 50.0 | 29.4 |
| 17．自分（あるいは料理担当者が）で、食事の仕度をするのに不自由を感じますか。 | はい n | 439 | 25 | 77 | 122 | 94 | 68 | 23 | 21 | 5 | 4 |
| | はい % | 30.3 | 7.2 | 24.4 | 37.3 | 42.7 | 48.6 | 62.2 | 58.3 | 50.0 | 23.5 |
| 18．食べる気力がなくなってきましたか。 | はい n | 168 | 20 | 39 | 40 | 31 | 18 | 7 | 6 | 2 | 5 |
| | はい % | 11.6 | 5.7 | 12.4 | 12.2 | 14.1 | 12.9 | 18.9 | 16.7 | 20.0 | 29.4 |
| 19．食べるのが楽しいと感じなくなってきましたか。 | はい n | 226 | 37 | 57 | 43 | 44 | 21 | 8 | 8 | 3 | 5 |
| | はい % | 15.6 | 10.6 | 18.1 | 13.1 | 20.0 | 15.0 | 21.6 | 22.2 | 30.0 | 29.4 |

決定・調整・整備などに，主体的に参画して取り組んでいく必要がある。また，従来の健康増進，生活習慣病予防のための健康・栄養教育に加えて人がよりよく生き，よりよく死ぬために，いかに共存していくべきかという住民教育が必要になってきている。

## 6．おわりに

　高齢者の栄養管理サービスの基本的な手法については，当プロジェクトチームによって研修プログラムも作成され，また，NCMのシステム化を推進するためのチェック・リストやフローチャートなどのNCMセットも開発されている[3]。高齢者ケア現場へのNCMの導入は，高齢者の介護状態を改善することによる老人保健上の効果とともに，貴重な保険資源の有効活用に資するものと考える。

　**謝　　辞**：本論は，平成7年度から4年間にわたる厚生省老人保健事業推進等補助金「高齢者の栄養管理サービスに関する研究」(主任研究者　松田　朗，分担研究者　小山秀夫，杉山みち子) による成果をまとめたものである。当研究プロジェクト・チームに参画頂いた研究者の方々，高齢者の栄養状態の評価・判定調査にご尽力いただきました協力病院全てのスタッフの方々，また，本研究にご賛同，ご参加いただきました対象者の方々に心より謝意を表します。

### 文　献

1) Bistrian BJ., Blackburn GL., Hallowell E. et al：Protein status of general surgical patients. JAMA　230；858-60；1974.
2) Bistrian BJ., Blackburn GL., Vitale J.：Prevalence of malnutrition in general medical patients. JAMA 1976；235；1567-70.
3) 厚生省老人保健事業推進等補助金研究「高齢者の栄養管理サービスに関する研究」－報告書－；1997, 1998, 1999.
4) 細谷憲政，松田朗監修，小山秀夫，杉山みち子編集：これからの高齢者の栄養管理

サービス-栄養ケアとマネジメント-, 第一出版, 東京, 1998.

5) Gallagher-allred C., Coble Voss A., Finn SC. et al : Malnutrition and clinical outcomes : The case for medical nutrition therapy. J. Am. Diet Assoc 1996 ; 96 ; 361-366.

6) Tucker HN., Miguel SG. : Cost Contaminment through nutrition intervention, Nutrition Reviews 1996 ; 54 ; 111-121.

7) 杉山みち子, 有澤正子, 小山秀夫：アメリカ合衆国の高齢者栄養管理システム-栄養スクリーニング推進財団（Nutrition Screening Initiative, NSI）-. これからの高齢者の栄養管理サービス-栄養ケアとマネジメント-（細谷憲政, 松田朗監修, 小山秀夫, 杉山みち子編集), 第一出版, 1998, p231-257.

8) Sheils JF., Rubin R., Stapleton DC. : The estimated costs savings of medical nutrition therapy : The medicare population. J Am Diet Assoc 1999 ; 99 ; 428-435.

9) 森夏代, 青柳清治：米国における栄養療法のコストベネフィット-栄養療法のもたらす効果. 臨床栄養 1997 ; 91 ; 513-518.

10) Barent Group : The clinical and cost-effectivess of Medical Nutrition Therapy : Evidence and estimation of potentional medicare savings from the use of selected nutrition intervention. Washington D.C., LLC of KPMG Reat Marwick LLP, 1996.

11) 杉山みち子, 清水留美子, 若木陽子ほか：高齢者の栄養状態の実態-nation-wide study-. 栄養-評価と治療 2000 ; 17 ; 123-132.

12) 平成8年度高齢者の栄養アセスメントのためのマニュアル：平成8年度厚生省老人保健事業推進等補助金研究-高齢者の栄養管理サービスに関する研究-報告書（主任研究者 松田朗), 1997, p121-136.

13) 杉山みち子, 森島たまき, 三橋扶佐子ほか：入院高齢者の身体計測の問題. 栄養-評価と治療 1997 ; 14 ; 371-377.

14) 須永美幸, 杉山みち子ほか：簡易食物摂取状況調査票. 臨床栄養学会雑誌 2000 ; 21 ; 59-70.

15) 杉山みち子, 祢津ひかる, 小林三智子ほか：高齢者の栄養管理サービスにおける身体計測値. 栄養-評価と治療 1999 ; 16 ; 567-574.

16) 三橋扶佐子, 杉山みち子, 石川誠ほか：高齢患者の安静時エネルギー代謝の携帯用簡易熱量計を用いた検討. 栄養-評価と治療 1997 ; 14 ; 347-353.

17) 三橋扶佐子, 杉山みち子：高齢者のエネルギー代謝. 今なぜエネルギー代謝か（細谷憲政編著), 第一出版, 2000, p187-204.

18) 厚生省長寿科学総合研究事業「褥瘡治療・看護・介護・介護機器の総合評価ならびに褥瘡予防に関する研究」（主任研究者 大浦武彦), 平成10年度報告.

19) 大浦武彦, 近藤喜代太郎, 真田弘美, 杉山みち子他：本邦における褥瘡患者六五五

例の現状と実態．日本醫事新報 2000；3990；23-30．
20) 栄養ケアシステム実態調査報告書，福井県，2000．
21) 小山秀夫，杉山みち子：病院内栄養管理の質が医療経済に及ぼす影響．社会保険旬報，2000；2056；12-17．
22) 杉山みち子，小山秀夫：平均在院日数短縮化に資する栄養管理マネジメント技法．栄養－評価と治療 2000；17：425-430．
23) 杉山みち子，西村秋生，高本和彦：低栄養状態予防のためのアセスメント－自己チェック表－の活用法．ヘルス・アセスメントマニュアル（ヘルスアセスメント検討委員会監修），三報社，2000，p164-179．
24) 杉山みち子："栄養管理サービス"への住民参画．コミュニティケア 000；01；34-37．

# 第10章　高齢者に対する食と栄養管理の実践と方法

小松　龍史*

## 1. はじめに

　ハイリスク高齢者の栄養管理を実践的な観点から論じることとする。特に高齢者医療における栄養問題は図10-1に示すような様々な要因により惹起される。これらの栄養問題に対応するためにはいくつかの視点から検討する必要がある（図10-2）。1つは「適正な栄養量の摂取」に関するアプローチである。中でもエネルギー，タンパク質栄養量を個人の栄養状態などの特性に合わせていかに見積もるかというテーマが存在する。低栄養状態のハイリスク高齢者が多いと言われる中で，栄養評価に基づいた個別の栄養所要量設定における基礎

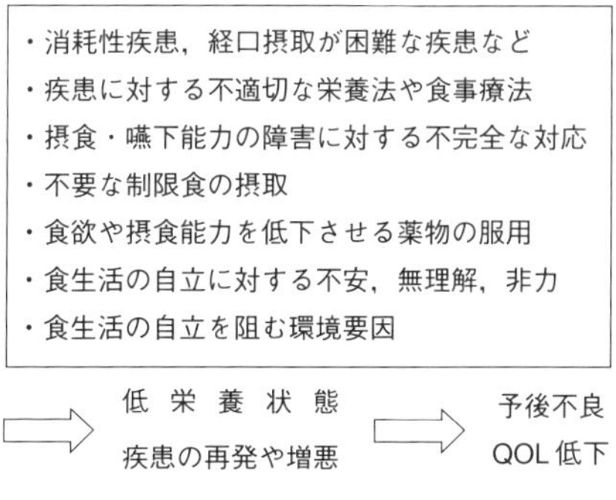

```
・消耗性疾患，経口摂取が困難な疾患など
・疾患に対する不適切な栄養法や食事療法
・摂食・嚥下能力の障害に対する不完全な対応
・不要な制限食の摂取
・食欲や摂食能力を低下させる薬物の服用
・食生活の自立に対する不安，無理解，非力
・食生活の自立を阻む環境要因
```

⇒　低栄養状態　⇒　予後不良
　　疾患の再発や増悪　　QOL低下

図10-1　高齢者において栄養問題を惹起する要因

---

*　徳島大学医学部（現：お茶の水女子大学生活科学部）

第10章　高齢者に対する食と栄養管理の実践と方法

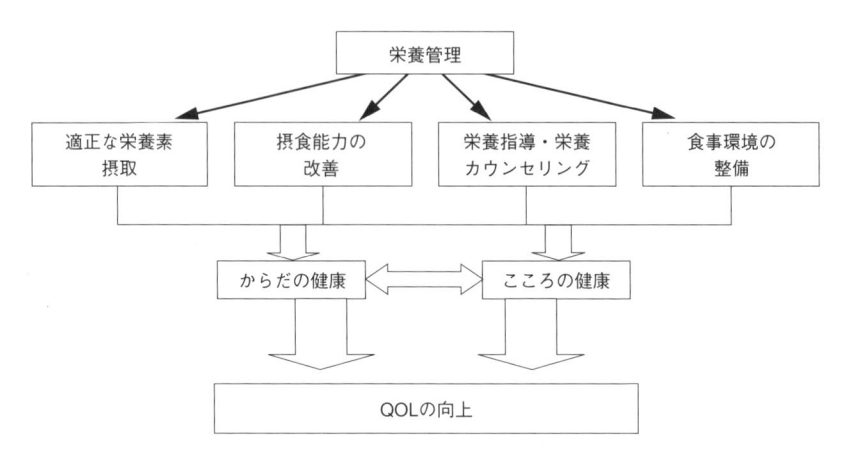

```
                    栄養管理
        ┌──────┬──────┬──────┐
        ↓      ↓      ↓      ↓
    適正な栄養素  摂食能力の  栄養指導・栄養  食事環境の
      摂取      改善    カウンセリング    整備
        │      │      │      │
        └──→ からだの健康 ←→ こころの健康 ←┘
                    ↓           ↓
                    └── QOLの向上 ──┘
```

図10-2　高齢者における栄養管理

的問題点を検討する必要がある。また栄養要求量の個人差に対応した給食をいかに実現するかという集団給食の課題にも触れる。2つ目は「摂食能力の改善」に関するアプローチである。高齢者人口が増えるに伴い，脳卒中などによる嚥下困難者，口腔内疾患や放射線治療などによる咀嚼困難者などが急増している。これらに対応して食事形態の工夫が栄養管理には欠かせない。3つ目に「栄養指導・栄養カウンセリング」からのアプローチである。患者やその家族は家庭において何をどのように食べればよいのか，あるいは食べさせればよいのか，常に不安を抱く。毎日3回の食事のたびにこの問題が生じるとすれば，本人だけでなく家族を含めた周りの人々のQOLにも影響する重要な課題である。また集団給食においてもこのような視点を重視することが求められる。また訪問栄養指導では，技術や知識の指導を行うというよりは良好な人間関係を築き，調理を通して「食べることの喜び」や「生きる事への積極性」を引き出すことが求められる（栄養カウンセリング）。

　同時に管理栄養士による専門的な立場からの栄養状態や摂取栄養量などの栄養評価を行うことが可能であり，より望ましい栄養管理の実現が期待できる。

　4つ目は「食事環境の整備」の面からのアプローチである。それには施設給

食のあり方，在宅における食品の獲得・調理・摂食・家族の協力その他様々な要素が絡みあう。行政・地域における取り組みも必要である。

　本章では，これらの視点のうち「適正な栄養量の摂取」と「摂食能力の改善」の2つの面から画一的な栄養管理のマニュアル化ではなく，個別に対応できる栄養管理のあり方について課題を含めて考察を試みる。

## 2．適正なエネルギーやタンパク質量の設定

### (1) エネルギー

#### 1) エネルギー消費の構成要素

　人のエネルギー消費の内訳は安静時代謝（REE），食事により誘発される熱産生（DITまたはSDA）および身体活動（PAEE）による産熱の3つの構成要素によっている。REEは一日の総エネルギー消費量の60～90%を占める。特にハイリスク高齢者は各種慢性疾患に罹患している場合が多く，疾患の特性によりREEが増減していることも少なくない。このためREEを実測することにより総エネルギー消費量を推計することは栄養管理上重要であろう。DITは総消費エネルギーの10%程度と考えられているが，摂取エネルギー量やタンパク質含有量，非栄養素成分など様々な食事条件により変化する。経口摂取時には発現するが成分栄養剤やTPN施行時には認められないという報告もある。いずれにせよ全体に占める割合が少ないこと，測定が煩雑であることなどから臨床的に測定されることはまれである。

#### 2) 基礎代謝量または安静時代謝量

　第六次改訂日本人の栄養所要量[1]においてはREEを基礎代謝基準値（kcal/kg/日）として扱っている。高齢者は70歳以上を一くくりにして男性21.5kcal/kg/日，女性20.7kcal/kg/日としている。個人差も大きく本来は実測することが望ましいが，困難であればこの値をREEとみなして算定することもやむをえない。

表10-1　簡易活動強度指数の推定法

|  | 時間 | 動作強度 (Af) | 時　間 ×Af | 備　考 |
|---|---|---|---|---|
| 睡眠 | 8 | 1.0 | 8 |  |
| 座位，安静 | 10 | 1.0 | 10 | 読書やテレビ鑑賞も含む |
| 立位 | 4 | 1.5 | 6 | 食事や机上事務も含む |
| 歩行 | 2 | 2.5 | 5 | 買い物・通勤など |
| 筋肉運動 | 0 | 7.5 | 0 | 仕事や余暇にて |
| 合計（Σ） | 24 |  | 29 |  |

（斜体数値は例）
生活活動強度指数＝Σ時間×Af÷24
（分単位で計算した場合は24で割るのではなく1440で割る）
〈例では生活活動強度指数＝29÷24≒1.2〉

### 3）生活活動強度

　PAEEは個人差が大きいことを認識する必要がある。第六次改定日本人の栄養所要量では活動強度が低いもので30%程度を見込んでいるが，高齢者の場合，特にハイリスク者では，さらに低値になると考えられる。例えば終日ベッド上安静の者ではREEの10%に満たないが，多い者では30%を超えると考えられる。わが国ではPAEEを測定した報告が少ないことから，栄養管理に実際に利用可能なPAEE評価指標が必要である。臨床現場では表10-1に示すような簡易計算表を作成して適正エネルギー量の概算値を基礎代謝基準値（または実測REE）×生活活動強度指数の式に当てはめて推計できる。

## （2）施設において適正なエネルギー量を給与するための給食管理システムの改善を

### 1）集団給食における給与エネルギー設定の方法

　特定多数人に対して継続的に食事を供給するいわゆる集団給食施設の給食基準は図10-3に示すように年齢構成表に基づき，平均的な体格の人たちの加重平均栄養所要量が求められ，その栄養量に基づいて食品構成表が作成され，献立計画が立案されてきた。

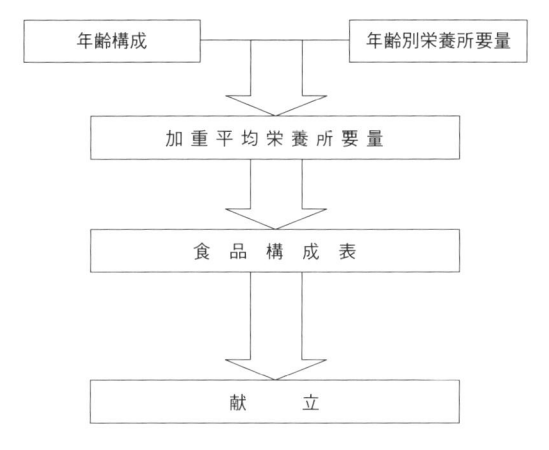

2．適正なエネルギーやタンパク質量の設定　223

```
┌─────────┐         ┌───────────┐
│ 年齢構成 │         │年齢別栄養所要量│
└────┬────┘         └─────┬─────┘
     │                    │
     ↓                    ↓
   ┌─────────────────────────┐
   │   加 重 平 均 栄 養 所 要 量   │
   └───────────┬─────────────┘
               ↓
   ┌─────────────────────────┐
   │     食 品 構 成 表       │
   └───────────┬─────────────┘
               ↓
   ┌─────────────────────────┐
   │     献         立        │
   └─────────────────────────┘
```

図10-3　集団給食における献立立案の流れ


2）集団給食における給与エネルギー設定法の改善について

しかし，この手法は後期高齢者への適正栄養量の供給を困難にしている。前述したように第六次改訂日本人の栄養所要量においては基礎代謝基準値（kcal/kg/日）として高齢者は70歳以上を一くくりにして男性21.5kcal/kg/日，女性20.7kcal/kg/日として，一般食患者のエネルギー所要量を一日男性1,850kcal，女性1,500kcalとした。これまでの集団給食の考え方ではこの値がそのまま使用されてきた。

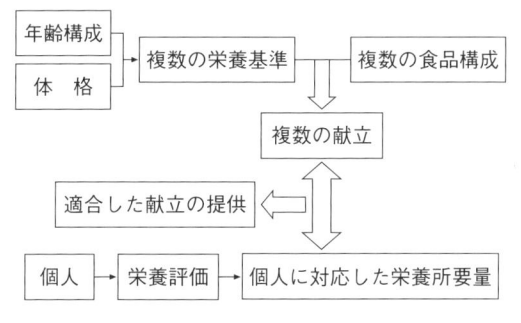

図10-4　個別栄養管理の概念を導入した
　　　　給食管理における献立立案の流れ

表10-2 集団給食における30歳以上の入所者の
エネルギー所要量の推計

- 安静時代謝量　22kcal/kg とする。
  （基礎代謝基準値20.7-22.3kcal/kg と年齢性差は少ない）
- 活動強度　　　1.2と推定
- エネルギー所要量の推定　　　　　⇒22×標準体重×1.2
- 40kgの人　22×40×1.2＝1056kcal/日
- 50kgの人　22×50×1.2＝1320kcal/日
- 60kgの人　22×60×1.2＝1584kcal/日
- 70kgの人　22×70×1.2＝1848kcal/日

しかし，これでは個人差がまったく考慮されない可能性がある。最近になりようやくその見直しが進みつつあり，個人の栄養評価の重要性がうたわれているが[2]，現場の集団給食システムが旧来のままであると栄養評価の意味をなさないともいえる。特に高齢者は個人差が大きく，たとえ，活動レベルが同じであっても，体格が異なるとエネルギー所要量が大きく変化する（表10-2）ことから，給食管理業務において個人の年齢，性別，身長，体重などの基礎属性に基づく栄養管理体制を構築する（図10-4）ことが緊急性の高い課題である。

### (3) タンパク質の適正摂取量

#### 1) タンパク質の所要量

加齢によりタンパク質の利用能が低下するかどうかは十分には知られていない。第六次改定日本人のタンパク質所要量では70歳以上の高齢者の所要量を1.13g/kgとした[3]。この量は健常者を基本としているが，慢性疾患の罹患率が高い高齢者では疾患による影響や栄養状態低下に対して考慮する必要がある。しかしこのようなストレス状態によるタンパク質必要量への影響を検討した成績はほとんどみられない[4]。このようなことから後期高齢者のタンパク質の適正摂取量の検討は今後の研究を待つ必要がある。

#### 2) アルブミンによる栄養評価

一方，高齢者のタンパク質栄養状態の評価指標として血清アルブミン値

(Alb) がよく使用されている。これは Alb 濃度により死亡相対リスクが影響されると言われるためである[5]。筆者らの調査においても高齢入院患者の摂取タンパク質量と Alb には有意な相関性が認められた[6]。しかし，筆者らは低 Alb 血症の患者にタンパク質投与量を増加させても Alb は回復せず，BUN の増加を来し，窒素の高負荷による利用障害と見られる現象を観察した[7]。長期入院高齢患者の栄養状態改善には摂取タンパク質の確保が重要であるが，過剰のタンパク質負荷は腎機能や利用能の低下などが懸念される。以下にそのデータを述べる。

### 3）タンパク質付加食の限界

某病院入院患者の内 Alb 値が3.5g/dℓ 未満の低栄養の高齢者11名（84±6歳，身長151±8 cm，体重37.5±4.2kg，男3名，女8名，ADL 15.5±23.5）に，タンパク質を15g 程度補足して3か月継続し，その後補足量を8 g 程度に抑えて，2か月間投与した。毎食摂取栄養量を調査し，月1回の血液検査により栄養状態を確認した。その結果，1日の平均エネルギー量はタンパク質補足前1095±150 (kcal)，開始後も1150〜1250kcal の範囲で推移した。摂取タンパク質は開始前52.7±6.0 (g) (1.41g/kg)，開始後1，2，3，4，5か月目はそれぞれ70.5±8.6 (1.87g/kg)，70.0±5.7 (1.87g/kg)，67.3±7.3 (1.80g/kg)，60.7±4.9 (1.62g/kg)，62.4±5.1 (1.65g/kg) であった。この間の Alb 値は図10-5に示す

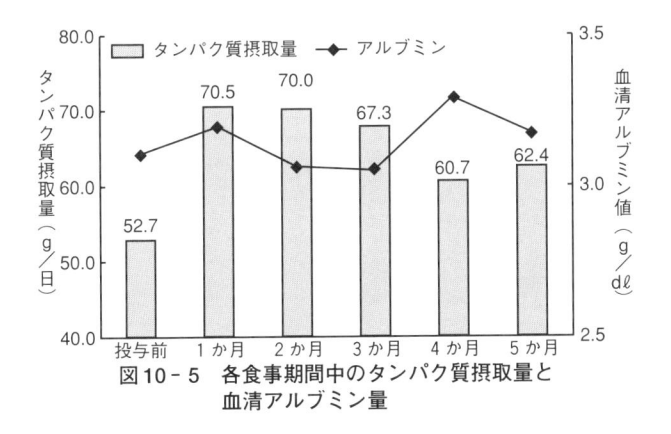

図10-5 各食事期間中のタンパク質摂取量と血清アルブミン量

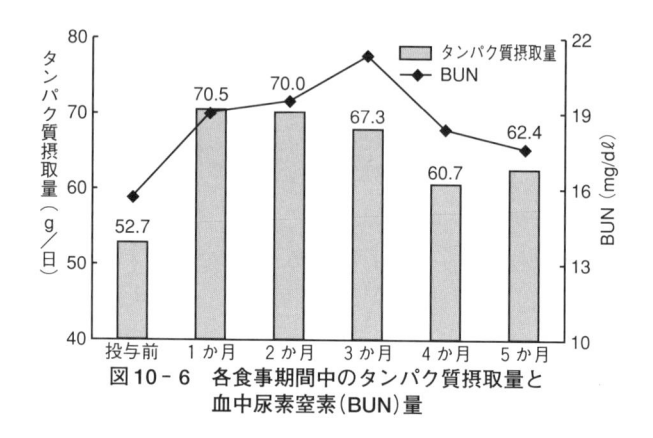

**図10-6　各食事期間中のタンパク質摂取量と血中尿素窒素(BUN)量**

ように，投与前3.1±0.3g/dℓが1か月後3.2±0.3g/dℓと変化なく，2，3か月後は共に3.0±0.3g/dℓとやや減少した（$p<0.05$）。4，5か月目では3.3±0.4，3.2±0.2g/dℓと回復した。またBUNは図10-6のごとく投与前15.7±3.4mg/dℓであったが，1～3か月後は18.9±5.9，19.4±5.3，21.2±6.7mg/dℓと増加した（$P<0.05$）。しかし4，5か月目は18.0±5.4，17.3±4.1mg/dℓと投与前との有意差はなくなった。このように，低Alb血症高齢者にタンパク質を補足して1.9g/kgとしてもAlb値はむしろ低下し，BUNが上昇し，補足量を減らし1.6g/kgとするとむしろAlb，BUNとも投与前にもどったことから，後期高齢患者の一部には窒素の過剰摂取による利用能低下が生じたことが示唆された。今回の結果から，我々は後期高齢者における過剰上限摂取レベルの検討が必要であると考えている。

## 3．摂食能力の改善

### (1) 咀嚼・嚥下障害

#### 1) 咀嚼・嚥下障害の原因

我々は口から食べ物を摂取し，栄養素を獲得し，食べることにより満足感を

得，QOLを維持させている。しかし，高齢期になると食生活の自立性が損なわれることが多い。それは食品の購入や調理といった環境面もさることながら，意識障害や食欲の低下，身体的機能の障害による咀嚼や嚥下困難など高齢者本人の身体的精神的理由による自立性の低下である。

　2）咀嚼・嚥下障害の問題点

　咀嚼・嚥下障害においてあげられる問題点や課題としては，①誤嚥性肺炎などのリスク管理，②栄養状態を著しく低下させる，③咀嚼や嚥下能力の改善のためのアプローチなどがあげられる。医師や看護婦が栄養状態の低下に対応するために栄養士のベッドサイド訪問を依頼するシステムを持つ施設は多くないと考えられる。

(2) 咀嚼・嚥下障害における栄養管理

　1）リスク管理

　特に嚥下障害における誤嚥の防止は重要な課題である。特にむせが起きない誤嚥は死に直結するため十分な見極めが必要である。

　2）栄養管理

　栄養管理の重要性は論を待たない。特に咀嚼や誤嚥などの問題がない場合においても食欲低下により栄養状態が著しく低下する。ある施設において栄養管理施行のきっかけとなった原因を調査すると食欲低下が最も多く，偏食などがあげられた[8]。特に食欲低下は本人の訴えや症状がある場合は別として，食べ方が少ないと感じつつも漫然と放置されがちである。摂食量の減少をいち早く感知し，適切な対応をとることができる体制を整備することが高齢者栄養管理の基本である。

　また，脱水の危険を防ぐ意味でも水分摂取量にも注意をはらう必要がある[9]。

　3）咀嚼や嚥下能力の改善のための食事面からのアプローチ

　嚥下障害を伴う場合，下記のような配慮が必要である。

　①　水分が多く液状の料理は誤嚥を起こしやすい。

　粘度の低い液状のものよりペースト状，マッシュ状がよい。全粥は余分の水

分をとる。ペースト状になりにくいものは，片栗粉やいも類等を合わせて粘度をもたせる。最近では粘度を調整するための補助食品も市販されている。

② ミキサーにかけると料理内容がわかりにくくなり，食欲を低下させることがある。

ペースト状のため料理内容が視覚的に判断できないだけでなく，体位によっては口元に運ばれても食品が見えにくい場合もある。もとの食事の一部をとっておき，見せてから食べさせるようにする。器や盛り付け等にも注意を払い，見た目に食欲をそそるような配慮が必要である。

③ 味や温度を適切に。

料理に合った温度は食事に満足感を与える。

④水分の補給を心がける。

摂食量が少ない人や嚥下障害がある人は，低栄養だけでなく慢性的な脱水状態にある場合が多い。水のまま摂取することは非常に困難であるのでゼリーやポタージュなど水分を意識したメニューを積極的に採用する。

⑤ 機能レベルや訓練段階に適した料理。
  ・経口摂取初期：ポタージュやアイスクリームなどやや粘度のあるものを少量。
  ・嚥下の訓練期：ペースト状，マッシュ状，ゼリー状のものがよい。
   （例）卵豆腐，具なしの茶碗蒸し，マッシュポテト，はんぺん煮，魚のすり身や挽肉の利用等。
  ・訓練の習熟期：普通食のやわらかめの料理を適度な大きさに刻む程度でよい。
   （例）魚のおろし煮，白和え等。

### 3）食事の介助

施設においては介護や看護の職員，在宅においては家族や介護者がいかに本人と協力して誤嚥などのトラブルを防止する必要がある。また嚥下訓練も必要となる。概略次のような注意点が必要となる。

① 誤嚥を防ぐ適切な体位。

仰臥位よりも横臥位セミファーラー位のほうがむせが少ないことがある。座位や車椅子などの正常な姿勢をとることについて性急でないほうがよい。

② 食事を見える位置に置く。

体位によっては食事が見えない場合がある。口に入れる前に食事を見せる。

③ 食事に要する時間はかなり長い。

正常な摂食よりもかなり時間を要するが，介助者は嚥下性肺炎を防ぐためにも急いで食べさせるべきではない。

④ 口腔機能の回復を図る。

口の周りや頬のマッサージ，唇や舌の運動，発声などを通して機能訓練を行う。食べさせながらスプーンで舌を押さえ，刺激を加える。

## 文　献

1) エネルギー：第六次改訂日本人の栄養所要量―食事摂取基準―，厚生省保健医療局地域保健・健康増進栄養課編，1999，p31-51.
2) 入院時食事療養における一般食を提供している患者の栄養所要量について，健医発第147号，2000.
3) タンパク質：第六次改訂日本人の栄養所要量―食事摂取基準―，厚生省保健医療局地域保健・健康増進栄養課編，2000，p61-80.
4) Scrimshaw NS.：An analysis of past and present reccommended dietary allowance for protein in health and disease. N Engl J Med 1976；294；136-142.
5) Corti MC., Guralnik JM., Salive ME. et al：Serum albumin level and physical disability as predictors of mortality in older persons. JAMA 1994；272；1036-1042.
6) 加留部淑美，黒木絹子，高橋洋子ほか：入院中高齢患者における摂取栄養量と栄養状態との関係，第44回日本栄養改善学会，1997.
7) 小松龍史，井上由紀，巴美樹：栄養不良の高齢入院患者に対するたんぱく質補足効果の限界について，第21回日本臨床栄養学会，1999.
8) 小松龍史：当院の栄養食事評価制度．臨床栄養 1994；88；637-643.
9) 清柳清治：水の代謝―水の重要性と脱水症―．これからの高齢者の栄養管理サービス（細谷憲政ほか監修），1999，p267-276.

# 第11章　高齢者の栄養管理をめぐる政策展開の可能性

小山　秀夫[*]

## 1. はじめに

　医療サービスにおいて，患者の栄養ケアとマネジメントを行う栄養管理サービス（Nutrition Care and Management, NCM）は患者の疾病からの回復，さらにはQOLに直結する基本的な事項と言える[1,2]。しかし，わが国においては，医療関係者の努力にもかかわらず，医療サービス現場において，栄養リスクをいち早く発見し，適切な取り組みを積極的に行える栄養管理サービス体制は必ずしも満足できる状況にない。

　すでに本書第9章「高齢者の食と栄養管理の実態」でも述べられているように，米国においては，1970年代初頭に最先端の医療が行われていた病院入院患者の約半数に病院内栄養失調がみられたことが報告された[3,4]。それは，人間の生存と活動に基本的に関わる「タンパク質・エネルギー低栄養状態」（protein energy malnutrition：以下PEMとする）である[1,2]。当時，米国の栄養政策上の関心は，すでに過剰栄養対策であったことから大きな社会問題となった。

　70年以降，米国の各病院入院患者のPEM出現率は，おおよそ40～50%という高頻度で観察されており，そのほとんどが65歳以上の高齢患者であった[5,6]。

　それゆえ，高齢患者のPEMの問題は，急性期病院での問題にとどまらず，リハビリテーションさらには在宅ケアを含めた高齢者の長期ケア上の問題でもあると認識されるようになった。また，入院患者のPEMの誘因は，1）生理

---

[*]　国立医療・病院管理研究所医療経済研究部長

的ストレスの負荷や疾病，2）入院前の食糧購入・摂取上の問題，3）病院内でのPEMの認識欠如と適切な栄養管理体制の未整備など，であるとされた[5]。

以下では，米国と比較した場合，わが国の病院内栄養管理の実態は改善の余地があり，この問題に対する医療経済的分析が重要であることを明らかにする目的で，まず，米国における病院内栄養管理改革の推移を文献により考察し，次に，わが国の病院内栄養管理を検証し，最後に高齢者栄養管理をめぐる政策展開の可能性について検討を加え若干の私見を述べてみたい。

## 2．米国における病院内栄養管理改革

### （1）入院患者のPEMと平均在院日数との関係

米国では，近年，PEMの入院患者は，回復が遅く，合併症を併発しやすくなり，死亡率も高くなることが明らかになっている[5-9]。その結果，PEMは，病院の平均在院日数を長期化し，医療費を増大させる原因のひとつとみなされるようになった。すなわち，PEMの入院患者は，栄養状態が良好な患者に比べ，軽度または重大な合併症を併発する確率が2～3倍も高まることが明らかにされている。

例えば，PEMの入院患者の平均在院日数は，栄養状態の良好な者に比べて，大腿骨骨折患者で2日，脳障害児で16日，ICU前のPEM患者で2日，ICU中のPEM患者で6日，ICU後のPEM患者で8日，脳卒中後のリハビリテーション患者で14日，股関節置換術患者で2倍，一般患者で2日，急性腎障害患者で13日，心臓外科患者で6日伸延することが報告されている（表11-1）。その結果，35～75％もの入院医療費を増大させると推計された。

一方，PEMリスク患者に栄養管理を実施することによって平均在院日数は，腹部大外傷患者で3日，根治的膀胱切除術患者で7日，股関節骨折患者で7日（著しい痩せ患者では2日），結腸／直腸手術患者で8日，消化管瘻造設術患者で7日，熱傷患者で7日，難治性下痢患者で26日，新生児集中療法患者で8日，小

## 2. 米国における病院内栄養管理改革　233

表11-1　入院患者のPEMと平均在院日数

| 著者 | 年 | 内容 | 平均在院日数 | |
|---|---|---|---|---|
| | | | 非PEM患者 | PEM患者 |
| Bastow MD. | 1983 | 大腿骨骨折患者 | 10.0 | 12.0 |
| Epstein AM. | 1987 | 関節置換術 | 21.5 | 30.1 |
| Weber TR. | 1995 | 脳障害児 | 1.8 | 18.0 |
| Giner M. | 1996 | ICU（前） | 6.3 | 8.1 |
| | | （中） | 3.5 | 9.5 |
| | | （後） | 19.8 | 27.1 |
| Finestein HM. | 1996 | 脳卒中後のリハビリテーション | 44.9 | 58.9 |
| Bernstein B. | | リハビリテーション高齢患者 | | 非PEMと5.4日差 |
| Savio GCD. | 1996 | 股関節置換術 | | 非PEMの2倍 |
| Chima M. | 1997 | 一般 | 4.0 | 6.0 |
| Fiaccadori E. | 1999 | 急性腎障害 | 23.5 | 34.8 |
| Rady MY. | 1999 | 心臓外科患者 | 11.6 | 17.9 |

児科患者で2日,関節置換術で3日削減されることが報告されている(表11-2)。
　このような平均在院日数に対するPEMの影響についての報告は,主として外科医や栄養学者によって,栄養関連あるいは外科療法,経腸・静脈栄養などの関連の学術雑誌に報告されるにとどまり,医療経済的側面からの大規模な調査研究が取り組まれることはなかった。しかし,1990年代半ばになって,栄養ケア・マネジメント研究所（Nutrition Care Management Institute：NCMI）が設立され,医療経済学者が中心となって全米20病院を抽出し,内科・外科患者（在院日数7日以上,1か月以内で退院した17歳以上の者,在院期間中の死亡者は除外）2,485名の臨床記録をもとに平均在院日数とPEMの関連,さらには早期の栄養管理導入の効果に関する調査研究が行われた[1,6]。
　その結果,入院患者が有するPEMリスクと平均在院日数とは有意に相関した。また,入院3日以内の早期から栄養管理が行われると平均在院日数は,約2.1日減少することが明らかになった。調査対象病院の平均月間入院患者のPEMリスク者は60人であり,年間に短縮可能な推定患者日数の合計は,1,512人日（2.1日×60人×12月）となり,これに患者1日当たりの推定変動費697ドル

表11-2　PEMリスク患者の栄養管理によって削減した在院日数

| 著者 | 年 | 疾患名 | 削減日数 (％) | | 削減コスト（＄／患者）|
|---|---|---|---|---|---|
| Moore EE. | 1986 | 腹部大外傷 | 3.0 | (11) | 3,356 |
| Askazanazi J. | 1993 | 根治的膀胱切除術 | 7.0 | (29) | — |
| Bastow MD. | 1978 | 高齢者股関節骨折・痩せ | 7.0 | (30) | — |
| Bastow MD. | 1983 | 極痩せ | 2.0 | (16) | — |
| Coliins JT. | 1978 | 結腸／直腸手術 | 8.0 | (29) | — |
| Deitel M. | 1976 | 消化管瘻造設術 | 7.0 | (47) | — |
| Weisier RL. | 1984 | 熱傷 | 7.0 | (24) | 6,400 |
| Smith AE. | 1984 | 難治性下痢 | 26.0 | (37) | 14,700 |
| Stave VS. | 1979 | 新生児集中療法 | 7.5 | (14) | — |
| Smith AE. | 1988 | 小児科 | 2.0 | (13) | — |
| Szeluga DJ. | 1987 | 関節置換術 | 3.0 | (8) | 1,436 |

を掛け合わせると年間約100万ドルが削減可能額となる。各病院の規模を調整し，相互比較を容易にするため内科・外科病床の1床当たり年間削減可能額を計算すると8,294ドルとかなりの高額となる，との試算結果が示された。

　このようなことから，栄養管理によって患者のPEMを入院時早期に改善することによる医療経済的効果は極めて大きく，平均在院日数の短縮が実現できるかどうかは，医療関連機関がどの程度早期に栄養スクリーニングを実施し，適切な栄養管理を導入することができるかどうかにかかっていると言うことができる。

## （2）米国の病院内栄養管理改革

　米国において，70年代に社会問題にまで発展した病院内栄養失調は，従来の病院給食の限界を明らかにすることになったので，臨床栄養学の専門家がシカゴで会合を開催し，医師，看護婦，栄養士，薬剤師などの栄養管理の専門チームを作ることが検討された。この会議が発端となって，栄養アセスメント手法の確立と，病院内に栄養サポート・チーム（Nutrition Support Team：以下NSTとする）を設立する重要性が病院関係者に認識された[10]。NSTは，医師，看護

婦，薬剤師，栄養士などの専門職が患者に対して最適の栄養管理を行うための病院内チームである。

NSTは，70年代の初め頃から試みられ，その後10年間で飛躍的に普及し，80年代初めには，7,000病院のうち1,946病院がNSTを結成しようと計画していたと言われている。現在，米国経腸静脈栄養学会は，NSTを担う栄養士に認定資格を付与するとともに，看護婦，薬剤師に対する研修認定も行っている。また，米国栄養士会も独自の認定制度を設けている[11]。

Nehmeら[12]は，2年間の調査により，中心静脈栄養法の患者ついて，NSTが関与した場合と医師だけで疾病管理した場合とを比較し，NSTは，手技上のトラブルや敗血症，さらに代謝異常の著しい減少に寄与することを報告した。

Fisherら[13]は，1991年にニューヨーク市のウィンスロップ大学病院にNSTを創設し，NSTが未組織の90年と，組織後の患者管理の実態を比較し，以前は担当医だけの判断で中心静脈栄養法が施行されていたが，組織後では，担当医が中心静脈栄養法を予定しても実施されたのは59％であり，他はNSTの勧めにより強制経腸栄養が実施された。さらに，適正な栄養量が補給できなかった割合，血糖や電解質の調節が不適切だった割合は，NST設立後，著しく減少したことを明らかにしている。

NSTは，静脈栄養から経腸栄養へと適宜移行を進めることで，医療費を削減する効果があることになる[14]。経腸栄養の患者についてNSTで管理した群と，チームで管理しない群とを比較してみると，NSTで栄養管理を行った方が，死亡率，平均在院日数，再入院率，合併症率ともに低下し，NSTに対する投資1ドル当たり，4.20ドルの便益が生ずるとの試算結果もある[14]。

しかし，90年代以降，平均在院日数の短縮化，食事サービスの病院外への委託化，在宅ケアへの早期移行が進められると，NSTもしだいに病院内の組織機構として位置づけることが困難になり，その機能だけを存続させて必要に応じてチームを作る栄養サポート・サービス（Nutrition Support Service：NSS）への転換，専門の栄養士や看護婦の病院外部からの派遣，あるいはNSTを地域医療圏内にセンターとして設置し，地域の複数の急性期病院，ナーシングホ

ーム，在宅ケアなどを管轄下において栄養管理を実施する形態もとられるようになってきた。

### （3）米国の栄養管理改革の変遷

　80年代にはメディケアにDRG/PPSが導入され，90年代には，巨大なマネジドケア組識が成長していった。このような医療政策上の変革を背景にして，米国の医療サービスにおける栄養管理体制は，病院内NST，あるいはNSSの設立として整備されていった。

　一方，91年には，「栄養スクリーニング推進財団」(Nutrition Screening Initiative：NSI）が高齢者のための定期的な栄養スクリーニングと栄養ケアの普及を目的として設立された。NSIは，88年の"Healthy People 2000"における栄養スクリーニング並びに栄養ケア推進のための提言を受け，91年に研究者の呼びかけと援助によって，米国家庭医協会，米国栄養士会，全米高齢者協議会等の高齢者ケアに関わる約30団体によって構成され，公共機関，医療施設，在宅ケア，高齢者自身ならびに家族に対して，栄養管理体制の普及と啓蒙活動を展開している。

　95年には栄養療法法案（The Medical Nutrition Therapy Act, HR2247）が議会で成立し，メディケアのパートBプログラムの適用が拡大し，医師の指示のもとに栄養士によって提供される栄養療法への支払いが可能になった。この場合の栄養療法とは，「クライエントの栄養状態のアセスメント，それに伴う食事療法から経腸栄養法・静脈栄養法までをいう」と定義され，医師の指示と指導のもとに臨床的に必要とされる栄養療法が提供された場合に認められるようになった。

　それと同時期の96年に，米国医療提供組織認定合同委員会（JCAHO）は，栄養スクリーニング・アセスメント，プランニング，オーダリング，モニタリングなどからなる栄養ケア項目が医療サービスの質の評価項目に取り入れられた。従来の評価指標が給食サービスの評価項目のみであったので，権威あるJCAHOの評価指標に栄養ケア項目が加わったことは，70年代以降の病院栄養

管理改革が一定の目標を達成したことになる。

## 3．わが国の病院内栄養管理

### （1）病院給食の変遷

　戦前のわが国の食事管理は，ドイツ医学・栄養学の影響を強く受けたが，戦後は，GHQの指導によって米国の医療制度や栄養学が紹介され，今日のような病院食が治療の一環として法的に位置づけられて体系化されていった。48年の医療法の制定により，病院食と病院栄養士が法的に位置づけられ，50年には，完全給食制度により食事の量が確保され，58年の基準給食制度により，食事の質的改善が行われた。社会保険診療報酬として給食料が支払われるようになったのもこの時からであり，61年に治療食に対して特別食加算が認められ，73年に病院給食における一般食給与患者の熱量所要量が示された。その後，78年に外来時栄養食事指導料が評価されることになり，治療の一環としての基準給食制度は，ほぼ完成されたかにみえた。

　厚生省は，87年6月「国民医療総合対策本部中間報告」を公表した。その中で「入院している患者にとって，給食は療養生活上大きな意味を持っているが，病院給食については『夕食時間が早い，おいしくない，冷たい』との不満や，栄養面の管理が中心でサービスのきめ細やかさに欠けているという評価が多く，患者ニーズに十分に対応したものにはなっているとはいいがたい」と酷評した。その上で，おいしく食べられる食事を提供できるよう，診療報酬面での対応，費用負担のあり方，病院給食の外部委託化の活用を図るとした。当時，病院団体も病院栄養士もこれに対し強く反発したが，世論はどちらかといえばこの主張に好意的であった。その後，まず病院給食の外部委託化が推進され，92年に特別管理給食加算が認められた。そして，94年に入院時食事療養制度が導入される一方で，食堂加算，選択メニュー加算，さらに入院時と在宅にも栄養食事指導料が，96年には集団栄養指導が評価された。

以上の推移をみると，わが国では病院給食は医療制度の一部として発展してきたことがわかる。つまり，まず医療の量的確保をし，その後に近代化と質の保障を実施し，さらにサービスの向上を目標としたのに同調して，病院食も戦後，まず入院患者の栄養量の量的確保を行い，社会保険診療報酬制度に沿って，病院食としての質を確立し，そして食事療養費化と引き替えに，給食サービスとしての質の向上と栄養食事指導の確立を目標としてきたのである[15]。

## （2）現在の病院食の問題点

これまでの病院食の基本的理念は，患者の栄養状態を改善するには，病院食を量的にも質的にも向上させることであり，そのために給食の内容や制度の改善が推進されてきた。そこで，患者に対する栄養管理は，良質な給食を提供するための献立，調理，給食管理に重点が置かれてきた。

ところが，病院食の質と量が確保されていれば，法的には病院食だけで十分な栄養管理ができると規定されているにもかかわらず，実際には，病院内栄養失調は存在する。例えば，現在の病院食の栄養管理は，入院患者の集団特性を考慮した集団給食の方法で行われている。一般食を給与している患者のエネルギー所要量の算定に当たっては，病人が入院生活のために生活活動強度が健康人の6割程度だと考え，健康人の栄養所要量に用いる生活活動強度「普通」の0.5に患者係数0.6を掛け，0.3として計算されてきた。

そして，各施設において入院患者の性，年齢を考慮して加重平均エネルギー所要量が計算され，この基準値をもとに献立が作成されて食事が提供されてきた。幸いなことに，2000年4月以降は，一般患者の栄養所要量は，健康人の栄養所要量に用いる生活活動強度「普通」の0.5に患者係数0.6を掛けることが廃止された（平成12年2月2日　健医発第147号「入院時食事療養における一般食を提供している患者の栄養所要量について」）が，多くの病院の基準値には，患者の個別の身体組成，活動量，疾病の侵襲による栄養量の増大などは考慮されていない。そのため，高齢患者個別の安静時のエネルギー消費量を実測してみると，その個人差は3割近くあり，提供される給食基準を上回る者，下回る者が観察され

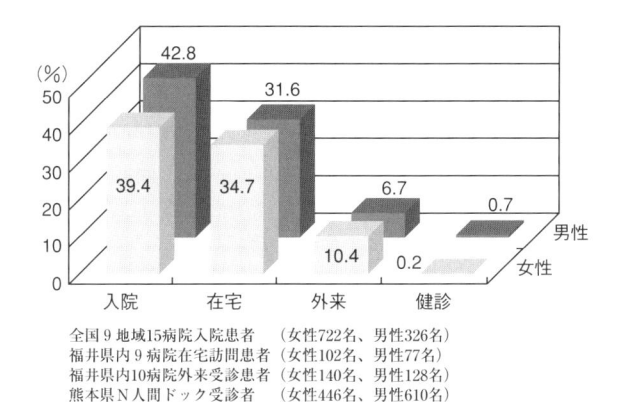

図 11-1 PEM の出現状況（血清アルブミン ≦ 3.5 g/dl の比率）

全国 9 地域 15 病院入院患者　（女性722名、男性326名）
福井県内 9 病院在宅訪問患者　（女性102名、男性77名）
福井県内10病院外来受診患者　（女性140名、男性128名）
熊本県 N 人間ドック受診者　　（女性446名、男性610名）

入院：男性42.8％、女性39.4％
在宅：男性31.6％、女性34.7％
外来：男性6.7％、女性10.4％
健診：男性0.7％、女性0.2％

る[1]。一方，治療食については，医師が個々に患者の栄養量を決定しているが，必ずしも個々の患者の栄養状態を身体側面から評価し，栄養指示量を決定しているわけではない。つまり，現在の給食管理を続けている限り，栄養管理の有効性の論拠を得ることはできないことになる。

病院内栄養管理改革の先進国である米国では，早期栄養管理が，明らかに患者の病状を改善し医療コストを削減することを病院経営上の基本的事項として位置づけている。一方，わが国においては，「高齢者の栄養管理サービスに関する研究」班（主任研究者 松田朗）によって療養型病床群等を有する病院ならびに在宅訪問ケア対象の高齢患者における PEM の出現は 3 割以上であることが観察されているが，全国規模での急性期病院における PEM の出現頻度と PEM の有無と平均在院日数との関連は検証されておらず，急性期病院における栄養管理システムの医療経済的評価も検証されていない（図 11-1）[1]。

## （3）病院内栄養管理の課題

わが国でも，栄養スクリーニングとアセスメント，栄養ケアが適切に行われれば，低栄養状態が引き起こす医療費の増大は抑制することができるはずである。そのためには，栄養管理体制を急性期，亜急性期，長期ケアの現場におい

て早急にシステム化し，さらに，病院管理システムと連携させて，医療経済的評価を実施する必要がある。

病院内栄養管理体制の未整備が患者自身の健康寿命の延長，ならびにQOLの維持・向上を阻害していることが危惧される。この問題は，米国と同様に，社会問題として医療サービス提供者ならびに利用者に十分に認識されるべき事項である。また，病院内の栄養関連者，あるいは栄養に関心のある少数の医師のみで改革できる問題でもないことも併せて再認識するべきである。

2000年3月に，栄養士法の改正が行われ，これまで「複雑困難な栄養の指導等」とされていた管理栄養士の義務について，「傷病者に対する療養のため必要な栄養の指導」，「個人の身体状況，栄養状態等に応じた高度の専門的知識及び技術を要する健康の保持促進のための栄養の指導」，「特定多数人に対して継続的に食事を供給する施設における利用者の身体の状況，栄養状態，利用の状況等に応じた特別の配慮を必要とする給食管理及びこれらの施設に対する栄養改善上必要な指導等」と明文化された。

管理栄養士が保健医療サービスの担い手として，その役割を十分に発揮するためには，高度な専門的知識及び技術を持った資質の高い管理栄養士の養成を行う必要があり，このため2002年4月の法施行に向け，管理栄養士養成施設カリキュラム等の見直しを図るために，検討が進められている現状にある。

このようなことから，今後，病院における栄養管理は，大きく変化することになる。そのためには，わが国の医療制度改革の一環として，医療システム，病院管理学，医療経済，医学，看護学，薬学，栄養管理学など多領域の専門家を動員して検討し，病院内栄養管理体制の整備に早急に着手する必要があると考えるものである。

## 4．高齢者栄養管理の政策展開

### （1）政策展開の前提条件

　わが国の医療政策は，介護保険制度の創設，医療法改正，医療保険制度改革の渦中にあって，大きな転換点を迎えている。このような制度改革は，欧米を中心とする医療政策制度改革の方向性と無縁ではないばかりか，OECD（経済協力開発機構）加盟各国の共通の改革課題であり，先進国間の情報交換をはじめとする医療制度自体のマネジメントに関する国際協調の必要性が強調されている。

　保健医療あるいは福祉の分野で「マネジメント」という用語が多用されるようになるのは，1980年代のアメリカ合衆国であった。それは，増大する医療費に対して，なんとか歯止めをかけるための制度改革と平行して，有限な資源を有効に活用しようとするためのマネジメント議論の開始を意味した。

　わが国の国民医療費の動向をみると，近年，平均で毎年5％前後の増加を続けており，1998年度には，約30兆円に達している。特に70歳以上の医療費は，毎年8％程度の高率で増加しており，同年度には約11兆円強に達し，国民医療費の37.3％を占めるようになった。バブル経済崩壊後の経済不況は，医療保険制度の財源となる保険料や税収の増加がほとんどないという状況を意味した。国民所得の伸び率の鈍化にかかわらず，国民医療費が伸び続けることから，医療保険財政は危機的な状態に陥ることになった。そのため，わが国の政策担当者は，何らかの医療費適正化策を立案する必要に迫られている。特に，わが国の病院医療の問題点として，長い在院日数が取り上げられることが多い。現行診療報酬制度は，在院日数短縮化のための経済誘導策を進めており，各病院は各業務の見直しや，入院治療計画の策定，あるいはクリティカルパスの導入に熱心である。しかし，われわれのささやかな高齢者研究でも，入院中の高齢者の栄養問題がPEMであり，この状態を評価・判定する場合，血清アルブミン

値3.5 g/dℓ を基準にスクリーニングし，栄養ケア計画を策定することが必要であることは明らかである[1,2]。

特に，高齢化が伸長することによって，急性病院から長期療養施設あるいは在宅ケアに至る連続的なケアをどのようにマネジメントして，費用を適正化するかが最重要課題となっているように思う。

高齢者栄養管理の政策展開には，当然，高齢者の栄養状態に関する研究や高齢者栄養管理の科学的実践が必要になる。高齢者栄養管理に関する研究は，決して少なくないが，わが国では，血清アルブミン値を基準として入所時や入院時に高齢者の栄養スクリーニングを行うことが適用できるかどうかといった初歩的な科学論文も，PEM の出現状況について，性，年齢，障害程度，疾患別の正確なデータの蓄積も，あまりに少ない現状にある。

このようなことから，わが国の病院に，科学的な栄養ケアのマネジメントを導入し，平均在院日数の短縮化に寄与することが可能かどうか，あるいは急性病院から在宅ケアに至る連続的なケアにおいて栄養管理を適切に行うことによって，費用が適正化できるかという政策的判断が要請されている。それは，単に経済的な問題ばかりか，わが国の高齢者ケア全体のマネジメントに関わる大問題である。仮に，新しい栄養管理の手法を政策的に導入することになれば，それは新しい病院マネジメントの基礎になるものでなければならないし，科学的な栄養ケアのマネジメントが，病院に限らず老人保健施設や社会福祉施設，さらには在宅ケアに拡大されるとともに，より生涯を通じた健康づくりに栄養ケアが一層活用されることが求められる時代を迎えることになるのである。

そのためには，高齢者の栄養状態に関する研究や，高齢者栄養管理の科学的実践が前提となっているのである。

## （2）介護保険制度と栄養管理の展開

高齢者ケアにおいて食事は，重要な位置を占めている。食事は，生活の基本であり，嗜好や雰囲気といった食事にまつわる人間の活動といった側面と，人間が生存するための栄養素を摂取するという側面がある。食事に関してはどち

らか一方を強調するのではなく，両者のバランスが大切である。しかし，栄養管理は，栄養素が過不足ない状況が理想であろう。なぜならば，介護保険制度の目的である，自立支援とか介護予防にとって栄養失調が問題とならざるをえないからである。

　介護保険制度では，栄養問題について，栄養士のケアマネジャーへの登用や栄養士による居宅療養指導管理の展開といったこととともに，事実上介護保険施設に対する介護報酬の設定において，管理栄養士の配置を促進する対策をとっている。具体的には，食事の提供に要する費用額を「基本食事サービス費」として2,120円に設定し，管理栄養士による管理や適時適温ができない場合，1日につき200円減額，管理栄養士ばかりか栄養士によって管理されていない場合は，600円減額というルールである。わずか200円の減額でも，入所者100人で365日となると730万円，600円の減額であれば2,190万円になり，この金額が施設収益から減額されることになる。これだけの差が生じることになると，介護保険施設は栄養士を配置するはずであるし，栄養士よりも管理栄養士を採用するという経済誘導策が採られていることになる。

　この減額という考え方は，入院食事療養費の特別管理加算200円とは，まったく逆の発想である。介護保険施設では，少なくとも管理栄養士による栄養管理が高く評価されていると考えても良いであろう。

　前に述べたように2000年3月の栄養士法改正において「傷病者に対する療養のため必要な栄養の指導」，「個人の身体状況，栄養状態等に応じた高度の専門的知識及び技術を要する健康の保持促進のための栄養の指導」，「特定多数人に対して継続的に食事を供給する施設における利用者の身体の状況，栄養状態，利用の状況等に応じた特別の配慮を必要とする給食管理及びこれらの施設に対する栄養改善上必要な指導等」という管理栄養士の義務の規定を，介護保険法は忠実に介護保険施設に適応したものと考えられるのである。

　このような介護保険制度と栄養管理の展開は，近い将来，入院食事療養費にも影響を与えることは，かなり確実であろう。また，2002年4月の改正栄養士法施行に向け，管理栄養士養成施設カリキュラム等の見直しが行われれば，体

系的な栄養アセスメント，栄養計画，栄養評価に対して，リハビリテーション分野の計画評価料と同様の診療報酬上の評価も可能であろう。

　残された課題として，急性病院から在宅ケアに至る連続的なケアにおいて栄養管理を適切に行うという政策的判断の問題がある。低栄養状態や生活習慣病によって，病気や障害が発生し，その費用として医療費や介護費が必要になるのであるから，適切な栄養管理によって低栄養状態や生活習慣病が改善できれば，結果的に費用が適正化できると考えられる。ただしこの問題は，地域保健，医療，福祉，介護にまたがる問題で，いかにして全体をシステム化するのかという課題と，適切な栄養管理により結果的に費用が適正化できるという科学的根拠を示す必要がある。

　　謝　　辞：本論は，平成7年度から始めた厚生省老人保健事業推進等補助金「高齢者の栄養管理サービスに関する研究」（主任研究者　松田　朗）によって行われた結果を再構成したものである。この研究は，松田朗博士のご指導を受け，栄養管理を専門とする杉山みち子博士との共同研究であり，本来であれば松田博士と杉山博士との連名とする内容である。また，長年の多くの困難の中で本研究にご賛同，ご参加いただいた調査協力者や新進気鋭の研究者，長年にわたり，わが国の栄養研究や栄養管理実践をご指導いただいた皆様との共同作業であった。これら多くの皆様のご協力とご指導に対し深く感謝するものである。

## 文　献

1 ) 厚生省老人保健事業推進等補助金研究「高齢者の栄養管理サービスに関する研究」
　　―報告書―1997, 1998, 1999.
2 ) 細谷憲政，松田朗監修，小山秀夫，杉山みち子編集：これからの高齢者の栄養管理サービス―栄養ケアとマネジメント―，第一出版, 1998.
3 ) Bistrian BJ. Blackburn GL. Hallowell E. et al：Protein status of general surgical patients. JAMA 230；858-60；1974.
4 ) Bistrian BJ., Blackburn GL., Vitale J.：Prevalence of malnutrition in general medical patients. JAMA 235；1567-70；1976.
5 ) Gallagher-allred C., Coble Voss A., Finn SC. et al：Malnutrition and clinical

outcomes : The case for medical nutrition therapy. J Am Diet Assoc 96 ; 361-366 ; 1996.
6) Tucker HN., Miguel SG. : Cost Containment through nutrition intervention. Nutrition Reviews 54 ; 111-121 ; 1996.
7) Sheils JF., Rubin R., Stapleton DC. : The estimated costs savings of medical nutrition therapy : The medicare population. J Am Diet Assoc 99 ; 428-435 ; 1999.
8) 森 夏代, 青柳清治：米国における栄養療法のコストベネフィット—栄養療法のもたらす効果. 臨床栄養 91 ; 513-518 ; 1997.
9) Barent Group : The clinical and cost-effective of Medical Nutrition Therapy : Evidence and estimation of potential medicare savings from the use of selected nutrition intervention. Washington D.C., LLC of KPMG Reat Marwick LLP, 1996.
10) 杉山みち子：NSTに対するアメリカ栄養士の挑戦, 臨床栄養師—その役割と活動の展開—（細谷憲政, 中村丁次監修）, 第一出版, p38-46, 1995.
11) 細谷憲政, 中村丁次編著：臨床栄養士—その活動と役割の展開, 第一出版, 1995.
12) Nehme AE. : Nutritional Support of the hospitalized patients-the team concept : JAMA 243 ; 1906-1908 ; 1980.
13) Fisher GG., Opper FH. : An interdisciplinary nutrition support team improves quality of care in a teaching hospital. J Am Die Asso 96 ( 2 ) ; 176-178 ; 1996.
14) Regenstein M. : Nutrition Support Teams-Alive well and Still Growing Result of a 1991 A.S.P.E.N. Survey. Nutrition in Clinical Practice 7 ; 296-301 ; 1992.
15) 中村丁次：病院食と栄養管理, 最新内科学体系6 肥満症 臨床栄養, 中山書店, 1997, p277-288.

# 索　引

〔あ行〕

ILO 定義 ……………152
アクティブ80ヘルスプ
　ラン ………131, 133
アシドージス ………177
アナンダマイド………82
アポトーシス ………156
アミロイド沈着 ……154
アルギン酸 …………181
アルツハイマー型の
　痴呆 ………………180
α-トコフェロール…155
α-リノレン酸………182
安静時エネルギー消
　費量 ………………197

生きがいづくり ………4
異常石灰化 …………154
一次予防 ……………103
一価の不飽和脂肪酸…82
遺伝子発現制御 ……140
遺伝子診断 …………140
遺伝情報 ……………130
遺伝素因 ……………129
遺伝要因 ……136, 138
医療サービス ………231
医療政策 ……………241
飲酒習慣………………73
インスリン受容体 …164

うつ状態………………64
うつ病…………………35
運　動 ………………135

運動・スポーツ習慣…93
HDL コレステロール
　…………………77, 93
栄養アセスメント
　……………202, 206, 234
栄養管理……39, 205, 206
栄養管理サービス
　……………208, 219, 231
栄養管理体制 ………240
栄養ケア ………231, 236
栄養ケアプラン ……207
栄養健康度評価 ……210
栄養サプリメント……89
栄養サポート・サービ
　ス …………………235
栄養サポート・チーム
　……………………234
栄養士法 ……………240
栄養状態…34, 36, 37, 193
栄養スクリーニング
　……………207, 236
栄養代謝機能…………34
栄養不良 …………40, 56
栄養補給法 …………201
栄養療法 ……………236
疫学研究………………19
SDS 得点 ……………201
エステル型 Chol ……165
エストロジェン ……166
エネルギー消費量 …164
エネルギー所要量 …165
エネルギー代謝…15, 146
エネルギーの過剰給与

　………………………172
エネルギー必要量 …165
(LDL+VLDL) コレス
　テロール …………77
横断研究………………75
オタワ宣言 …………114

〔か行〕

介護保険制度
　………………48, 169, 243
介護保険法 ……………7
外食産業 ……………189
介入研究 …………80, 88
介入効果……93, 98, 99
介入プログラム …92, 97
外部環境要因 ………136
架橋説 ………………155
過剰摂取の是正 ……168
家族形態の影響 ……170
カルシウム出納 ……177
Ca 出納の維持………166
加　齢 …………98, 143
加齢と機能……………13
加齢と食欲 …………145
加齢と免疫……………13
加齢変化………………75
カロリー制限 …143, 146
肝アルブミン合成能 163
感覚機能の障害………42
感覚機能の低下 ……157
感覚機能を生かした
　食事 ………………187
環境整備 ………106, 114

間葉組織 ……………155
管理栄養士………57, 240
含硫アミノ酸 ………177

基準給食制度 ………237
基礎代謝 ………164, 221
機能性食品……………13
基本食事サービス費 243
QOL改善 ………129, 130
QOL評価指標 ………184
給食への依存度 ……172
虚血性心疾患死亡率…70
居住環境………………64
居宅療養管理指導……48

グリケーション説 …157

ケアプラン……………56
経管栄養法 …………187
経口摂取法 …………187
経腸栄養 ……………235
血清アルブミン…74, 85,
　93, 98, 135, 163, 194, 224
血清コレステロール…74
血清ビタミンE ………79
血清非タンパク性窒素
　………………………163
健康科学における
　栄養学………………10
健康習慣 ……………138
健康寿命 ……………105
健康食品………………13
健康づくり……………4
健康日本21　103, 129, 131
健常高齢者 …………168

後期高齢者…10, 152, 224

高脂血症候補遺伝子 139
高次生活機能…………92
構成要素………………27
構造主義………………29
高タンパク質摂取 …177
公的支援体制 ………169
高齢化社会………33, 152
高齢社会 ……………152
高齢者ケア …………242
高齢者の栄養問題 …191
高齢者のセルフケア …5
高齢者の鉄欠乏性貧血
　………………………179
高齢者の鉄所要量 …179
高齢者の平均生活活動
　指数 …………165, 172
高齢者率 ……………152
高齢夫婦世帯 ………170
国民医療費 …………241
国民栄養調査…………65
骨塩密度 ……………166
骨格筋 ………………161
骨粗鬆症 ………166, 177
骨粗鬆症の危険因子 179
骨軟化症 ……………166
個別対応 ……………188
コホート変化…………76
コラーゲンタンパク質
　………………………153
コラーゲンの増加と
　高次架橋 …………154

〔さ行〕

在宅ケア ……………169
在宅高齢者 …………173
再調理 ………………177
細胞死 ………………156

細胞老化 ……………141

時間差調査……………98
自己実現…………4, 21
自己免疫説 …………156
自　殺…………………81
脂質エネルギー比 …116
脂質過酸化物 ………154
施設ケア ……………169
施設高齢者………38, 172
しそ実油 ……………182
疾病の発症要因 ……137
疾病負荷 ……………109
脂肪酸 ………………182
脂肪の摂取量…………72
社会・経済的要因 …43
重回帰分析……………97
主観的幸福観…………78
手段的ADL …………131
出血性疾患 …………179
寿　命 ………………141
消化管運動機能の
　低下 ………………161
消化吸収機能 ………160
小規模ケア ……………8
静脈栄養 ……………235
常用医薬品 …………203
ショートステイサー
　ビス…………………46
食塩摂取量 ……116, 181
食環境 ………………123
食行動研究……………17
食　事 ……134, 228, 242
食事環境の整備 ……187
食事給与法 …………187
食事自助具 …………187
食事摂取基準…………20

食事摂取頻度 ……… 174
食事中の含有水分 … 166
食事鉄 ……………… 179
食事の配分と摂り方 174
食事の二つの機能 … 185
食習慣 ……………… 141
食生活支援 ………… 52
食生活支援システム … 44
食生活指針 ………… 92
食とがん予防 ……… 19
食のQOL …………… 182
食の伝承 …………… 18
食の変容 …………… 17
食パタン …………… 35
植物性タンパク質 … 68
食文化 ……………… 18
食物嗜好 …………… 175
食物摂取状況 ……… 204
食物摂取頻度調査 … 93
食欲低下 …………… 42
食欲不振と対応 …… 160
食糧問題 …………… 10
食を介したQOL改善
 …………………… 184
神経伝達物質 … 81, 180
新ゴールドプラン … 169
身体計測値 ………… 196
腎の加齢変化 ……… 163

水分摂取量 ………… 167
水分補給 …………… 166
水溶性食物繊維 …… 181

生活機能 ………… 63, 76
生活支援 …………… 50
生活習慣 …………… 134
生活習慣改善 … 129, 136

生活習慣改善指導 … 52
生活習慣病 ………… 136
生活習慣病予防 …… 129
生活習慣への介入 … 53
生活習慣要因 ……… 136
生活の質 ………… 63, 113
政策展開 …………… 241
生体変化と対応 …… 158
生理的老化 ………… 155
赤 筋 ……………… 161
摂取食品数 ………… 176
摂取比率 …………… 182
セルフケア ………… 4
セルフヘルプ・
 グループ ………… 5
セロトニン ………… 82
前期高齢者 ……… 9, 152
染色体末端粒 ……… 156
選択的脱落 ………… 85
センチナリアン …… 65

総エネルギー摂取 … 69
総コレステロール … 93
総死亡率 …………… 63
咀嚼・嚥下障害 … 159, 226
咀嚼機能障害 ……… 42
咀嚼の生理的意義 … 159

〔た行〕

ターミナルケア …… 186
体構成成分 ………… 153
体重減少率 ………… 196
大腿骨頸部骨折頻度 177
耐糖能 ……………… 164
台所調理器具の保有
 状況 ……………… 173
第二次国民健康づくり

対策 ………… 131, 133
タンパク質 ……… 66, 224
タンパク質・エネルギー
 低栄養状態 … 191, 231
タンパク質生合成 … 156
タンパク質代謝回転 146

知的能動性 ………… 87
知 能 ……………… 64
痴 呆 ……………… 179
長期縦断研究 …… 72, 87
長 寿 ……………… 140
調理形態 …………… 176

通所リハビリテー
 ション …………… 49

DNAエラー説 …… 156
低栄養 …………… 86, 219
低栄養障害 ………… 151
低栄養の改善 ……… 168
低栄養のリスクファク
 ター ……………… 169
デイケアサービス … 45
鉄吸収率 …………… 179
テロメア …………… 156
統合的手法 ………… 29
糖尿病候補遺伝子 … 139
動物性タンパク質 … 68
トランスフェリン … 179

〔な行〕

肉 類 ……………… 70
日常生活活動強度 … 164
日常生活動作能力 … 131
煮物調理 …………… 177
乳・乳製品 ………… 70

人間の知的活動………26
脳血管性の痴呆……181
脳梗塞の予防………182
脳神経細胞…………180
脳卒中死亡率…………70
ノーマリゼーション…22

〔は行〕

配食サービス…………47
ハイリスク・ストラテ
　ジー……………107
白　筋………………161

PFC 比率……………167
非生理的老化………155
ビタミン E……………14
肥　満………………117
病院食…………191, 237
病院内栄養管理……239
病院内栄養管理改革 232
病院内栄養失調 191, 231
微量栄養素……………12
貧　血………………179

副甲状腺ホルモン…166
プログラム説………156

平均寿命…………67, 151
ペクチン……………181
ヘム鉄……………82, 179
ヘルスアセスメント 210
ヘルスプロモーション
　………………………49
便　秘………………201

包括主義………………29

訪問指導……………188
ホームヘルパー……173
ホームヘルプサービス
　………………………47
ホスピス……………186
没価値性………………26
ポピュレーション・スト
　ラテジー………107
ボランティア…………8

〔ま行〕

マネジメント…231, 241
マンナン……………181
味覚認知閾値………157

〔や行〕

遊離基………………155
遊離基説……………155
油脂類…………………72

要素還元主義・原子説
　………………………27
余　命……………72, 73

〔ら行〕

リノール酸…………181
リポフスチン沈着…154
流動食………………159
良質タンパク質……181
緑黄色野菜……………70
臨床検査……………202

レシチン……………182

老　化………85, 88, 98
老化制御……………140
老化の指標……………85

老化の遅延効果………98
老化のメカニズム…155
老研式活動能力指数
　…………………78, 92
老後の生活設計……129
老　人………………151
Robbins の 9 つの D…16

〔A～Z〕

ADL……………131, 133
BMI……………………93
body mass index……93
DHA…………………182
DNA…………………143
EPA…………………182
FICSIT………………89
Geriatric Depression
　Scale
　………………………79
Healthy People 2000 103
Healthy People 2010 124
IADL………………133
integration…………29
NCM…………………208
NPN…………………163
NSS…………………235
NST…………………234
PEM………191, 231, 232
period effect…………98
Productivity…………64
QOL 25, 63, 113, 183, 220
Quality of Life 25, 63, 113
REE……………197, 221
selective attrition……85
Successful aging……63
time lag study………98
TMIG-LISA……………79

〈責任編集者〉
渡邊　孟（わたなべ　つとむ）　　愛媛大学名誉教授，医学博士
武田　英二（たけだ　えいじ）　　徳島大学医学部教授，医学博士
奥田　拓道（おくだ　ひろみち）　熊本県立大学環境共生学部教授，医学博士

〈著　者〉（執筆順）
豊川　裕之（とよかわ　ひろゆき）　東京栄養食糧専門学校特別顧問，医学博士
加藤　秀夫（かとう　ひでお）　　　県立広島女子大学生活科学部教授，医学博士
柴田　　博（しばた　ひろし）　　　桜美林大学文学部教授，医学博士
熊谷　　修（くまがい　しゅう）　　東京都老人総合研究所地域保健部門研究員
吉池　信男（よしいけ　のぶお）　　国立健康・栄養研究所成人健康・栄養部
池本　真二（いけもと　しんじ）　　城西大学薬学部教授，博士（栄養学）
藤田　美明（ふじた　よしあき）　　川崎医療福祉大学医療技術学部教授，医学博士
杉山みち子（すぎやま　みちこ）　　国立健康・栄養研究所臨床栄養部，医学博士
小松　龍史（こまつ　たつし）　　　お茶の水女子大学生活科学部教授，保健学博士
小山　秀夫（こやま　ひでお）　　　国立医療・病院管理研究所医療経済研究部長

| | | |
|---|---|---|
| 高齢者の食と栄養管理 | | 定価（本体3,800円＋税） |

平成13年5月1日　初版発行

| | |
|---|---|
| 監修者 | 日本栄養・食糧学会 |
| 責任編集者 | 渡邊　孟<br>武田英二<br>奥田拓道 |
| 発行者 | 筑紫恒男 |
| 発行所 | 株式会社 建帛社 KENPAKUSHA |

112-0011　東京都文京区千石4丁目2番15号
TEL (03) 3944-2611
FAX (03) 3946-4377
http://www.kenpakusha.co.jp/

ISBN 4-7679-6089-2　C3047
Ⓒ渡邊　孟ほか，2001

プロスト／常川製本
Printed in Japan

本書の無断複写は，著作権法上での例外を除き，禁じられています。本書を複写される場合には，建帛社編集部（03-3944-2613）にご連絡下さい。